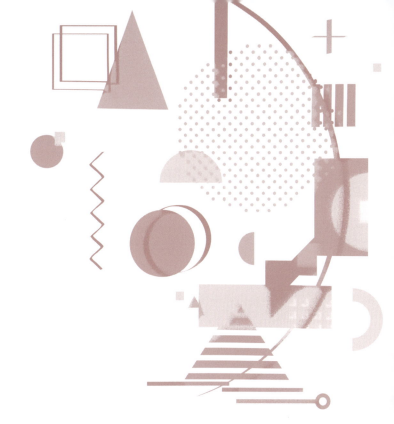

発達障害のリハビリテーション

多職種アプローチの実際

Multi-occupational Rehabilitation Approach
of Developmental Disorders

編集
宮尾益知 どんぐり発達クリニック 院長
橋本圭司 はしもとクリニック経堂 院長

医学書院

発達障害のリハビリテーション
―多職種アプローチの実際

発　行	2017年3月15日　第1版第1刷Ⓒ
	2017年7月15日　第1版第2刷

編　集　宮尾益知・橋本圭司

発行者　株式会社　医学書院
　　　　代表取締役　金原　優
　　　　〒113-8719　東京都文京区本郷 1-28-23
　　　　電話　03-3817-5600（社内案内）

印刷・製本　三美印刷

本書の複製権・翻訳権・上映権・譲渡権・貸与権・公衆送信権（送信可能化権を含む）は株式会社医学書院が保有します．

ISBN978-4-260-02846-2

本書を無断で複製する行為（複写，スキャン，デジタルデータ化など）は，「私的使用のための複製」など著作権法上の限られた例外を除き禁じられています．大学，病院，診療所，企業などにおいて，業務上使用する目的（診療，研究活動を含む）で上記の行為を行うことは，その使用範囲が内部的であっても，私的使用には該当せず，違法です．また私的使用に該当する場合であっても，代行業者等の第三者に依頼して上記の行為を行うことは違法となります．

JCOPY〈出版者著作権管理機構　委託出版物〉
本書の無断複製は著作権法上での例外を除き禁じられています．複製される場合は，そのつど事前に，出版者著作権管理機構（電話 03-3513-6969，FAX 03-3513-6979，info@jcopy.or.jp）の許諾を得てください．

◆ 執筆者一覧

編集

宮尾　益知	どんぐり発達クリニック　院長	
橋本　圭司	はしもとクリニック経堂　院長	

執筆者(執筆順)

市川　宏伸	日本発達障害ネットワーク　理事長
	東京医科歯科大学精神科　非常勤講師
米山　明	心身障害児総合医療療育センター小児科　外来療育部長
平澤　恭子	東京女子医科大学小児科学　准教授
宮尾　益知	どんぐり発達クリニック　院長
日原　信彦	横浜ハビリテーションクリニック　院長
橋本　大彦	橋本クリニック　院長
内山登紀夫	大正大学心理社会学部臨床心理学科　教授
田中　康雄	こころとそだちのクリニック　むすびめ　院長
銘苅　実土	東京学芸大学大学院連合学校教育学研究科発達支援講座　博士課程
小池　敏英	東京学芸大学　教授
中井　昭夫	兵庫県立リハビリテーション中央病院　子どもの睡眠と発達医療センター　副センター長
若林　秀昭	兵庫県立リハビリテーション中央病院　リハビリ療法部　主任作業療法士
阿部　佳奈	兵庫県立リハビリテーション中央病院　リハビリ療法部　作業療法士
橋本　圭司	はしもとクリニック経堂　院長
福田恵美子	長野保健医療大学保健科学部リハビリテーション学科作業療法専攻　教授
松下　雅子	長野保健医療大学保健科学部リハビリテーション学科作業療法専攻　講師
佐藤　裕子	国立成育医療研究センターリハビリテーション科　言語聴覚療法主任
長谷川三希子	東京女子医科大学病院リハビリテーション部　理学療法士主任
竹厚　誠	国立成育医療研究センター発達評価センター　心理療法士
桔梗　知明	ききょう歯科医院　院長
五十川伸崇	国立成育医療研究センター感覚器・形態外科部小児歯科・矯正歯科
谷　和樹	玉川大学教職大学院　教授
小川　浩	大妻女子大学人間関係学部　教授
鈴木　慶太	株式会社 Kaien　代表取締役
齋藤真樹子	総合母子保健センター愛育クリニック小児精神保健科　臨床心理士
細金　奈奈	総合母子保健センター愛育クリニック小児精神保健科　医長

◆ はじめに

　これまで，リハビリテーションの分野では，発達障害のリハビリテーションについては，成人の整形外科疾患や脳血管障害のリハビリテーションに比べて，関連する医師やコメディカルからの関心はそれほど高くはありませんでした．小児神経科や児童精神科，療育や障害児教育の分野において，さまざまなノウハウが蓄積されているにもかかわらず，「一般の」リハビリテーション関係者には馴染みの薄い分野であったといえます．

　しかしながら近年，わが国における少子化の波は歯止めがきかず，ハイリスク児の増加や発達障害概念の拡大，核家族化などの社会構造の変化もあり，子どもから成人まで，発達障害児者が増え続けています．発達障害児は将来，必ず大人になり，社会へと巣立って行きます．発達障害児者への支援は小児期だけで終わらず，当然のことながら医師だけでできるものではなく，看護師，理学療法士，作業療法士，言語聴覚士，心理療法士，ソーシャルワーカーなどのコメディカルスタッフが皆で協力し，医療，福祉，教育，就労の分野がお互いに手を携えて，多職種による新たな文化の醸成をすることが必要です．

　本書籍を発刊するきっかけは，医学書院から発刊されている月刊誌「総合リハビリテーション」において，「発達障害のリハビリテーション」という特集を企画したところ，読者から大きな反響があったことでした．

　同誌の編集顧問である上田 敏氏は，「患者・障害者のリハビリテーション」とは，疾患・障害のために人間らしく生きることが困難になった人の「人間らしく生きる権利の回復」であり，これは医学だけではなく，教育，職業，福祉，介護などの専門家と，地域社会が，本人・家族を中心に行う「総合リハビリテーション」でなければならない，と述べています．

　本書籍は，臨床の現場で発達障害児者の支援に日々奮闘している各分野の専門家に，発達障害児者へのアプローチの実際について実践的にご執筆いただきました．

　どのページからでも構いません．ご自分の関心のある分野から発達障害のリハビリテーションの扉を開いていただき，それが読者の皆様1人ひとりが実践できる「総合リハビリテーション」の始まりになれば幸いです．

2017年3月

橋本圭司

目次

第1章 発達障害とは何か　1

1. 国内外の現状と課題　2
2. 早期からの発見と支援の現状　14
3. 低出生体重児と発達障害　27
4. 診断の実際　37
5. 治療の実際　47
6. リハビリテーションのマネジメント　54
7. 成人期の支援　68

第2章 各障害へのアプローチ　81

1. こころと認知の発達　82
2. ASD　90
3. ADHD　104
4. LD　118
5. DCD　133
6. 高次脳機能障害　146

第3章 多職種アプローチ　161

1. セラピストによる実践　162
   1) 作業療法　162
   2) 言語聴覚療法　174
   3) 理学療法　186
   4) 発達心理検査　197
2. 歯科の実践　208
3. 教育の実践　216
4. ソーシャルワークの実践　231
5. 発達障害の就労移行支援事業　242
6. ペアレントトレーニング　255

索引　268

第1章

発達障害とは何か

第1章 発達障害とは何か

1 国内外の現状と課題

はじめに

　発達障害者支援法ができて約10年が経過している．この法律が成立する以前は，「知的障害者福祉法」に基づいて，精神遅滞を有する者への公的支援は可能であったが，精神遅滞を有しない者への公的支援が難しかった．例えば広汎性発達障害（pervasive developmental disorder；PDD）の代表である自閉性障害は，知的障害をもつ場合は支援の対象であり，もたない場合は支援の対象にならなかった．彼らのもつ困難性は知的障害に基づくものだけではなく，自閉性障害そのものに起因するものが中心であった．知的障害のないこれらの人々は，知的障害者福祉法の対象にならず，知的障害者療育手帳も受けられなかった．また，支援の対象に位置づけられていなかったため，公的支援を受けられず，社会的な困難に直面していた．そのような状況のなか，中京地区を中心に，知的障害をもたない発達障害者への支援を求める運動が始まり，共感する国会議員の間で議員立法を作ることが考えられた．2004年の2～10月まで，厚生労働省が中心となり，文部科学省も加わって，議員，医療・教育・福祉関係者らによる検討会が行われた．このなかでこれらの人々への支援の必要性が確認され，国会での審議を経て2004年12月に発達障害者支援法が参議院を通過して成立し，2005年4月から施行された．当事者が訴えにくい，"外見上はっきり見えない"障害にもやっと手が差し伸べられることになり，低年齢からの適切な支援ができれば，成人してからの困難が緩和する可能性が出てきたのである．

I 発達障害と社会現象

　発達障害は比較的最近になって話題になったものであり，その存在が旧来の社会的制度による支援のはざまにあったため，支援が不十分であると考えられる．

1. からかい・いじめと虐待

　発達障害があると，「相手の気持ちが理解できないし，自分の気持ちをうまく表現できない」ため，注意されても，意味がわからず同じ失敗を繰り返す．家庭においては，行動が理解できない子どもであり，保護者からみると，「何を考えているかわからない」，「可愛くない」子どもとされ，虐待の対象になりやすいと考えられる．本人は対人関係を

うまく築けず，「どうしたらよいのかわからない」まま途方にくれる．学校では「注意されても，すぐに同じ間違いをする」子どもとして注意や叱責の対象になりやすい．先生からは「反抗的ではないか」と誤解されることもある．友だちからは「ルールを守れない」，「変わった」子どもとみなされ，"からかい"，"いじめ"の対象になりやすい．虐待やいじめが続くと，もともとの発達障害の症状が一段と顕在化・悪化してしまう．さらに注意や叱責が続くと，自己評価が低下して，劣等感が一段と強まる．結果として，自分の存在感がもてなくなり，心理的に追い込まれる．

2. 不登校や引きこもり

"からかい"，"いじめ"が続き，学校に行っても味方になってくれる先生も友人もいない場合は，不登校に移行することがある．注意欠如・多動症/注意欠如・多動性障害（attention deficit/hyperactivity disorder；ADHD）の症状は，多動・衝動性は周囲から気づかれやすく，学校場面では先生がすぐに対応することになる．一方，不注意については成人になっても続き何らかの困難を抱えるが，教育段階では周囲から気づかれないこともある．不注意症状のみの ADHD では自己評価の低下，劣等感の増大が周囲には気づかれず，中学生では約 10％が不登校を呈している．知的障害のない自閉症やアスペルガー障害（Asperger disorder）では，本人なりに社会に適応しようと努力するが，結果に結びつかず，これを反復しているうちに自分に自信がもてなくなり，不登校になる．これらのうちから，引きこもりに陥る場合が一定の割合であると思われる．一部には，厳しい現実から逃避しているうちに，「自分は正しくて，社会が間違っているのではないか？」と発想が転換して，社会に対して被害感をもつ者も出てくると考えられる．

3. 依存・濫用

発達障害が存在すると，社会適応がうまくいかず，自己不全感が強まり，現実逃避的感情が強まる．結果として，子どもであれば，"ゲーム"，"ネット"へ，成人では"ギャンブル"，"薬物"，"買い物"などへの依存・濫用に繋がる可能性が指摘されている．特に ADHD の場合，これに新奇探究性が加わると考えられている．

4. 了解の難しい犯罪

発達障害，特にアスペルガー障害などの PDD が存在すると，独特の思考・行動様式をもち，「了解の難しい反社会的行動」に結びつくことがある．これらの話題にはマスメディアが興味を示し，大々的に報じる．一方で，彼らは相手の考えを十分に理解することが困難であり，だまされやすい．筆者の経験的には被害者になることのほうがはるかに多いが，マスメディアは興味を示さないため，報道されない．結果として，「アスペルガーは犯罪を引き起こす」という事実とは異なる像だけが独り歩きする．仮に犯罪行為を犯したとしても，自分の立場が十分に理解できない場合が多く，自分に不利な言動をとりやすい．

犯罪行為を犯した際に，「悪いことをしました」，「もう二度としません」と反省を示すと警察官は許してくれることがある．裁判においても，「反省の色濃し」，「情状酌量の余地あり」という話をよく聞く．しかしアスペルガー障害では，素直に自分の非を認めないため，「反省の色なく，情状酌量の余地なし」とされ，通常よりも罪が重くなる可能性もある．

裁判の際に行われる精神鑑定では，司法精神医学の専門家が鑑定を行ってきたが，発達障害のことを熟知している鑑定者が少なかった．鑑定結果に発達障害としての視点が欠けていたため，最近は発達障害の専門家が入るようになっている．裁判に際しては，アスペルガー障害を理由に罪を軽くしようとする弁護人もあり，犯罪との結びつきが過度に強調されている．アスペルガー障害全体からみれば，犯罪に結びつく例は少ないと考えられる．

5. その他

これ以外にも，ADHDの「片づけられない」症状の延長上にあると考えられる"ゴミ屋敷"問題，高齢者に生じる"孤独死"なども発達障害と結びつける考え方がある．

II 発達障害の特徴

ほかの障害とされるものと比べると，発達障害にはいくつかの明確な特徴がある．これらについては個性と疾患のいずれにもあてはまらない特性と考えられるように思われる．

1. その数の多さ

医療の現場から出てくる数字は，特定の母集団によるものだが，教育から出てくる数字は一般人口に近いものと考えられている．文部科学省による統計では，通常教育および特別支援教育を受けている児童・生徒では，盲・聾と肢体不自由を合わせたものの3倍近い知的障害を含む発達障害児がいる．2002年の文科省調査では，教育上の配慮を要する児童生徒は，通常教育に6.3%，2014年度調査では6.5%とされた．同様に，特別支援教育に在籍する発達障害の生徒は2002年度で1.2%，2014年度に1.4%とされており，合わせて2002年度で7.5%，2014年度で7.9%となる．これ以外にも発達障害とされる，発達性協調運動症/発達性協調運動障害(developmental coordination disorder；DCD：極端に不器用であり，成長とともに改善する場合が多い)，トゥレット障害(Tourette disorder：不随意に筋肉あるいは声帯が動いてしまうが，思春期以降に改善することが多い)，コミュニケーション障害(吃音，イントネーション障害など)も含めると，10%を超えていると厚生労働省は考えている．日本の人口が1億2000万人とすると約1200万人となる．支援を必要とするのは，これらのうち数分の1と考えられるが，それでもほかの障害とされるものと比べて，きわめて数が多い．特別支援教育が

2007年に始まって10年近くになるが，学校教育法に自閉症，ADHD，学習障害（learning disorder；LD）などの言葉は出てきても，発達障害という言葉が出てこないのは不思議な感じがする．

2. 外見からの課題のわかりにくさ

　発達障害の場合，その程度が重い場合やほかの障害を併せもっているときは早く気づくが，軽い場合は，本人も周囲も気づくのが遅くなることがある．"外見からの課題のみえにくさ"は，一見問題がないようにみえるという利点がある．一方で，「怠けている」，「困ったものだ」，「反抗的である」などの誤解を受けやすいし，支援の開始の遅れにつながる．

3. 発達障害の存在の境界は明確ではない

　発達障害が存在するか否かを明確に示すことは難しい．このことは発達障害が連続体（スペクトラム）であり，濃淡（グラデーション）があることにつながる．その程度が濃ければ気づくのも早いが，薄ければ成長するまで見逃される可能性もある．筆者の考えでは，大多数の人に何らかの発達障害的要素は存在しており，1人ひとりでみれば，その種類と程度が異なっているだけであるように思える．このことは，「発達障害が存在していてはいけない」わけではなく，特性を生かすことで偉大な功績を残す人の存在につながる．個々の人間は生まれて以来発達障害という特性をもっているわけであり，自分では「その状態が当たり前」としてとらえている．自分が他者と違っているという認識はもたないまま，「要領が悪い」，「努力が足りない」などの非難を受けることを意味する．この結果として，「自分は皆と同じようにできない」と自信を失い，心理的に追い込まれることもある．

4. 外見上は課題が改善したようにみえることもある

　発達障害の経過をみていくと，落ち着いている時期もあるし，不安定になる時期もある．例えば，小学校で担任が交替すると落ち着かなくなることもあるし，落ち着いて過ごせることもある．社会人でも，職場が変わり，上司や同僚が変わると不安定になることもあるし，安定することもある．このことは置かれる環境や，対応の仕方によって，外見上の課題は大きく変化する．しかし，課題が一生露呈しなければ，一生問題なく過ごせる人もいるはずである．つまり受け入れる側の状況による側面をもっている．

5. 家族的背景をもつことがある

　最近欧米を中心に発達障害の遺伝的背景が指摘されている．ADHDを例にとれば，精神疾患の代表である統合失調症やてんかんよりも罹患率は多いのではないかと考えられている．このことは，1人が発達障害であれば，その兄弟姉妹，両親，祖父母にも発達障害が存在する可能性があることを示している．仮に，家族が発達障害への理解が不

■ 表 1-1　日米における「発達障害」という言葉を用いた法律の名称とその定義

国名	対象障害	定義
日本	発達障害 (developmental disorders)	「自閉症，アスペルガー症候群その他の広汎性発達障害，学習障害，注意欠陥多動性障害その他これに類する脳機能の障害であってその症状が通常低年齢において発現するものとして政令で定めるもの」(発達障害者支援法　第二条 第一項)
米国	発達障害 (developmental disabilities)	(A)通則—"発達障害"とは，重篤で永続的な障害を意味するものであり，それは， 　(ⅰ)精神疾患または身体疾患，もしくは精神および身体の併存疾患であり； 　(ⅱ)22歳以前に出現したものであり； 　(ⅲ)生涯にわたる可能性があり； 　(ⅳ)以下の主要な日常生活活動の3領域以上において相当の機能的制約をもたらし； 　　(Ⅰ)セルフケア　　(Ⅱ)言語理解と発話　　(Ⅲ)学習　　(Ⅳ)移動 　　(Ⅴ)自己決定　　(Ⅵ)自立生活能力　　(Ⅶ)経済的自立 　(ⅴ)個人のニーズは，生涯もしくは長期にわたる個別に計画され調整された一連の特別なサービス，または多領域にわたるサービス，または一般的なサービス，または個別の支援，もしくはその他の支援の併用が必要である (B)乳幼児および子ども— 　相当な発達の遅れもしくは，先天的または後天的異常がある0〜9歳の子どもでサービスや支援がなければ，将来，上述の(A)(ⅰ)〜(ⅴ)のような症状が表れる可能性がかなり高ければ，上述の基準を3つ以上満たしていなくとも，発達障害があるとみなしてよい 〔発達障害者への支援および基本的人権に関する法律2000(Developmental Disabilities Assistance and Bill of Rights Act of 2000 Sec. 102. Definitions[8])(仮訳)〕

十分であっても，「自分と似ており問題はない」と考えやすいからととらえれば，家族を責めても仕方がないことになる．臨床場面でも，保護者に発達障害が存在していると，子どもの発達障害の存在に気づくのが遅くなる．

6. いくつかの発達障害が同時に存在していることは珍しくない

発達障害は，1つが単独で存在するのではなく，程度の差はあっても，多くが重複して存在する．自閉症スペクトラム症/自閉症スペクトラム障害(autistic spectrum disorder；ASD)の症状で受診されても，ADHD，LDなどが重なっていることは珍しくない．知的障害，DCD，チック障害などが併存していることもある．もちろん，発達障害以外の二次的な障害が併発していることもある．1人ひとりの発達障害児者はこれらが重なり合った存在であり，特定の特性や疾患にのみ結びつけるのは難しいことも多い．

Ⅲ　発達障害をどうとらえるか？ (表1-1)

発達障害についての考え方は国により異なっており，各国の事情については，鈴木さとみ氏による詳しい報告があり，これらを一部引用する[1]．

1. 国内での考え方

　日本では，2005年に施行された発達障害者支援法のなかで定義されている．法のなかで発達障害は，「自閉症，アスペルガー症候群その他の広汎性発達障害，学習障害，注意欠陥多動性障害その他これに類する脳機能の障害であってその症状が通常低年齢において発現するものとして政令で定めるもの」とされている．この法では，定義にICD-10〔世界保健機関（World Health Organization；WHO）から出されている国際疾病分類〕のFコード（精神および行動の障害）が使用されている．次官通達では「脳機能の障害であってその症状が通常低年齢において発現するもののうち，F8〔学習能力の特異的発達障害（specific developmental disorders of scholastic skills；SDD），広汎性発達障害など〕およびF9〔多動性障害（hyperkinetic disorder；HD），行為障害，チック障害（Tic disorder）など〕に含まれるもの」とされている．現在，発達上の課題が中心とされるいわゆる発達障害はICD-10でいえば，F7～9に含まれている．疾病を中心に作られた診断分類であり，この発達障害は，英語でいえばDevelopmental Disordersである．発達障害者支援法はこれらの発達障害のうち，知的障害者福祉法が及ばない，主としてF8とF9を対象としているが，これらの診断を満たす状態であれば，ほかの疾患が並存していてもその対象としている．F7は精神遅滞（mental retardation；MR），F8はPDD，SDDが中心である．F9はHD（DSMではADHD），行為障害，チック障害，選択的緘黙などを含む幅広い概念となっているが，F98にいわゆる多動を伴わないHDがあり，対象者の利益を考えて，必要条件を中心に作られているようだ．

2. 海外での考え方

　発達障害として行政的にとらえる考え方は，世界的にみると日本が中心の考え方である．海外では自閉症，ADHD，LDなどが別々に行政的支援の対象になっている．実際に臨床の場でみていると，最近の発達障害受診者は，ASD，ADHD，限局性学習症/限局性学習障害（specific learning disorder；SLD）など単独で存在しているわけではなくこれらが併存し，さらに知的障害，DCD，二次的障害（気分障害，不安障害，依存など）が重なっている．歴史的経過のなかで，ADHDは器質的障害として長らくとらえられてきたが，DSM-5では「神経発達障害」としてくくられるようになっている．

1）米国における考え方

　米国でも，日本と同様，法律に「発達障害」という用語がある．米国の「発達障害」の定義は「発達障害者への支援および基本的人権に関する法律：Developmental Disabilities Assistance and Bill of Rights Act of 2000」では，"発達障害とは重篤で永続的な障害を意味するものであり，精神疾患または身体疾患，もしくは精神および身体の併存疾患であり，22歳以前に出現したものであり，生涯にわたる可能性があり……"とされており，日本の発達障害概念と同じではない．この法律は，1963年以来改定が行われており，重度の精神遅滞，脳性麻痺，ASD，遺伝子・染色体障害，胎児性アルコール

障害などが含まれており，医療というよりは行政上のサービスを目的としたものと思われる．

ASD，LD，ADHDには，自閉症法2006(Combating Autism Act 2006, ASDおよびその他の発達障害が対象)，全障害者教育法(The Individuals with Disabilities Education Act 2004)，リハビリテーション法(Rehabilitation Act of 1973)，医療費負担適正化法(Affordable Care Act)などが適応されるが，州によってサービス内容は異なっている．

2) その他の国の考え方

英国では「発達障害」という用語を使った法律・制度はなく，自閉症法2009(Autism Act 2009)，こども法(Children's Act 1989)，教育法1996(Education Act 1996)，平等法2010(Equality Act 2010)，子ども家族法(Children and Families Act 2014)などが制定されている．英国の特徴は，公的な教育・福祉・就労とのサービスを利用する場合，ニーズアセスメントが重視され，地方自治体の責任で行われることである．なお，英国では読字障害，算数障害，書字障害など個別の名称が用いられ，「学習障害」は日本における知的障害と同義の場合がある．

オーストラリアでも「発達障害」という用語を使った法律・制度はない．障害者差別禁止法の対象になっており，これに基づく早期介入サービス，教育支援，就労支援が受けられるが，居住する州によって支援内容は異なっている．

Ⅳ 医学からみた発達障害

1. 操作的診断基準

国内で使用されている精神科の診断基準には，米国精神医学会による「精神疾患の診断・統計マニュアル」(Diagnostic and Statistical Manual of Mental Disorders；DSM)と世界保健機関による「国際疾病分類」(International Classification of Diseases；ICD)がある．ICDは全疾患にわたる分類であり，Fコードが精神疾患になっている．ともに10～20年間に1回の改訂があり，DSMは第5版が，ICDは第10版が現在使用されている．厚生労働省はICDを中心にしており，病院統計などに使われることが多い．DSMについては，2013年に第5版が発刊され，新たに"神経発達障害"という大カテゴリーが導入されている．なお，ICDについては近年に第11版の発刊が予定されており，DSM-5に近いものになると予想されている．

2. DSM-5（表1-2）

DSM-5では，発達障害の代表的対象疾患とされていたPDD，ADHD，LDなどに加え，精神遅滞も新たな"神経発達症"カテゴリーに含まれている．

■表1-2　日米における「発達障害」という言葉を用いた法律の名称とその定義

通常，幼児期，小児期または青年期に初めて診断される障害(DSM-Ⅳ)	神経発達症群/障害群(DSM-5)
• 精神遅滞 • 学習障害 • 運動能力障害 • コミュニケーション障害 • 広汎性発達障害 • 注意欠陥および破壊的行動障害 • 幼児期または小児期早期の保育，摂食障害 • チック障害 • 排泄障害 • 幼児期または青年期の他の障害	• 知的能力障害群 • コミュニケーション症/障害群 • 自閉スペクトラム症/障害 • 注意欠如・多動症/性障害 • 限局性学習症/障害 • 運動症群/障害群 　チック症群/障害群 • 他の神経発達症群/障害群

　発達障害とされる診断は，DSM-Ⅳ-TR まで，「通常，幼児期，小児期，あるいは思春期に発症する障害」という大分類に入っていた．DSM-5 になって，「神経発達症（障害）」という大分類に入ることになった．発達障害に関連する診断名の変更を精神遅滞を例にとると，DSM-5 では「知的能力障害(intellectual developmental disorder)」となった．同様にこれまで PDD とされていたものは ASD に，ADHD に名称は変わりなく，内容に多少の変更があった．LD（学習障害）は「限局性学習症/限局性学習障害」と名称が変わるが，基準に大きな変化はなさそうである．これまで独立して存在していたチック障害は，DCD，常同運動障害などとともに，「運動症群/運動障害群」という診断に含まれることになった．

1) 知的能力障害(intellectual disabilities)（知的発達症/知的発達障害：intellectual developmental disorder）

　評定基準も，A：平均以下の知能(IQ 70 以下)，B：適応機能の欠陥または不全，C：18 歳未満に生じる，が条件であったが，DSM-5 では知的能力障害となり，A：さまざまな面での知的機能の欠陥，B：適応機能の欠陥，C：発達段階に生じる，と変わった．これまでどおり，IQ(知能指数)，社会適応度，発症年齢が定められているが，IQ についてはこれまでの数値の重視から重篤度分類に変わっている．軽度，中等度，重度，最重度に分かれているが，IQ の数値はつけられていない．また，「全般的な発達の遅れ」という分類が設けられ，「5 歳未満で発達指標の遅れがあるもの」とされた．心理検査が難しい年齢を考慮したと思われる．

2) コミュニケーション症群/コミュニケーション障害群(communication disorders)

　DSM-Ⅳ では，表出性言語障害，受容-表出混合性言語障害，音韻障害，吃音症であったが，DSM-5 では，言語症（話す，書く，表示など），音韻症，吃音症，社会的コミュニケーション症が挙げられている．表出性言語障害と受容-表出混合性言語障害が言語症にまとめられ，新たに社会的コミュニケーション症が付け加えられた．

3) 自閉スペクトラム症/自閉症スペクトラム障害（autism spectrum disorder；ASD）

ASDは1994年のPDD（DSM-Ⅳ）の後継診断であるが，これまでと名称も内容も大きく異なっている．これまではPDDという大きな枠を決め，そのなかに狭い自閉性障害を設定して，これの不全型としてアスペルガー障害，ほかに分類できないPDD（非定型自閉症を含む）などを決めていた．DSM-5では，ASDという大きな枠を決め，下位分類は設けていない．一方で，特定せよ（specify if）を設けてある．

DSM-5では，ASDとして，①社会的コミュニケーション・社会的相互性の3項目を設け，すべて満たすことを条件とした．「社会的情緒的相互性，連続性の欠陥」，「言語あるいは非言語コミュニケーションによる，社会的相互関係，連続性における欠陥」，「関係性，連続性を発展させ，維持し，理解することの欠陥」である．②限定され，反復する，行動，興味，活動性の様式として4項目を設け，少なくとも2項目満たすことを条件とした．「常同的で反復的な話しぶり，運動動作，物の使用，会話」，「同一性への固執，頑固な日常性への固執，言語的あるいは非言語的な行動における儀式的様式」，「きわめて限定され，固定された興味」，「感覚入力への敏感性または鈍感性，あるいは環境の感覚状況における通常でない興味」のうち2項目である．感覚入力については，DSM-Ⅳまでは診断基準にはなかったものである．さらに，③幼児期に発症すること，④臨床的に明らかな障害を生じていること，⑤知的発達症，全般的な発達の遅れ，では説明されないことが付け加えられている．注意として，「DSM-Ⅳで自閉性障害，AS，特定不能の広汎性発達障害（pervasive developmental disorder-not otherwise specified；PDD-NOS）と診断できる場合は，ASDと診断されるべきである」，としてある．また3段階に分けた重症度を特定することになっている．

4) 注意欠如・多動症/注意欠如・多動性障害（attention-deficit/hyperactivity disorder；ADHD）

DSM-5では，DSM-Ⅲ以来久々に単独で分類されているが，DSM-Ⅳと比較して，ASDほどの大きな変更はみられない．診断基準については，不注意項目，多動-衝動性9項目とも変わらないが，成人に使用されることを考慮して，17歳以上ではおのおの5項目以上を満たせばよい．これまでの診断項目の内容は小児を意識したものであったため，項目の例として成人の場合を追加してある．症状は12歳までにみられればよいことになった．下位分類については，これらの間での移行が認められるため，「現在の状態」と記載されることになった．またこれまで「学校（職場）および家庭」など2か所以上でみられることが条件であったが，これに「活動の場」，「友人・親しい人と一緒の場」がつけ加わった．前述したように，ASDとの併記も認められた．

5) 限局性学習症/限局性学習障害（specific learning disorder；SLD）

DSM-5では特定の学習症として，読字障害，書字障害，算数障害が用意され，全般的には大きな改訂はなかった．

SLDについては，①学習に困難があり，これらの困難さに対して介入しても，症状は少なくとも6か月続く，②障害のある学問的スキルは，個人の暦年齢から期待される

ものよりも低く，学問的・職業的な行動，および日常の生活活動において，著明な障害があることが確認できる．③学習能力障害は学齢期に始まるが，学問上のスキルが必要な能力限界に達するまでに，明らかにならないかもしれない．④学習上の困難さは，知的能力，視聴覚能力，精神的・神経学的疾患，心理社会的逆境，言語上達の欠如，不適切な教育妨害によらない，の4つを満たすことが条件である．

　読字障害については「単語の正確な読み」，「読む速度や流暢さ」，「意味を理解して読む」を，書字障害については「正確につづる」，「文法と句読法の正確さ」，「明確に書いて表現を構成すること」を，計算障害では「数の概念」，「算数上の記憶」，「正確ですらすらした計算」，「正確な数学上の意味」を，できれば特定する．軽度，中等度，重度の重篤度を決める．

6) 運動症群/運動障害群 (motor disorders)

　DSM-Ⅳでは，異なる分類であった，DCD，常同運動症（障害）(stereotypic movement disorder)，チック症が，まとめられた．DCDについては，①協調運動機能は，暦年齢に比べて低く，不器用さ，緩慢さ，不適切さで明らかになる，②その結果，暦年齢と比べて，日常生活に阻害がある，③発症は発達期早期である，④運動機能の障害は知的能力障害，視覚障害では説明できず，運動機能の障害によるものではない．常同運動障害（症）は，①反復し，駆り立てられるような，目的のない運動，②反復運動により，社会的・学業的などの活動が妨げられ，自傷に至ることがある，③発症は発達期早期である，④反復行動は物質使用や神経学的状況によるものではなく，別の発達障害や精神疾患では説明がつかない，の4つで規定される．できれば自傷の有無，既知の医療，遺伝，環境因との関連を特定し，重度，中等度，重度に分けて重篤さを記述する必要がある．チック障害については，トゥレット障害，慢性運動性または音声チック障害，一過性チック障害などに分かれていたが，これを踏襲している．

Ⅴ 発達障害の特性

　発達障害は見た目だけではわかりにくいが，ひと言で説明するのも難しい．筆者の経験から，いくつかの特性を挙げてみる．

①「友達を作るのが難しい」，「友人の作り方がわからない」と訴える人が多い．その背後には「相手の気持ちがわからない」，「自分の気持ちをうまく伝えられない」などがある．
　── F8

②「思考の柔軟性に欠ける」人々が増えている．彼らは「周囲の出来事の意味を読み取れない」，「物事の背景がわからず，全体としてとらえることができない」などが目立つ．
　── F8

③「コミュニケーションが苦手である」人々が増えている．「言葉の意味を取り違える」，「字義どおりに理解する」，「情報が錯綜すると混乱する」などがその例である． ── F8

④「興味の偏りがある」のも特徴の一つである．「特定のことにのみ興味をもつ」，「自分が興味のあることは他人もあると思う」一方で，興味のないものには関心を示さない．興味をもつことは構わないが，ほかのことには興味をもたないと社会生活上困難をきたす．── F8

⑤知的水準と関係なく「学習上の困難を抱える」人々も目立つ．彼らは「特定の科目のみ素晴らしい成績を残す」，「1つの科目のなかでも好き嫌いがある」のが特徴である．勉強をしないのではなく，できないのだが，「怠けている」と誤解されることがある．── F8

⑥「感覚の感受性が特別である」人々も目立つ．彼らは「過敏な場合と鈍感な場合」があり，これらを自分で調節できない．この状況は成人になって顕著になったり，悪化することもある．── F8

⑦「注意が続かない」人々もいる．「特定なものにだけ，注意が向かう」，「注意には目的性も持続性もない」ようにみえる．忘れ物が目立ったり，ちょっと前に言われたことを忘れてしまい，片付けも苦手である．── F9

⑧「自己抑制が苦手である」人々も目立っている．彼らは自己コントロールが苦手で，「衝動性が高い」ため，注意・叱責の対象になりやすく，結果として「自己評価が低下しやすい」．── F9

ここに挙げた特性は，PDD（自閉症，AS など：F8），ADHD（F9），LD（F8）など発達障害を考慮すると説明できる．

Ⅵ おわりに

1998年ごろに小学校を中心に話題になった発達障害は，その後中学校，高校，短大・大学と話題になっていき，最近は社会人になってからも話題になりつつある．現在40歳台後半以上の当事者においては，成長過程で"発達障害"が知られていなかったため，「社会不適応で引きこもる当事者と，対応できない親」という非難を浴びている例もある．成長過程で"発達障害"の存在がわかる場合は，特別枠就労など徐々に対応が進んできている一方，教育年齢ではほとんどその存在が話題にならず，通常に就職した後に，「職場の周囲の雰囲気を乱す者」，「上司の命令に従えない者」などが話題になっている．多くの場合，成績優秀で，立派な学歴を有している．経団連や日本商工会議所の方と話をすると，「どうしたら発達障害者を会社に入れなくて済みますか？」という質問も受ける．人口の約1割は発達障害がいるとされる現在であり，「今の会社のなかにもいますよ」とお答えすることにしている．なかには企業内で中枢的な役割を果たしている場合もあり，置かれる職場の雰囲気や，上司や同僚の接し方で企業に素晴らしい貢献をしている場合もある．最近は「うつ病リワーク」などのプログラムも進んでおり，会社内でのメンタルの問題への対応も進んでいるが，発達障害が基底に存在している場合は，十分な

効果を上げにくいという話も聞く．まだその存在に対する対応が十分でないのであろう．

　発達障害は生涯を通じての特性であり，その存在で類まれな業績を上げる人がいる一方で，一般的な思考・行動様式から外れているため，本人および周囲が社会不適応による困難さを感じることもある．低年齢のころから発達障害の存在が知られ，対応が進んできている現在，企業などにおいても，発達障害者の存在に気づき，適切な環境調整と対応ができれば有効な人材活用となるのではないか．健康面を担当する部署だけでなく，人事面を担当する部署もこの点に着目する必要があるのではないか．

●引用文献

1) 鈴木さとみ：日本の取り組み・世界の動き―海外の情報交換会資料．国立発達障害情報支援センターweb原稿，2016年3月

●参考文献

1) 市川宏伸：発達障害の本質とは何か．市川宏伸(編)．発達障害の「本当の理解」とは―医学，心理，教育，当事者，それぞれの視点．pp2-12，金子書房，2014
2) 市川宏伸：発達障害に関する最近の動向．公衆衛生 78：374-377，2014

（市川宏伸）

第1章　発達障害とは何か

2 早期からの発見と支援の現状

I はじめに

　「発達障害者支援法」(2005年施行)をはじめとして，障害児者支援に関する各種法制度が改正されリハビリテーション領域においての発達支援の状況は大きく変わった．障害者権利条約の批准，差別解消法など，地域社会への参加・包容(インクルージョン)を目指す法整備が進むなか，「改正発達障害者支援法」においても，第2条の2の②「社会的障壁」の除去が明記され，障害児者支援は「医学モデル」から「社会モデル」へとさらなる変貌が求められている(図1-1, 1-2)．

　発達障害の診療のあり方は，発達障害に携わる，医師・看護師や保健師，心理士，リ

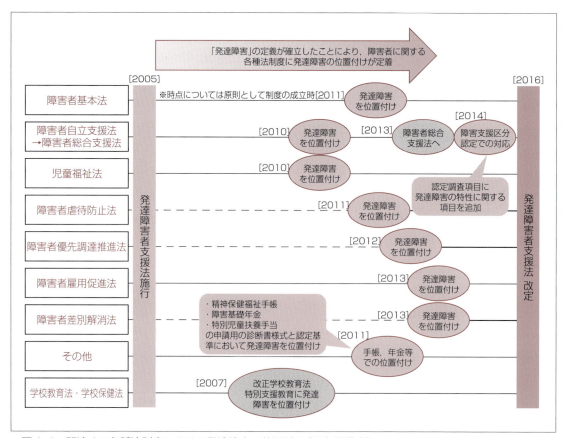

■図1-1　関連する各種法制度における発達障害の位置付け(厚生労働省)

障害者をめぐる国内外の動向…障害者権利条約の署名(2007年)・批准(2014年)
　　　　　　　　　　　　　障害者基本法の改正(2011年)等　　　　　→　発達障害者の支援の一層の充実を図るため，法律の全般にわたって改正
発達障害者支援法の施行の状況…2005年の施行後，約10年が経過

第1　総則

(1) 目的(第1条)
　切れ目ない支援の重要性に鑑み，障害者基本法の理念にのっとり，共生社会の実現に資することを目的に規定
(2) 発達障害者の定義(第2条)
　発達障害がある者であって発達障害及び「社会的障壁」により日常生活・社会生活に制限を受けるもの
　※社会的障壁：発達障害がある者にとって日常生活・社会生活を営む上で障壁となるような社会における事物，制度，慣行，観念その他一切のもの
(3) 基本理念(第2条の2)
　発達障害者の支援は
　①社会参加の機会の確保，地域社会において他の人々と共生することを妨げられない
　②社会的障壁の除去に資する
　③個々の発達障害者の性別，年齢，障害の状態及び生活の実態に応じて，関係機関等の緊密な連携の下に，意思決定の支援に配慮しつつ，切れ目なく行う
(4) 国及び地方公共団体の責務(第3条)
　相談に総合的に応じられるよう，関係機関等との有機的な連携の下に必要な相談体制を整備
(5) 国民の責務(第4条)
　個々の発達障害の特性等に関する理解を深め，発達障害者の自立及び社会参加に協力するよう努める

第2　発達障害者の支援のための施策

(1) 発達障害の疑いがある場合の支援(第5条)
　発達障害の疑いのある児童の保護者への継続的な相談，情報提供及び助言
(2) 教育(第8条)
　発達障害児が発達障害児でない児童と共に教育を受けられるよう配慮
　個別の教育支援計画・個別の指導計画の作成の推進，いじめの防止等の対策の推進
(3) 情報の共有の促進(第9条の2)
　個人情報の保護に十分配慮しつつ，支援に資する情報共有の促進のため必要な措置を講じる
(4) 就労の支援(第10条)
　主体に国を規定，就労定着の支援を規定，事業主は雇用の機会の確保，雇用の安定に努める
(5) 地域での生活支援(第11条)
　性別，年齢，障害の状態及び生活の実態に応じた地域での生活支援
(6) 権利利益の擁護(第12条)
　差別の解消，いじめの防止等及び虐待の防止等のための対策推進，成年後見制度が適切に行われ又は広く利用されるようにすること
(7) 司法手続における配慮(第12条の2)
　司法手続において個々の発達障害者の特性に応じた意思疎通の手段の確保等の適切な配慮
(8) 発達障害者の家族等への支援(第13条)
　家族その他の関係者に対し，情報提供，家族が互いに支え合うための活動の支援等

第3　発達障害者支援センター等

(1) センター等による支援に関する配慮(第14条)
　センター等の業務を行うに当たり，可能な限り身近な場所で必要な支援が受けられるよう配慮
(2) 発達障害者支援地域協議会(第19条の2)
　支援体制の課題共有・連携緊密化・体制整備協議のため都道府県・指定都市に設置

第4　補則

(1) 国民に対する普及及び啓発(第21条)
　学校，地域，家庭，職域等を通じた啓発活動
(2) 専門的知識を有する人材の確保等(第23条)
　専門的知識を有する人材の確保・養成・資質の向上を図るため，個々の発達障害の特性等に関する理解を深めるための研修等を実施
(3) 調査研究(第24条)
　性別，年齢等を考慮しつつ，発達障害者の実態の把握に努めるとともに，個々の発達障害の原因の究明等に関する調査研究

第5　その他

(1) 施行期日(附則第1項)
　公布日から3月内の政令で定める日
(2) 検討(附則第2項)
　国際的動向等を勘案し，知的発達の疑いがある者等について実態調査を行い，支援の在り方について検討等

■図1-2　発達障害者支援法の一部を改正する法律(概要)(厚生労働省)

ハビリテーションなどにかかわる医療・福祉などのスタッフの立ち位置(子どもの年齢，診療や療育の場)によって異なり，また障害児とその家族やその周辺の支援者の困り感はライフステージによって異なるため，その支援にあたっては，見立て(診断と告知の仕方など)と手立て(治療，療育，相談支援など)も異なる．そのため，ライフステージを見据えた，以下に示すような常に切れ目のない，治療的支援と縦横連携が重要である．

(1) ハイリスク児のフォローアップ〔妊婦から新生児健康診査(以下，健診)，乳児健診〕：医療機関，保健所
(2) 乳幼児健診(4か月，1歳6か月，3歳)とフォローアップ：保健所，医療機関，各種療育機関(児童発達支援センターなど)
(3) 保護者からの医療機関での相談(保健所，保育所などからの紹介を含む)，就学相談，5歳児健診：療育機関，医療機関
(4) 学童期：教育機関(特別支援教育：学校・教育支援センターなど)と医療機関
(5) 成人期：学生相談室，企業，就労支援センター，発達障害者支援センター，福祉事務所，医療機関など

Ⅱ 母子保健からのフォローアップの重要性と療育(発達支援)

1. 支援の必要な子どもの割合

1) 低出生体重児

低出生体重児の予後調査として，米国の2011年の調査報告[1]では，出生体重2,000g未満の児に対する20年後の調査で，自閉スペクトラム症/自閉症スペクトラム障害〔autism spectrum disorder；ASD，広汎性発達障害(pervasive developmental disorders；PDD)〕と診断される確率は一般の頻度(おおむね1%前後)の5倍に達するとされた(詳細は，第1章3「低出生体重児と発達障害」を参照のこと)．

2) 乳幼児期における障害児の推定される割合

1歳6か月健診と3歳児健診では，2～3%の子どもが発達の遅れやASDなどが疑われ，相談支援や保育所などでの障害児保育(要支援児枠など)と専門的な療育機関での支援が行われている．5歳児健診などで障害があると推定される割合は，8.2～9.3%とされている．

学齢期では，特別支援学級・特別支援学校に通う児童生徒が，それぞれ小学校で1.86%，0.67%，合計2.53%であり，一方，通常学級に通う子どもの6.5%に配慮が必要とされている〔学習障害(learning disorder；LD)：4.5%，注意欠如・多動性障害(attention deficit/hyperactivity disorder；ADHD)：3.1%，PDD：1.1%〕(2012年文部科学省)．また不登校児童生徒数は，小学校0.3%，中学校2.6%であった．なお，米国疾病対策セ

ンター（Centers for Disease Control and Prevention；CDC）の調査によれば何らかの支援を必要とする障害児（3〜17歳）は13.9％とされており，日本より高い結果となっている．

2. 早期発見と早期からの支援について

　乳児期，早期幼児期に，健診や医療機関で何らかの発達の遅れや偏りなどが明らかとなった場合，「療育型支援（以下，療育）」介入が必要とされる．「発達障害」児への支援は早期発見とその支援が地域に任されており，各地域で療育機関は「〇〇子ども発達センター」，「△△発達障害者支援センター」などの名前で開設や再編がなされ支援体制が整いつつある．

　しかし，発達障害と診断されても手立て「療育」が提供できる医療・療育機関は非常に不足している．何らかの早期介入があったほうが将来予後はよいが，一方で「療育」と「子育て支援型支援」の予後調査で差がないとの報告がある．

　5歳児健診などの調査によれば，「気になる子，グレーゾーンの子」と呼ばれる6〜10％が「発達障害」児に該当するといわれており，全該当児とその家族が療育機関による「療育」を受けることは不可能である．もともと該当児は保育所・幼稚園など一般の集団活動のなかで生活できており，子ども同士で対人関係や社会生活力が育てられる．養育者，保育士や教諭，保健所・保健センター，児童館，子ども家庭支援センターなどで日中生活をともにしている大人が，発達特性に配慮・工夫した介入が重要である．そのため発達障害のある子どもの子育て相談，具体的工夫や配慮すべき点などへのアドバイスや家族支援についての保育士，保健師などのスタッフに対する研修は重要である．発達障害の特性への理解と対応法についての研修をはじめ，ADHDなどの行動のコントロールが難しい子どもへの対応法の1つであるペアレントトレーニングや，基本的な子育てのコツを学ぶペアレントプログラムなどの研修が各地で行われ始めている．

　また育児能力が低下していたり育児不安をもつ養育者が多い状況下で，わが子の発達障害に気付いていなかったり，薄々感じながらも診断に抵抗があるという場合の子どもと家族への支援は，まず診断よりも手立て（養育者と一緒になって子どもの発達特性を踏まえた子育てをする）から入ったほうが，障害の理解や受容がスムーズにいくことが多い（子育て支援型支援）．

　もちろん，その場合も診断は先のばしするのではなくタイミングをみて診断と専門的な治療支援がセットでされることが望ましい．

　専門的な療育へ「つなぎの支援」の役割を担っている相談機能をもつ機関も増えている．以下に，早期発見のメリット①〜⑥を列記する．

①子育ての不安を解消する．

　発達障害と診断される可能性のある子どもの症状として，親からの訴えは，日常の育児においての困り感や保育所などでの日中の活動の場での問題が多い．すなわち癇が強かったり，睡眠のリズムが乱れ眠らなくて困る，強いこだわり，自分ペースで衝動的に

行動して迷子になる，集団活動ができないなどである．養育者は子どもの問題行動は，自分たちのしつけ方が悪いととらえたり，さまざまな困難や不安を抱えているため正しい診断（発達特性）と具体的な養育方法の助言などにより，安堵する親も少なくない．

②子育て力があがる．

発達特性を知り，子育てのコツ（ペアレントトレーニングなど）を知ることで育児力が向上する．

③子育てに悩んだり困ったとき，相談することへの敷居を低くすることで，さまざまな支援の場を利用しやすくなる．

④虐待の予防につながる．

「発達障害」を含む発達の遅れや偏りなどは，子ども側においては虐待を受けたり養育の拒否（ネグレクト）などのリスク要因である．虐待死の検証においても指摘されており，一般の虐待の頻度の4～13倍高率であるとの報告もある．

また熊本の「こうのとりのゆりかご」（赤ちゃんポスト）へ預けられた子どもの約1割（8/81人）に障害があることが報告されている．そのため障害児は，要保護児童対策地域協議会（要対協）の対象となる「要支援」児と位置づけられており，要保護児童と同じく，必要に応じて要対協の協議対象となる．

⑤将来予想される二次障害や就労や労働など青年期・成人期の生活の不適応を減らす．

⑥診断までのプロセスや「告知」については，慎重に行う必要がある．その際，親の気づきや認識，親の気持ちの有り様，親のペースに配慮して告知時期を探す．

◆ 早期発見と保護者の気づきや意識のズレについて（告知におけるの配慮の必要性）

全国の2001年に出生した子を対象とした縦断的調査が継続して行われているが，「子育ての意識調査」によると，「子どもを育てていて負担に思うことや悩み」は1歳6か月の時点（第2回）では，子育てによる身体の疲れが39.7%（よく眠らない，癇が強い，よく泣くなど），また目が離せないが34.1%である[2]．

一方で，2歳6か月（第3回）の時点では，子どもについてまわりの目や評価が気になるは5.0%，子どもの成長の度合いが気になるは7.0%程度であり[2]，子育ての困難感として感じているものの，子どもの発達という観点からの親の気付きは，まだ強くないことが推測される．

これらから，M-CHATなどを利用した社会性の発達評価スクリーニングによってASDを早期（2歳前後）に発見した場合には，その告知については，①親の心情への配慮，②子どもの発達面の詳しい評価，③療育や親支援の情報のすべてを念頭におく必要がある．すなわち，保護者からの子育ての困り感や不安に対しての相談に答えながら，発達特性（発達の遅れや偏りと強みを詳細に正確に伝え理解を深める），家庭における子育ての工夫や手立て，福祉資源利用などのアドバイスなど伝える内容を十分準備したうえで，親の個性や家庭の状況などに配慮して告知を行い，さらに地域の関係機関と連携して継続した支援を行っていく必要がある．なお親支援については，「こんなとき，どうする？/診断を伝える/親に伝える/（http://www.rehab.go.jp/ddis/）」や，「親支援：最

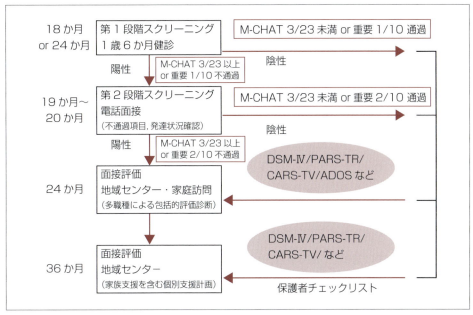

■図 1-3　乳幼児健診を活用した ASD 発見のフローチャート

初のステップ（http://www.ncnp.go.jp/nimh/jidou/research/elearning3.pdf）」，「国立精神神経医療研究センター精神保健研究所　児童・思春期精神保健研究部（編）：自閉症スペクトラムの発見後の子どもの特徴の親への伝え方（http://www.ncnp.go.jp/nimh/jidou/research/elearning4.pdf）」などが参考となる．

1）乳幼児健診システムの利用による早期発見

　わが国の乳幼児健診システムは，受診率が 90％を超えており，特に 1 歳 6 か月健診では 95％と非常に高い．東京など一部の地域では，1 歳 6 か月健診を個人の開業医など個人医に委託している地域があり，公的機関の健診率に比較して若干低下がみられる．

　2012（平成 24）年の改正児童福祉法，母子保健法の改正で，乳幼児健診が強化された．従来の乳幼児健診の内容は成長発育など身体，神経の発達に視点がおかれていたが，「発達障害者支援法」に基づき，発達障害の早期発見とその支援を組み込んだ形の健診内容に改正された．特に ASD については M-CHAT などのチェックリストなどを補助検査とすることで，精度の高い早期の診断（見立て）が可能となってきている（図 1-3）．

2）母子健康手帳利用による早期発見

　2012 年度より母子健康手帳が改正された．母子健康手帳には，妊婦健康診査や乳幼児健診など各種の健康診査や訪問指導，保健指導の母子保健サービスを受けた際の記録や，予防接種の接種状況の記録がなされる．これらが 1 つの手帳に記載されるため，異なる場所・時期・専門職が母子保健サービスを行う場合，これまでの記録を参照することで，継続性・一貫性のあるケアを提供できるメリットがある（母子保健法第 16 条において，母子健康手帳には，妊産婦，乳児及び幼児に対する健康診査および保健指導の記録を行うことが規定されている）．さらに，子育て不安をもつ親が多いことから，妊娠

期から乳幼児期までに必要な知識も母子健康手帳には記載されている．

2012年度の改正により成長発達の確認項目のうち健診時に保健・医療従事者が確認できるような項目について，発達が遅い，偏りがある児への配慮などから，達成時期を記載するよう変更されている．

また，各月・年齢ごとの「保護者の記録」のすべてに，「子育てについて不安や困難を感じることはありますか」，「子育てについて気軽に相談できる人はいますか」の質問を設けて，保健医療従事者と保護者が子育てについて円滑な会話を進めたり，情報共有を図ったりすることかできるように工夫をしている．

さらに，改正点で幼児期の項目において，母子健康手帳の保護者の記録「1歳のころ」の質問項目に，M-CHATの項目の1つである，「部屋の離れたところにあるおもちゃを指差すとその方向をみますか？」の項目が，ASDの診断に欠かせない，対人関係の発達に重要な「共同注意」の確認項目が組み込まれた．

3）3歳児健診を利用した発達障害の早期発見

3歳児健診においては，軽度知的障害（精神遅滞），症状の重いASD，軽度脳性麻痺，斜視，視力障害，聴力障害などの異常を発見するが，発見され精査診断され，いわゆる療育の専門的支援が必要なケースが多くみつかる．

しかし，前述したように通常学級には発達障害の児童生徒が6.5％程度存在するとされており，発達障害児のおよそ半数は3歳児健診を通過することが報告されており，丁寧に健診することが重要である．

健診では，運動発達では，粗大運動において走る，両足で跳ぶ（ジャンプ）などの運動や積み木で塔を作る，まねて丸を書くなどの微細運動（巧緻性運動）かできるかを評価する．また，自分の名前や年齢が言え，食事や排泄，衣服の着脱などの生活習慣も確立してくる時期なので言語発達（2～3語文の会話が可能），その他の認知（知的）発達を評価のほか，生活習慣についても評価する．

発達障害に関連した評価としては，ASDとともにADHDの症状が明らかになりはじめる．

また身体運動でのバランス〔発達性協調運動障害（developmental coordination disorder；DCD）を念頭に置いた評価はあまり評価項目となっていないが5歳児健診項目に入っている〕などを評価する．

さらには，疾病をもつ子どもとその家族など不適切な養育や虐待に陥る可能性をもった家族には子育て支援，虐待予防の視点でかかわりをもつための機会となるなど意義がある．

健診以外でも親に相談されることもある．保育所・幼稚園などに通う子どもの養育者からの相談とその診断について，**表1-3**にまとめた．

4）5歳児健診について

5歳児健診は3歳児健診では発見が困難とされる「発達障害」の診断，精神遅滞を含む特性の把握や就学へ向けての親へのアドバイスなどを狙いとしている．

■表1-3 保育園・幼稚園で発達障がいに気づく

		疑われる障害
①コミュニケーション 人との関わり	・お話は上手で難しいことは知っているが一方的に話すことが多い ・おしゃべりだが保育士や指導員の指示が伝わりにくい ・話を聞かなければならない場面で離席が多い	ASD ADHD
②イマジネーション・想像性	・相手にとって失礼なことや相手が傷つくことをいってしまう ・友達がふざけてやっていることをとらえ違えて,いじめられたと思ってしまう ・集団で何かしているときにボーとしていたり,ふらふらと歩いていたりする ・急な予定変更時に不安や混乱した様子がみられる	ASD MR
③注意・集中	・1つのことに没頭すると話しかけても聞いていない ・落ち着きがない,集中力がない,いつもぼんやりしている ・忘れ物が多い,毎日のことなのに支度や片づけができない	ADHD MR
④感覚	・ざわざわした音に敏感で耳をふさぐ,雷や大きな音が苦手 ・靴下をいつも脱いでしまう,同じ洋服でないとダメ,手をつなぎたがらない,抱っこを嫌う ・極端な偏食(味覚,嗅覚など) ・揺れているところを極端に怖がる,すき間など狭い空間を好む	ASD
⑤運動	・身体がクニャクニャとしていることが多い,床に寝転がることが多い ・極端に不器用,絵やひらがなを書くときに筆圧が弱い,食べこぼしが多い ・運動の調整が苦手で乱暴に思われてしまう,大きすぎる声	DCD ASD
⑥学習（主に学校で気づく）	・話が流暢で頭の回転が早いことに比べ,作業が極端に遅い ・難しい漢字を読むことができる一方で,簡単なひらがなが書けない ・図鑑や本を好んで読むが作文を書くことが苦手	LD DCD
⑦情緒・感情	・極端な怖がり ・些細なことでも注意されるとかっとなりやすい,思いどおりにならないとパニックになる ・一度感情が高まるとなかなか興奮がおさまらない	ASD ADAD PTSD

(国立障害者リハビリテーションセンター　発達障害情報・支援センター：保育所・学童保育における気づきのポイントと対応より一部改訂)

『平成18年度　厚生労働科学研究「軽度発達障害児の発見と対応システムおよびそのマニュアル開発に関する研究」』[3]において,小枝は発達障害者支援法に定義される,ADHD,LD,高機能広汎性発達障害(HF-PDD)は,従来の3歳児健診では適切に発見することは難しく,幼稚園・保育所などの集団活動を始めてみえてくる子どもの行動上の問題であることも多く,就学に向けた準備を始める5歳児健診が望ましいとし,就学前から早期支援を前提とした,軽度知的障害(精神遅滞：MR)を包含した調査研究をしている．調査研究の5歳児健診においては,質問紙とともに「医師の診察法を構造化し,(1)会話,(2)概念1,(3)動作模倣,(4)Coordination,(5)Motor Impersistence,(6)概念2,の6つに分類した．この診察法によって,MRやADHDは特徴的なパターンを示したが,高機能広汎性発達障害児では全般的な通過率は良好であり,診察に集団における行動評価,保育所や幼稚園での様子の聞き取りなども加味する必要があると考えら

れた」．また軽度発達障害児の行動評価を質問紙で行ったところ，「質問紙のみでは鑑別診断は困難であり，ADHDやPDDなどの診断には医師による診察や詳細な問診が不可欠であると考えられた」としている．

一部の地域では健診で発達障害を診断したものの，手立て（対応）を準備されていないなど活用が十分ではない場合もあり，システムの充実が求められている．

III 教育との連携―治療・早期介入

学齢期の発達障害のある児童・生徒・学生への支援については，2007年度より始まった「特別支援教育」で個々のニーズに合わせた教育支援が徐々に浸透し始めている．医療・療育機関は，教育と連携して，個別や集団のリハビリテーションや，例えばADHDに有効とされる薬物療法の併用や発達障害のもつ一次的問題や二次的に派生する精神疾患の治療にあたることも増えている．

2016（平成28）年4月より施行された「障害者差別解消法」におけるキーワードともなっている「差別的取扱いの禁止」，「合理的配慮の提供（不提供の禁止）」を，文部科学省はいち早く導入し，各学校での合理的配慮がスタートした．大学などでも，学生相談室などが窓口となり，発達障害などの特性への配慮事項の申請を受け付け，授業への配慮や支援の調整を行っている学校が増えている．また，インクルーシブ教育システム構築支援データベース（インクルDB）において，学校における合理的配慮事例を掲載し，啓発している．

2015（平成27）年度末に作成が義務づけられた，「障害児支援利用計画書」や，療育機関が作成する「個別支援計画書」など，就学前に支援を受けていた内容などが，就学後に学校が作成する，「教育の個別支援計画」や児童生徒の学校生活で行われる支援計画のまとめである「教育の個別指導計画」の作成とその実施に利用される仕組みとなっており，連携を推進する通知が厚生労働省・文部科学省合同の通知文として，2012（平成24）年に出された．また，学校と「放課後等デイサービス」との連携も有効に実施されるように「放課後等デイサービスのガイドライン」が作成され行政からの指導がなされている．

IV 福祉制度と支援の整備など

1. 「療育」と種々の改正法下での療育支援体制について

今まで障害種別区分され運営されてきた，知的障害児，難聴幼児，肢体不自由児，重症心身障害児通園事業は，「児童発達支援センター（福祉型または医療型）」として，また「発達障害」の療育支援の中心でもあった児童デイサービス事業は「児童発達支援事業」

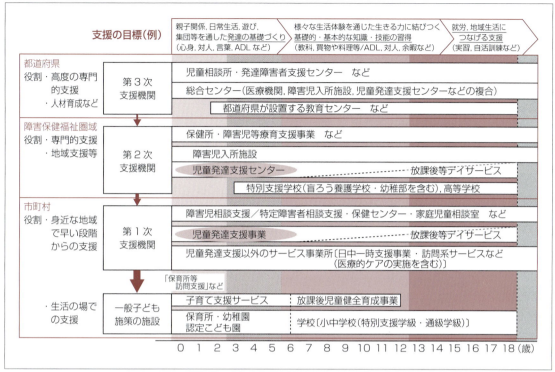

■ 図1-4 年齢に応じた重層的な支援体制イメージ（案）（厚生労働省）
年齢に従い利用するサービスが変わっても，関係機関による重層的な支援が継続されることを期待．

として各地域で運営され始めた．各療育機関が地域でネットワークを構築する核となり「通所支援事業」のみならず「保育所等への訪問支援事業・相談支援事業（障害児の支援利用計画作成など）」，放課後等デイサービス事業など実施に向け整備が進んでおり，各地域で発達障害の早期発見・早期支援体制の中心的役割を担うことが期待されている．さらに，「子ども・子育て支援法」に施行に向けて，市区町村レベルで子どものいる家庭へニーズ調査が実施されることになっており，それらの法律のもとで障害のない子どもとともに各地域で子育て支援が広く重層的に行われる（図1-4）．

さらに発達障害児者に対しては，ライフステージに応じた支援体制が整備され，年齢に応じて重層的な支援が継続的なされることが期待されいる．

2. 療育手帳・精神障害者保健福祉手帳の利用

福祉的資源の1つとして，各種障害者手帳の活用は，本人と家族にとってメリットが大きい．また，経済的支援は大切であることより，積極的な利用が望まれる．

小児科領域では，従来，自立支援医療（精神通院）制度の利用については，「てんかん」（ICD-10 コード G 40）が主であった．また一部の，児童期から青年期発症のいわゆる心身症や精神疾患について，精神科領域において慢性化した疾患の診療について，医療費の補助（自己負担額が3割から1割に負担軽減となる）の申請が行われてきた．一方，「発

達障害者支援法」が施行されて10年以上が経過したが，その対象疾患は，精神疾患の範疇に入るため，子ども医療費補助が終わる中学校卒業(15歳未満まで)の時点で，自立支援医療(精神通院)制度の申請が多くなっている．これは，精神疾患への外来リハビリテーションの診療報酬も適応される．

　福祉領域では，「発達障害」に関連し，12年経過した「発達障害者支援法」の対象児においては，発達障害児で「知的障害」を伴う場合は，療育手帳の取得が可能であるが，知的障害がない場合は，現在「精神障害者保健福祉手帳」の様式改正〔2011(平成23)年4月1日から適用〕で，(6)情動及び行動の障害，のほかに，項目(10)に知能，記憶，学習および注意の障害が追加され，さらに，項目(11)には「広汎性発達障害」関連症状が新掲載され，手帳取得とその利用が進みつつある(同時に高次脳機能障害も該当)．各種障害手帳で受けられる福祉制度については板橋区の例を表1-4にまとめた．

　それにより20歳となり，生活能力が，就労困難のみならず日常生活に著しい制限がある場合には障害基礎年金の受給がしやすくなった．詳細については「国民年金・厚生年金保険　精神の障害に係る等級判定ガイドライン(http://www.mhlw.go.jp/file/04-Houdouhappyou-12512000-Nenkinkyoku-Jigyoukanrika/0000130045.pdf)，また，診断書の作成については「障害年金の診断書(精神の障害用)記載要領―記載にあたって留意していただきたいポイント」(http://www.mhlw.go.jp/file/04-Houdouhappyou-12512000-Nenkinkyoku-Jigyoukanrika/0000130048.pdf)を参照のこと．

1) 医療費の助成制度

◆ 対象障害

　「てんかん」および全ての「精神疾患」により，薬物療法など通院による治療を続ける必要がある程度の状態の方が対象となる．

- てんかん(G 40)
- 知的障害〈精神遅滞〉(F70-F79)
- 心理的発達の障害(F80-F89)
- 小児〈児童〉期及び青年期に通常発症する行動及び情緒の障害(F90-F98)
- その他，成人でも診療対象となる精神疾患(F00-F69)

◆ 診断書を作成できる医師

- 診断書は，精神保健指定医(証の番号記載が必要)，または精神医療への従事年数が3年以上従事している医師(従事年数の記載が必要)が作成できる．

●文献

1) Pinto-Martin JA, Levy SE, Feldman JF, et al：Prevalence of antism spectrum disorder in adolescents born weighing＜2000 grams. Pediatrics 128：883-891, 2011 doi：10.1542/peds. 2010-2846.
2) 第6回21世紀出生児縦断調査結果の概況
http://www.mhlw.go.jp/toukei/saikin/hw/syusseiji/06/

■ 表1-4 心身障害児(者)福祉制度 【板橋区】 平成26年度

制度名		手帳の等級	身体障害者手帳(肢体)						愛の手帳				精神保健福祉手帳			所得制限	一部負担	内容	窓口
			1	2	3	4	5	6	1	2	3	4	1	2	3				
医療	心身障害者医療費助成 マル障		○	○					○	○						○	○	保険診療の自己負担分の助成	区役所
	自立支援医療	更生医療	○	○	○	○	○	○								○	○	18歳以上(手帳所持必須)	福祉事務所
		育成医療	○	○	○	○	○	○								○	○	18歳未満	健康福祉センター
		精神通院医療											○	○	○	○	○	精神通院医療費の助成	
	小児精神障害者入院費助成												○	○	○		○	18歳未満 精神科入院治療費の助成	
税金・手当・年金等	所得税・住民税		○	○	○	○	○	○	○	○	○	○	○	○	○			税の控除・減免	税務署
	自動車税・自動車取得税		○	○	△	△	△	△	○	○	○							税の減免	都税事務所
	特別児童扶養手当		○	○	△	△			○	○	△	△	○	△		○		1級：月額 49,900円 2級：月額 33,230円	区役所
	障害児福祉手当		○	△					○	△			△			○		月額：14,140円	
	児童育成手当(障害手当)		○	○					○	○	△					○		月額：15,500円 脳性麻痺，筋ジスは身体障害者手帳1～6級程度	
	重度心身障害者手当		○	○					○	○						○		月額：60,000円 都身障センターの判定による	
	特別障害者手当		○	○					○	○			△			○		月額：26,000円	
	心身障害者福祉手当		○	○	○				○	○	○	○				○		身障1,2級・愛の手帳1～3度 月額：15,500円 身障3級・愛の手帳4度 月額：7,750円 脳性麻痺，筋ジスは等級制限なし	
	心身障害者扶養共済(都制度)																	加入者(保護者)が死亡又は重度障がいとなった時に支給	
	国民年金障害基礎年金		○	○					○	△			○	△				1級：年額 966,000円 2級：年額 772,800円	
自立支援	自立支援給付	介護給付	△	△	△	△	△	△	△	△	△	△	△	△	△		○	居宅介護 短期入所 生活介護(入所・通所)施設入所支援 など	福祉事務所 各施設 各事業所
		訓練等給付	△	△	△	△	△	△	△	△	△	△	△	△	△		○	自立訓練 就労支援 グループホーム など	
		自立支援医療																＊医療の欄参照	
		補装具	△	△	△	△	△									○	○	補装具作製・修理費用の助成	
	地域生活支援事業		△	△	△	△	△	△	△	△	△	△	△	△	△	一部○	○	日常生活用具の支給 移動支援 訪問入浴 日中一時支援 など	
	障害児通所支援		△	△	△	△	△	△	△	△	△	△	△	△	△		○	児童発達支援 放課後等デイサービス 保育所等訪問支援	
日常生活	都立公園の無料入場		○	○	○	○	○	○	○	○	○	○	○	○	○			窓口への手帳提示によって本人および介護人の入場無料	都立公園
	携帯電話利用料金の割引		○	○	○	○	○	○	○	○	○	○	○	○	○			本人が契約者である場合など割引率は各社による	各携帯電話会社
	心身障害者休養ホーム事業		○	○	○	○	○	○	○	○	○	○	○	○	○			指定保養施設(旅館など)の宿泊料の助成	福祉事務所
住宅	都営住宅の優先入居		○	○	○	○	○	○	○	○	○	○	○	○	○			抽選優遇制度(ポイント方式)	都住宅供給公社
	都営住宅使用料特別減額		○	○	○	○			○	○	○					○		所得による使用料の減額	
移動	都営交通の乗車証の発行		○	○	○	○	○	○	○	○	○	○	○	○	○			無料乗車証の発行	区役所
	民営バスの割引		○	○	○	○	○	○	○	○	○	○						第1種：本人および介護人5割引 第2種：本人のみ5割引	
	鉄道運賃等の割引		○	○	○	○	○	○	○	○	○	○						第1種：本人および介護人5割引 第2種：本人のみ5割引	福祉事務所 各鉄道会社
	航空運賃の割引		○	○	○	○	○	○	○	○	○	○						本人および介護人の運賃割引 割引率は各社による	各航空会社
	有料道路の交通料の割引		○	○	○	○	○	○	○	○	○	○						5割引 家族の運転の場合は第1種のみ	福祉事務所
	駐車禁止除外車両ステッカー		○	○	○	△			○	○	△							ステッカーの交付	警察署
	タクシー運賃の割引		○	○	○	○	○	○	○	○	○	○						手帳の提示で運賃の1割引	乗務員
	福祉タクシーor自動車燃料費の交付		○	○	△				○							○		タクシー券か自動車燃料交付のどちらかを選択	福祉事務所
他	生活福祉資金の貸付		○	○	○	○	○	○	○	○	○	○	○	○	○			生活資金，就業資金などの貸付 審査あり	社会福祉協議会
区	紙おむつの助成		○	○	○				○	○						○		2歳以上，常時失禁状態の重度障害者に支給，月上限枚数有り	福祉事務所
	板橋区緊急保護事業(赤塚ホーム)		○	○	○	○	○	○	○	○	○	○					○	保護者の病気，冠婚葬祭などで一時的に家庭介護が出来ないとき赤塚ホームで介護	赤塚ホーム
	ぬくもりサービス		○	○	○	○	○	○	○	○	○	○					○	協力会員による家事援助，外出援助，見守りなど	社会福祉協議会

※ ○印概ね対象，△印は一部対象を示す

心身障害児総合医療療育センター

3) 小枝達也, 他：平成 18 年度　厚生労働科学研究「軽度発達障害児の発見と対応システムおよびそのマニュアル開発に関する研究」.
　　http://www.mhlw.go.jp/bunya/kodomo/boshi-hoken07/index.html

(米山　明)

第1章 発達障害とは何か

3 低出生体重児と発達障害

I はじめに

　日本における未熟児医療はめざましい進歩をとげ，新生児死亡率は世界でも一番低く，脳性麻痺，知的障害，難聴などの明らかな障害を残す割合も著しく低下している．
　一方で，低出生体重児における不器用さの問題，学業成績の不振，行動面（後出）の問題，高次脳機能障害などの症状が注目されるようになってきた．しかし，これらの軽度発達障害の極低出生体重児における頻度や症状の程度などは明確には示されておらず，介入方法などについても一定した見解はない．極低出生体重児でこのような発達障害の合併が多いという報告は，これらの児の親に大きな不安としてのしかかっている．このような不安は親子関係にも微妙な影響を与える可能性があるため，これらの児のフォローアップにおいて児の問題を適切に評価し，対応についてのアドバイスや療育グループへの参加などへの介入，支援についての方策を考えていくことは重要な課題である．
　本項の主題は低出生体重児と発達障害である．低出生体重児のなかで，1,500 g 未満の極低出生体重児のフォローアップにおいては，年々発達障害の合併をもつ児の増加を実感しており，フォローアップ外来における発達障害の診断や発達障害児への対応は必須という状況になってきている．

II 新生児・未熟児医療における新生児の予後

　新生児医療の飛躍的な進歩により，在胎 23〜24 週といった児の救命率は著しく改善している．その一方で脳性麻痺や視力障害の合併率はあまり変化していないとする報告もみられる．
　一般に報告されている低出生体重児の予後についてみてみると，2008 年の review によると[1] ドイツでの 1,000 g 未満出生体重児の 6〜10 歳児対象の調査では 17% が major な障害，つまり脳性麻痺や知能指数 70 以下，視覚障害，難治性てんかんなどをもった児が 17% にみられ，また神経運動学的異常，境界知能などといった minor な問題を 42% という高頻度で合併していると報告している．1990 年以降の脳性麻痺の発生率についての同様の調査では 1,000 g 未満の超低出生体重児では 4〜12%，27 週未満の早産児では 6〜20%，25 週未満では 21〜23% との報告がある．

一方，本邦での調査では，2005年出生の超低出生体重児の予後調査の報告によると脳性麻痺12.6%，精神遅滞19.8%，聴力障害2.7%，注意欠如・多動症/注意欠如・多動性障害(attention deficit/hyperactivity disorder；ADHD)3.2%，広汎性発達障害(pervasive developmental disorders；PDD)9%となっている[2]．

このように低出生体重児や早産児では脳性麻痺を認めなくても何らかの認知障害による知能指数の低下や行動の問題などを有している割合が比較的高いとされており，極低出生体重児においては発達障害の合併のリスクが高いことは一致した見解であるといえる．

III 極低出生体重児の6歳児健診からみた発達障害―自験例を通して

最近は，本邦においても低出生体重児における発達障害の発症との関係が危惧され，それらについての全国的な調査も行われている．われわれは早期介入の必要性を検討する目的で，自施設における極低出生体重児における発達障害の発症状況や低出生体重児の認知発達の特性などについて検討を行った[3]．対象は2002年4月〜2006年3月に東京女子医科大学母子総合センター新生児特定集中治療室(neonatal intensive care unit；NICU)にて出生した極低出生体重児で，この児らの6歳健診の結果を分析した．健診の方法はハイリスク児フォローアップ研究会のプロトコールに基づき神経学的診察，ウェクスラー児童用知能検査(Wechsler Intelligence Scale for Children-Third Edition；WISC-III)を施行した．

結果としては，soft neurological signを認める児が多く，またWISCIIIによる知能指数(IQ)は出生時在胎週数や体重と正の相関を示し，従来の報告どおり出生時体重が低いほどIQが低い傾向が認められた．言語性知能指数(VIQ)/動作性知能指数(PIQ)のアンバランスに加え，群指数間のばらつきなどを認めた．このような児では行動面の問題も抱えていた．視覚的な情報の処理が苦手である傾向や，6歳時点ですでにADHDや限局性学習症/限局性学習障害(specific leaning disorder；SLD)の特性を示している児もおり，治療介入の必要性も考慮された．このように自験例からも極低出生体重児のフォローアップでは軽度発達障害を念頭におき，少なくとも学童期までのより長期にわたって詳細に経過をみるとともにそれらの児への支援が必要であることが明白であった．

以下に極低出生体重児にみられる発達障害やこれらの児における発症のリスクやその早期支援などについて述べる．

IV 発達障害と低出生体重児

極低出生体重児における神経学的な問題の合併についてはさまざまな報告がなされている．本邦で行われた2005年に出生した6歳児予後調査では精神発達遅滞児が全体の

26.6%としている[4]．しかし最近特に注目されてきているのは微少な障害であり，これらは調査年齢にもよるが，発達性協調運動症/発達性協調運動障害（developmental coordination disorder；DCD），境界発達指数，軽度の遅れ，ADHDなどで，DSM-5でいえば，neurodevelopmental disorders（神経発達症）に分類されている知的障害，コミュニケーション症群，自閉スペクトラム症/自閉スペクトラム障害（autism spectrum disorder；ASD），ADHD，SLD，DCDなどに分類されるものである．これらは早期診断が難しいものもあり，2,3歳までのフォローアップでは明らかにされないことが多い．より高年齢までのフォローアップを行った諸外国の報告によると，6〜9歳ごろまでの経過観察においては軽度発達障害などの問題が42%と予想以上に高率に認められたという報告もあった．脳性麻痺などのはっきりした障害の診断は，当然ながら早期に可能であるため乳児期には診断されていることが多く，1歳半まで診断が遅れたのは脳性麻痺児12人中1人のみであるが，一方で上述したような障害は，乳幼児期ではあまり明らかにされず，学童期まで持ち越されてしまうことが少なくないという現状がある．さらには学童期のみならず，極低出生体重児を19歳で調査した報告によると，認知機能の問題を抱え，精神疾患発症のリスクにつながるのではないかというものもある．よって，極低出生体重児体重児のフォローアップではより高年齢，少なくとも学童期まで，経過観察，診断，介入を考慮していく必要があるのである．

発達障害の発生頻度についてみると，最近の2012〜2016年の報告をみても，早期産児，極低出生体重児におけるASDやADHDなどが正期産児に比べて多いこと，DCDなどの発症が多いという報告は多数認めており，極低出生体重児体重児に発達障害が多いことはゆるぎのない事実といえそうである．このような障害がなぜ生じるのか，乳幼児期の早期の診断と有効な介入方法で年長になってからの問題を回避しうるのか，など今後検討すべき重要な課題といえる．

V 極低出生体重児にみられる軽度発達障害とその対応

1. DCD

DCDは極低出生体重児では比較的頻繁に遭遇するが，厳密な診断は難しく，同一のバッテリーなどを使ってのフォローアップを行っていない場合も多く，正確な頻度は不明である．DSM-5による診断基準には，A：協調運動の発達が遅く，多くの場合それは不器用とか，鋏を使うなどの動作が遅く，不正確であること，B：また，これらが日常生活を行うことに支障をきたしていること，C：これらの症状の発症は幼児期早期である．D：これらの運動技能の欠如は知的障害，視覚障害などで証明されるものではなく，また脳性麻痺や筋疾患などの神経筋疾患で説明されるものではないことや，その年齢の知能に比してこのような協調運動の拙劣さが目立つことなどが診断基準とされてい

る．診断のバッテリーとしては諸外国の報告などではMovement Assessment Battery for Children(M-ABC)などが使われていることが多いが，本邦ではそれほど汎用されているものではなく，診断の手順についても今後検討していく必要がある．

実際に極低出生体重児をフォローしていると，脳性麻痺はないが，運動発達の遅れを認め，成長とともに粗大運動発達は日常生活に問題ないほどに獲得しているものの，詳細に評価を行うと不器用さや左右の協同運動がうまくいかない，応用動作がうまくできないなどを認める．このような場合はこれらの軽微な運動の問題により，集団生活で遅れをとってしまうなどの問題を生じ，保護者からこれらについての相談を受けることが少なくない．このように極低出生体重児ではDCDを認めることがはっきりとは保護者に伝えられていないことが多く，曖昧にされていることにより親子ともにストレスを抱えた状態に置かれている場合をよく経験する．

臨床現場では，これらの状況が家庭や幼稚園，保育園，学校での行動の聴取や診察室での観察とともにsoft neurological signについて診察する．われわれの研究では6歳健診においてsoft neurological signが陽性な児は69名中23名(33.3%)と高率に認め，またオーストラリアの大規模なcohort studyでは，8歳時の調査で正期産児においては2%のみがDCDと診断されたのに対し，極低出生体重児においては9.5%にみられたとの報告がある[5]．どの程度までをDCDに含めるかにより頻度は異なってくるので一概に比較は難しいが，このような障害を認め，生活に何らかの支障をきたしているかどうかという点が重要である．またZwickerらの研究では男児で，より低体重，早産であった児にDCDの傾向が強かったと報告しており，このようなリスク因子があるような児の場合には，診断が見逃されがちな微細運動機能障害についてよりきめ細かなフォローアップが必要であるとしている[6]．

実際，微細な運動の問題が明らかな場合には，児は靴を履く，着替えをするなどに大変苦労し，そのために集団生活に適応できない．さらにはこれらが友人との活動にも大きく影響し，児の社会性の発達などに影響を及ぼし，また，学業成績不振や情緒の発達に問題を引き起こすなどの弊害の発生へとつながる．低出生体重児の研究でも幼小児期のこれらの問題が成人期の精神的問題と関連があることを示した報告もみられ，重要な問題といえる[7]．

そのため，このような障害の存在に気づいたら児に合わせた対応，特に問題が大きい場合には作業療法士などによる積極的な介入を行う．DCDは感覚統合の問題が根本にあるとされ，視覚，体性感覚，触覚などの感覚情報を統合するという能力の強化を図る感覚統合アプローチが有効とされている．このような介入による児の機能の向上を目指すとともに，日常の作業をやりやすくするための工夫(例えば靴を履きやすくするために靴に補助のベルトをつける，ボタンを大きくするなど)が必要な場合もあり，さまざまな視点からの介入が必要である．ただ，本邦の現状としてはこのような介入に携わる小児における作業療法士の数は十分とはいえず，今後の課題といえる．

2. ASD

　低出生体重児のなかにPDDが正期産児と比較して多いという印象について，全国のNICUのフォローアップ担当医師に対して施行したアンケートでも回答者の大半が多いと回答しているなど，多くの臨床家が実感しているところである．低出生体重児とPDDの発生との関係についてはコホート研究も含めた検討がある．これらの検討では低出生であるほど，また出生時の在胎週数が短いほど多いとの報告が多い．また自閉性障害は現在では自閉症，PDD，アスペルガー障害の3つのサブタイプのなかでは前2者が多く，正期産児との比較では2,500 g未満児でのオッズ比は自閉症が3.05，PDDが3.44，また32週未満の早産児でのオッズ比は自閉症が1.57，PDDが1.81とされている．一方アスペルガー障害については低出生体重児や早産児に多いという傾向は特には認められていないという[8]．

　近年このような自閉性障害では早期診断，早期介入の重要性が知られているが，低出生体重児にみられるこれらの障害ではどのような特徴があるのか，フォローアップにおいてはどのような兆候に着目するのかが気になるところである．これについては自閉性障害を発症した児とそうでない児でのNICU退院時からのneurobehavioral assessmentや筋緊張，arousal modulationなどについての比較を検討した研究がある[9]．自閉性障害を発症した児では高率にNICU退院時や早期乳児期にこれらの点に問題を認めたとしている．つまり上肢の筋緊張，非対称性のeye tracking, visual stimulation preferenceの異常などがみられやすいとしている．また知的障害や言語発達の遅れのない8～11歳の低出生体重児において社会性，行動について評価した研究では，低出生体重児は人の表情や体の動き，場面から人の行動や社会性のやりとりの手がかりをみつけるのが不得手であり，これらの児が自閉傾向をもつのではないかと判断される原因ではないかと報告している[10]．

　このように自閉性障害では社会性の障害が障害の核となることが知られているが，表情認知などの障害がどうして社会性の障害を起こしてくるのか，どのような関係があるのかなどは興味深い点である．乳児期の発達研究において，人の動きの認知や，物体と自己，自己と他者の認知において視覚，触覚などの感覚が重要な因子になることが推測されているが，NICUでのさまざまな高度医療を受ける過程で多くの触，痛，光，音などの刺激が自己や他者の認知に障害をもたらす可能性も想起される．また画像的に，はっきりした脳の損傷を認めていなくても白質の容積が小さい場合などがある．脳室拡大と発達障害との関連を指摘する報告，すなわち，周産期の超音波検査やMRI検査において脳室拡大をきたすような白質障害などを示した児でASDの発生が多いとしている[11]．自験においても前述した検討で6歳時に何らかの発達障害を認めた児のMRIを後方視的に検討してみると[3]，軽度の脳室拡大などを認める児がほとんどであり，このような脳の障害の関与も否定できない．さらにこれらの障害の原因検索については早産になるような遺伝的因子や親の年齢なども関連しているのではないかとの考察もあり，

単に周産期のさまざまな合併症との直接関連だけではなく，さまざまな観点からの検討が必要と思われる．また，現在は早期診断には主に18〜36か月の乳幼児を対象としたModified Checklist for Autism in Toddlers（M-CHAT）などが用いられている．極低出生体重児におけるM-CHATの陽性率が26％とする報告もあるが[12]，M-CHATの質問項目には運動や言語の遅れなどの問題がある場合に陽性になる傾向があるため，それらを除くと10％前後の陽性率であるとした報告もある[13]．これでも一般児の陽性率3〜5％と比べると高いが，極低出生体重児などのハイリスク児に対して実際にM-CHATを適応して評価する場合にはfalse positiveに注意する必要がある．

ASDの乳児期および幼児期早期の診断はなかなか難しいがこれらやAutism Diagnostic Observation Schedule（ADOS）などを利用しながらの詳細な行動観察が必要であり，リスクがあると思われた場合には保護者にもその特徴について十分に説明し，介入の必要性などを説明する必要がある．

また，広汎性発達障害日本自閉症協会評定尺度（Pervasive Developmental Disorders Autism Society Japan Rating Scale；PARS）はPDDに由来する適応困難性の有無とその困難性の程度を評価するツールであるが，低出生体重児ではPDDの特徴をもつことがあるので，集団生活などの適応や困難な場合の介入などを考えるうえで有用な方法である．低出生体重児のフォローアップのなかで上述したいくつかの尺度を用いながら早期介入の適応や方法などの検討を今後積極的に行っていく必要があると考えている．

3. ADHD

ADHDについても低出生体重児では多いとする報告が散見される．そして低出生体重であるほど，ADHDの合併率が高いという報告が多い．またこれらの低出生体重児のADHDの特徴として衝動性はあまり目立たず，不注意型が多いとの指摘が多い．ADHD Rating Scale（ADHD-RS）を使った検討においてもADHDではcriteriaを満たさないまでもこのスコアが高く，これもまた，不注意症状スコアと全スコアがコントロールに比べると低いが，衝動性のスコアは境界にあることが多いとしている[14]．これらの障害をもつ超低出生体重児のMRI所見としては白質容積の減少と脳梁の菲薄化を伴っており，この変化の強さと不注意のスコアには相関がみられたとしている[15]．また最近の報告では，超早産児では，ADHDの問題をもった児が正期産児より5倍多かったが，さらにこの報告では白質障害より脳の容積，とりわけdorsal frontal areaの容積が小さい児に症状が強くなるという関係が認められ，ADHDの出現には，白質障害より，早産による脳の発達への影響が大きいのではないかとする興味深いデータを発表している[16]．今後さらに検討を要する事項と思われる[16]．低出生体重児におけるADHDでは年長児に多いとされる行為障害などの二次障害を合併することが少ないが，internalizing symptomsや後にうつ症状を呈してくることが多いとの報告もみられる[15]．しかし，このような症状の出現は低出生体重児であることや周産期合併症との直接的な関係はなく，これらの症状の出現時期の前のネガティブな出来事の有無によるという結

果が示されている[17]．低出生体重児のフォローアップをするなかで軽度発達障害の存在により不適切なかかわりや環境が児にさらなる悪影響を及ぼす可能性があることも念頭におきながら年長になってからも適時，心理的サポートなどを行っていくことが重要である．

4. SLD

限局性学習症/限局性学習障害（specific learning disorder；SLD）は「知的レベルは標準の範囲内にあるのに特定の領域の能力が知的レベルに比して明らかに低く，その結果学業などの遂行につまずきをきたしている場合」をいう．LDの児は言語性IQと動作性のIQに有意差をもっているなどの傾向があることもよく知られている．

Grunauら[18]は出生時体重800g未満児の8歳時におけるLDの有無について検討しているが，大きな障害のないこれらの児のうちの65%という高率でLDの診断基準に合致していたとしている．領域別には書字障害が最も多く，次いで算数障害，次が読字障害であり，正期産児と比較したオッズ比では，書字障害が16.5，算数障害が5.9，読字障害が4.2と，超低出生児でLDを起こすリスクはかなり高い．これらの超低出生児に合併するLDの特徴として書字障害の頻度が高いことがあげられている．またもう1つの特徴として1つの領域だけではなく複数の領域における問題をあわせもっていることが多いことをあげている．合併する障害は，3つの領域に問題をもつ児が19%，さらに読字障害と算数障害が併存する児が15%みられたとのことである．またこれらの障害に寄与している因子を検討するために行った多因子解析では，正期産児のLD児ではいずれの障害においても言語性知能の問題のみであるのに対し，この研究対象の超低出生体重児においては算数障害ではVIQおよびvisual motor integration，読字障害ではVIQ，short term visual memory，書字障害ではPIQによる関与が最も強いことが示された．

本邦での最近の研究でも非言語性（non-verbal）LDの合併が極低出生体重児では正期産児に比して高率にみられたと報告されている（低出生体重児10.7%，正期産29人中0）[19]．

このように低出生体重児におけるLDの発症も正期産と比較すると高いといってよいと思われるが，その症状も，関与する原因もともにより複雑である．今後も本邦での特徴などを含めた詳細な検討を行い，支援策を考案していくことが必要である．

周産期の軽微な脳障害は，ものやヒトの動きを認識する機能であるmagnocellular systemに影響を及ぼし，その機能を低下させるとされているが，このような障害が上記のLDを起こす原因になっていると考えられ，これらの機能の評価が早期診断に結びつく可能性がある．

LDの基盤には視知覚，視覚運動協応能力の問題，筋緊張低下とそれに伴う微細な運動能力の著しい低下があり，前庭覚，固有覚，視覚などの感覚統合不全などを基盤にもっていることもあり，これらの感覚統合を促進するための感覚統合療法などを幼児期から積極的に行っていくことなども考慮するべきと考えている．

5. その他，精神疾患との関係

このほかには Vanderbilt ら[20]が述べているように低出生体重児ではうつ症状，不安障害などの頻度が多いとの報告が散見される．

しかし，これらの発症と周産期のリスク因子の有無や小児期の社会環境的要素との直接的な関係は認められず，思春期などに起こった negative event や自尊感情の障害などと強い関連を示しているとの結果が示されている[17]．

低出生体重児に精神的問題が多いという研究結果は，場合によっては超低出生体重の乳児をもつ保護者に大きな不安を与えてしまうが，実際には低出生体重であったことと，周産期合併症などとは直接的関連はなく，思春期や成人に近い時期の経験とより強く関連しているという知見は，低出生体重児の発達過程をいかに充実させ，児の情緒の安定，自尊感情などを育てていくかが重要であることがひいては精神的問題を軽減するのではないかという可能性を示唆している．児の発達を支援する立場として心にとめておきたい．

VI 母親支援と早期療育の重要性

このような疾患の発生率が極低出生体重児では高いかもしれないという情報は逆にこれらの保護者に過度なストレスを与え，結果として好ましくない母子関係を生み出しうるのではないかという懸念もある．実際臨床は母親が非常に過敏になり過干渉やネグレクトに近い状況を生み出していることも経験している．フォローアップにおいては極低出生体重児をどのように育てていくか，どのような環境がより軽度発達障害の発生から派生する問題を小さくしていくのかという視点も重要で，早期介入の方法を提示し，保護者を支援していくこともわれわれの大きな役割である．

実際に行われている早期介入は多くが2歳前後から行う集団の親子指導である．当院でも月1回極低出生体重児を対象とした会を行っている．医師，心理士，保育士が参加しプログラムとしては，自由遊びのあと，設定保育，おやつタイム，などを設け，集団保育を経験してもらうのがねらいである．このプログラムのなかでの児の様子から保護者に児の集団のなかでの行動を認識してもらうと同時に，フォローアップ担当医師も本来の児の行動や問題点を知るよい機会となる．さらに保護者にとっても意見交換，またベテラン保育士による育児上のアドバイスなどを得られるなどの利点がある．児も普段経験することのない設定保育のなかで，ダイナミックな体の動き，感覚経験などを体験し，児のもつ苦手な点やそれに対するアプローチについてのアドバイスや家庭での実践を行うなかで大きく変化していくことを経験している．

また児の問題行動へのアプローチとして米国で確立された親子相互交流療法（parent-child interaction therapy；PCIT）が低出生体重児への介入を行ううえで大きな効果を

上げ始めている[21]．この治療は児を中心とした遊びを促しながら介入者がpositive feedback を主体としてかかわり，さらに親指向相互交流（parent-directed interaction；PDI）を効果的に行うようにかかわっていくことができるような親子関係を築くことを目的としており，専門家が別室からトランシーバを使って子への働きかけをコーチングするという方法である．われわれも児の問題と母の育児上のストレスにより母子関係がうまくいかない親子に対してこの治療を行い，親子関係の改善，それによる児の安定といった効果を経験しており，今後も積極的に導入していきたいと考えている．

VII まとめ

NICU 退院児は発達障害を合併するリスクが総じて高いということが一致した見解である．これらの児は上述したような発達障害を合併してもっていることなども少なくなく，乳幼児期からの対人関係の促進，感覚統合の促進，運動能力発達促進など多方面からのアプローチが重要と思われる．どのような発達障害の特徴をもっているのか，などは，より長期，少なくとも6～9歳までフォローアップを行わなければ明らかにできない場合もあり，小学校高学年時期までのフォローアップ，発達支援を継続的に行っていくことがこれらの児の長期予後をさらに改善していくためには重要である．

● 文献

1) Allen MC : Neurodevelopmental outcomes of preterm infants. *Curr Opin Neurol* **21** : 123-128, 2008
2) 上谷良行：2005年出生超低出生体重児6歳時予後の全国調査中間集計結果．重症新生児アウトカム改善に関する多施設共同研究．平成23年度総括・分担研究報告書．pp57-60, 2012
3) 平澤恭子，他：極低出生体重児の6歳時の発達とその支援．東京女子医大学会誌 **83** : E137-E143, 2013
4) 上谷良行，他：2005年出生超低出生体重児の3歳時予後全国調査成績．日未熟児新生児会誌 **22** : 568, 2010
5) Davis NM, et al : Developmental coordination disorder at 8 years of age in a regional cohort of extremely-low-birthweight or very preterm infants. *Dev Med Child Neurol* **49** : 325-330, 2007
6) Zwicker JG, et al : Perinatal and neonatal predictors of developmental coordination disorder in very low birthweight children. *Arch Dis Child* **98** : 118-122, 2013
7) Poole KL, et al : Motor coordination and mental health in extremely low birth weight survivors during the first four decades of life. *Res Dev Disabil* **43-44** : 87-96, 2015
8) Lampi KM, et al : Risk of autism spectrum disorders in low birth weight and small for gestational age infants. *J Pediatr* **161** : 830-836, 2012
9) Karmel BZ, et al : Early medical and behavioral characteristics of NICU infants later classified with ASD. *Pediatrics* **126** : 457-67, 2010
10) Williamson KE, et al : Social perception in children born at very low birthweight and its relationship with social behavioral outcomes. *J Child Psychol Psychiatry* **55** : 990-998, 2014
11) Movsas TZ, et al : Autism spectrum disorder is associated with ventricular enlargement in a low birth weight population. *J Pediatr* **163** : 73-78, 2013
12) Limperopoulos C, et al : Positive screening for autism in ex-preterm infants : prevalence and risk factors. *Pediatrics* **121** : 758-765, 2008
13) Kuban KC, et al : Positive screening on the Modified Checklist for Autism in Toddlers (M-CHAT)

in extremely low gestational age newborns. *J Pediatr* **154** : 535-540 e1, 2009
14) Indredavik MS, et al : Perinatal risk and psychiatric outcome in adolescents born preterm with very low birth weight or term small for gestational age. *J Dev Behav Pediatr* **31** : 286-294, 2010
15) Indredavik MS, et al : Low-birth-weight adolescents : psychiatric symptoms and cerebral MRI abnormalities. *Pediatr Neurol* **33** : 259-266, 2005
16) Bora S, et al : Neonatal cerebral morphometry and later risk of persistent inattention/hyperactivity in children born very preterm. *J Child Psychol Psychiatry* **55** : 828-838, 2014
17) Westrupp EM, et al : Longitudinal predictors of psychiatric disorders in very low birth weight adults. *Child Psychiatry Hum Dev* **43** : 113-123, 2012
18) Grunau RE, et al : Pattern of learning disabilities in children with extremely low birth weight and broadly average intelligence. *Arch Pediatr Adolesc Med* **156** : 615-620, 2002
19) Tanabe K, et al : Learning disability in 10- to 16-year-old adolescents with very low birth weight in Japan. *Tohoku J Exp Med* **232** : 27-33, 2014
20) Vanderbilt D, et al : Mental health concerns of the premature infant through the lifespan. Child Adolesc. *Psychiatr Clin N Am* **19** : 211-228, vii-viii, 2010
21) Bagner DM, et al : Parenting intervention for externalizing behavior problems in children born premature : an initial examination. *J Dev Behav Pediatr* **31** : 209-216, 2010

〔平澤恭子〕

第1章 発達障害とは何か

4 診断の実際

I はじめに

　第1章2「早期からの発見と支援の現状」で述べたように，「発達障害」では，見立て（診断と告知の仕方など）と手立て（治療・療育・相談支援など）はライフステージごとに異なる．そのため以下に示す各ステージを見据えた，常に切れ目のない，治療的支援と縦横連携が重要である．

(1) ハイリスク児のフォローアップ（妊婦から新生児健診，乳児健診）：医療機関，保健所
(2) 乳幼児健診（4か月，1歳6か月，3歳）とフォローアップ：保健所，医療機関，各種療育機関（子ども発達支援センター，児童発達支援センターなど）
(3) 保護者からの医療機関での相談（保健所，保育所などからの紹介を含む），就学相談，5歳児健診：療育機関，医療機関
(4) 学童期：教育機関（特別支援教育：学校，教育支援センターなど）と医療機関
(5) 成人期：学生相談室，企業，就労支援センター，発達障害者支援センター，福祉事務所，医療機関など

　この章では，(2)からの医療への紹介，(3)，(4)，(5)を中心に述べる．

◆ 発達障害の定義と臨床の場での診断について

　発達障害者支援法では第2条において「『発達障害』とは，自閉症，アスペルガー症候群その他の広汎性発達障害，学習障害，注意欠陥多動性障害その他これに類する脳機能の障害であってその症状が通常低年齢において発現するものとして政令で定めるもの」とされる．

　これらの規定により想定される法の対象となる障害は，ICD-10（疾病及び関連保健問題の国際統計分類）で定める，「心理的発達の障害（F80-F89）」および「小児（児童）期及び青年期に通常発症する行動及び情緒の障害（F90-F98）」に含まれる障害であるとされた．

　しかし，小児科・（児童）精神科領域での臨床の場では，運動発達〔発達性協調運動症／発達性協調運動障害（developmental coordination disorder；DCD）など〕や知的障害を含む精神発達全般の遅れや偏りを広く発達障害として診断していることが多い．

　2014年，米国精神医学会から発行されたDSM-5において診断基準の改定があり，「神経発達症群／神経発達障害群」の診断が大きく変わって，発達障害とその周辺の診断や治療・支援においては，DSM-5の基準のほうが利用されはじめていることから，この

項では，DSM-5の「神経発達症群/神経発達障害群」に沿った診断名とその障害群を取り扱うこととする．詳細は，DSM-5などの成書を参照されたい．

なお，法律上，「てんかんなどの中枢神経系の疾患，脳外傷や脳血管障害の後遺症が，上記の障害（発達障害）を伴うものである場合においても，法の対象とするものである．（法第2条関係）」としており，小児期低年齢発症の「高次脳機能障害」などもその症状が合致すれば含まれる．

II 問診，診断・告知における注意点

1. 問診と診断，事前情報収集

「発達障害」の診療にあたっては，障害特性上，その疾患や障害の診断は，操作的診断（記述精神医学）であるため，直接本人を観察・診察の情報だけで診断することはせず，家族からの情報や保育所・幼稚園や学校など日中に子どもが活動している場面での行動や学習の状況，休み時間や放課後の活動などの情報の収集が必須である．

可能であれば，診察前に主訴とともに，基本データとなる家族歴，周産期歴，成育歴をとるとともに，子どもの心と行動のチェックリストや各種発達スクリーニング調査票に記入してもらうとよい．また，診察までに時間の余裕があれば，事前にアンケートを郵送するなどの工夫があるとよい．総合的な行動のチェックリストは標準化されているChild Behavior Checklist（CBCL）やStrengths and Difficulties Questionnaire（SDQ）のほか，各障害の診断基準，診断の補助となる検査などは，保険収載されているものもある〔文部科学省が2012（平成24）年に実施した全国調査のチェックリストなども利用できる〕（表1-5）．

問診では事前情報とともに，例えば，注意欠如・多動症/注意欠如・多動性障害（attention deficit hyperactivity disorder；ADHD）であればADHD-RSの質問項目を直接家族（親）に質問する．また自閉スペクトラム症/自閉スペクトラム障害（autistic spectrum disorder；ASD）の疑いがあれば，「親面接式自閉スペクトラム症評定尺度/改訂版（PARS/PARS-TR）」簡易版を使って質問するとよい．

診断は，問診やアンケートなどから得られる家庭やその他の場面での情報，心理発達検査をはじめとする補助検査を参考に，神経学的検査や直接の行動観察や面接（例：5歳児健診に準じる）での所見より，DSM-5（DSM-Ⅳ-TR）または，ICD-10の診断基準に沿って診断する．

鑑別診断として，難聴（軽度の聴覚障害の見落としに注意），甲状腺機能亢進症，てんかんなど身体疾患のほかに，家族背景に虐待やドメスティックバイオレンス（DV）などがある状況下では，心的外傷後ストレス障害（post traumatic stress disorder；PTSD）や反応性愛着障害（reactive attachment disorder；RAD）などを見落とさないようにする．

■ 表1-5　「発達障害児の早期発見」に利用される主なスクリーニング質問紙・調査表

- 乳幼児に対する健康調査(問診・相談票3,4か月,1歳6か月,3歳児健診)(乳幼児に対する健康調査について平成10年4月8日児母第29号　厚生省児童家庭局母子保健課長通知)
- 自閉症スペクトラム障害のためのスクリーニング
  日本語版　Modified Checklist for Autism in Toddlers(M-CHAT)
  親面接式自閉スペクトラム症評定尺度/改訂版(PARS/PARS-TR)
- 日本語版　子どもの強さと困難さアンケート(Strength and Difficulties：SDQ)
  英国圏で主に用いられているもので、(攻撃的)行為,多動,情緒,仲間関係,社会性の5項目,計25項目からなる(保護者向け,担任向けがある)
- 子どもの行動チェックリスト(2~3,4~18歳用)(Child Behavior Check-List：CBCL)
  内向性,外向性項目に下位項目が分けられており,さらにそれを引きこもり,身体的訴え,不安,社会性,思考の問題,注意の問題,非行,攻撃性の8項目,計113項目からなり世界60か国以上の言語に翻訳され汎用されている。
- 児童・生徒理解に関するチェック・リスト
  (LD,ADHD,高機能自閉症の気づきのためのチェックリスト)
  1)学習面に関する困難を調べる項目(LD関係)
  2)行動面に関する困難を調べる項目(ADHD関係)ADHD-RS
  3)行動面に関する困難を調べる項目(高機能自閉症関係)ASSQ

精神科領域で診断法として行われる多軸診断法での診断が望ましい。

なお，機能の全体的な評価(Global Assessment of Functioning；GAF)の尺度を使用するとよい。GAF尺度は，ADHDやASDの薬物治療導入の指標ともなる(表1-6，図1-5)．DSM-5では，WHOの能力低下評価尺度(WHODAS)を採用している．

1) 問診での注意点

主訴である子どもの行動の困り感を聞くにあたり，子どもの成育歴を丁寧に問診する．また，家族と本人から聞く．以下に問診での注意点を挙げる．

本人を先に問診する(ADHDの場合など，待っていられないことも多いのでタイミングよく先に問診・診察を行う)．

診察では，スタッフ側の自己紹介に始まり，5歳児健診項目に準じて診療を行う(表1-7)．すなわち，①会話をする，②動作模倣，③物の用途を聞く，④比較概念を聞く，⑤左右の確認，⑥左右を使った構文の理解，⑦安静閉眼，⑧じゃんけん勝負，しりとり，⑨読字などである．また，学齢児に対しては，書字について⑩学校の名前，学年組，自分の名前の3つを罫線など入っていない白紙に鉛筆を使って書いてもらい，指示の記憶，書字の様子，誤字，脱字，字体の大小バランス，筆圧などを評価する．

不安・緊張しやすい子どもなら，緊張をほぐすために，CBCLなどのアンケートにあらかじめ記入をお願いしてある「子どものよい点：強みや趣味活動など勉強以外」の話題から入るなどの配慮をする．

多くの子どもは自己評価(self-esteem)が下がっていることが多いが，困り感や問題行動など，保護者から先に話を聞く場合には，それをさらに下げる内容の話となり，本人が自己卑下したり，反発したりすることもある．同室で家族から話を聞く場合には，親子関係などの観察の機会となる一方で，本人に聞かれたくない学校のエピソードなどがある場合なども想定し，相談内容をアンケート用紙などに事前に記入をお願いすると

■ 表 1-6　GAF（機能の全体的評定）尺度

100〜91	広範囲の行動にわたって最高に機能しており，生活上の問題で手に負えないものは何もなく，その人の多数の長所があるためにほかの人々から求められている．症状は何もない．
90〜81	症状がまったくないか，ほんの少しだけ（例：試験前の軽い不安），すべての面でよい機能で，広範囲の活動に興味をもち参加し，社交的にはそつがなく，生活に大体満足し，日々のありふれた問題や心配以上のものはない（例：たまに，家族と口論する）．
80〜71	症状があったとしても，心理的社会的ストレスに対する一過性で予期される反応である（例：家族と口論した後の集中困難），社会的，職業的または学校の機能にごくわずかな障害以上のものはない（例：学業で一時遅れをとる）．
70〜61	いくつかの軽い症状がある（例：抑うつ気分と軽い不眠），または，社会的，職業的または学校の機能に，いくらかの困難はある（例：時にずる休みをしたり，家の金を盗んだりする）が，全般的には，機能はかなり良好であって，有意義な対人関係もかなりある．
60〜51	中等度の症状（例：感情が平板的で，会話がまわりくどい，時に，恐慌発作がある），または，社会的，職業的，または学校の機能における中等度の障害（例：友達が少ない，仲間や仕事の同僚との葛藤）．
50〜41	重大な症状（例：自殺の考え，強迫的儀式がひどい，しょっちゅう万引する），または，社会的，職業的または学校の機能において何か重大な障害（友達がいない，仕事が続かない）．
40〜31	現実検討か意思伝達にいくらかの欠陥（例：会話は時々，非論理的，あいまい，または関係性がなくなる），または，仕事や学校，家族関係，判断，思考または気分，など多くの面での粗大な欠陥（例：抑うつ的で友人を避け家族を無視し，仕事ができない．年下の子どもを殴り，家で反抗的で，学校では勉強ができない）．
30〜21（入院を検討）	行動は妄想や幻覚に相当影響されている．または意思伝達か判断に粗大な欠陥がある（例：時々，滅裂，ひどく不適切にふるまう，自殺の考えにとらわれている），または，ほとんどすべての面で機能することができない（例：一日中床についている．仕事も家庭もなく友達もいない）．
20〜11	自己または他者を傷つける危険がかなりある（例：死をはっきり予期することなしに自殺企図，しばしば暴力的，躁病性興奮），または，時には最低限の身辺の清潔維持ができない（例：大便を塗りたくる），または，意思伝達に粗大な欠陥（例：ひどい滅裂か無言症）．
10〜1	自己または他者をひどく傷つける危険が続いている（例：何度も暴力を振るう），または最低限の身辺の清潔維持が持続的に不可能，または，死をはっきり予測した重大な自殺行為．
0	情報不十分

注：DSM-5 では WHO の能力低下評価尺度（WHODAS）を採用

よい．別室で待ってもらう選択もあるが，待っている間の時間の過ごし方を工夫する必要がある．同室にいる場合でも，子ども本人が飽きて待てない場合も少なくないので，この場合も待っている間の時間の過ごし方を工夫する．

2）学校や保育所からの情報は重要である

発達障害の診断は，前述したように症状を記述して診断する操作的診断が診断基準となっており，複数の環境下で本人の行動や状態を把握する必要がある．

「個人情報保護」に十分配慮しながら，本人が日中過ごす生活場面の様子を情報資源として，保育所などでは，保育園生活状況を書いてもらう．なお，移行支援として学校へ提出されている「保育要録」は原則として保護者には渡されていない．また情報には，行動や情緒の課題を明確に記載されてない場合も少なくないのが現状である．

学齢児では，2016 年 4 月に施行された「障害者差別解消法」により，法的義務となっ

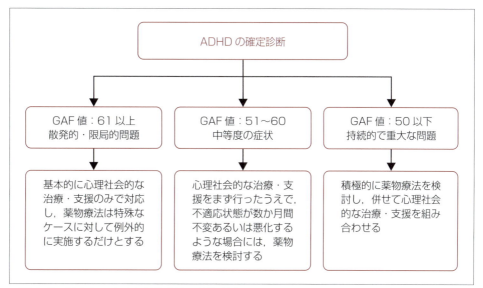

■ 図1-5　重症度に応じた薬物療法の選択基準
（斎藤万比古ほか編：注意欠如・多動性障害-ADHD-の診断・治療ガイドライン，第3版．じほう，2008）
＊GAF（Global Assessment of Functioning）scale：
　機能の全体的評価尺度．心理社会的機能の良好さを1〜100点で評価し，得点が高いほど重症度は軽く高機能を表す．

■ 表1-7　5歳児健診での発達障害の診察ポイント

- 会話をする
- 動作模倣
- 物の用途を聞く
- 比較概念を聞く
- 左右の確認
- 左右を使った構文の理解
- 安静閉眼
- じゃんけん勝負，しりとり
- 読字

〔厚生労働省「発達障害児に対する気付きと支援のマニュアル」より抜粋
「5歳児健診事業」東京方式：www.tokyo.med.or.jp/old_inf/gosaiji.toukyouhousiki.pdf〕

た「合理的配慮」の提供において保護者と合意，共有するために作成が推奨されている「個人の教育支援計画書」「個別の指導計画書」が既に作成されている場合には，写しを資料として提出またはみせてもらう．また，各種計画書などがない場合には，通知表や実施したテスト用紙やノートをみせてもらう．

　既に障害児通所施設の利用がある場合には，「障害児支援利用計画書」と「個別支援計画書」をみせてもらうと集団生活行動や日常生活動作（ADL），学習障害の判断の材料となる．さらに，最近利用が増えている，「放課後等デイサービス」の支援計画書や実施内容報告なども参考として利用でき，同時に各関係機関の連携状況の評価ともなる．

　なお筆者は，その後の薬物療法の効果の判断指標ともするために，文部科学省が2012年度に実施した，学習や行動の困難調査票「学習と行動のチェックリスト」を，説明と同意を得たうえで，保護者と学校〔担任，通級やスクールカウンセラー（SC）〕に記

入をお願いして，複数の人からの評価を得られるようにしている．

　診断を行う場合，上記の検査のほか，学習の能力の偏りや弱さ，さらに学習障害の鑑別を行うために，WISC-Ⅳなどの各種知能検査や，学習機能評価のために，ほかの心理検査を行う．ADHDやASDの行動特性は，知能検査には現れにくいので，前述したような特性を評価する検査，さらに巧緻運動を含めた運動能力評価も可能なら行うのが理想である．リハビリテーション科を備えている施設では，作業療法士にDCD向けの検査をお願いする．言語聴覚士には聴覚のほか，ASDの診断の補助的な発達検査，心理検査，読み書き障害の評価をお願いする．

　脳波異常を合併することもあるので，脳波検査，その他，甲状腺機能亢進など身体疾患か臨床所見とともに必要に応じて血液検査などを実施し鑑別しておく．

2. 診断の説明・告知

　告知は早いほうがよいが，低年齢で診断までに至らないことも多く，また，以下のように，保護者の認識と家族以外がみた症状の把握がさまざまであることから，年齢や本人・保護者の障害についての認識の状態により異なる．

1) 乳幼児期

　乳幼児期の「告知」に際しては，「子育ての不安を解消する」説明とともに実践的な指導・助言を行い，「様子をみましょう」などの曖昧な指導は避けるべきである．

　発達障害と診断される可能性のある子どもの症状について，親からの訴えは，日常の育児においての困り感や保育所などでの日中の活動の場での問題などが多い．すなわち癇が強い，睡眠のリズムが乱れ眠らなくて困る，強いこだわり，自分ペースで衝動的に行動して迷子になる，集団活動ができないなどがあるが，子どもの問題行動は，自分たち親のしつけ方が悪いと捉えたり，親はさまざまな困難や不安を抱えている．

　正しく診断（発達特性）されたり，養育方法の助言を受けることなどにより，ホッとする親も多くいる．しかし，一方で診断を「告知」されることにより，親は抑うつ的となったり，結果的に養育拒否にまで陥ることもあるため，診断と告知は慎重でなければならない．

◆ 家族への告知

　保護者への診断の告知については，「発達障害への保護者・家族の理解受容は時間がかかるもの」として対応していく必要がある．

　いわゆる，外部からの強いストレスに対し，人間の精神心理的反応行動として起こる順応行動（coping behavior）の過程として，先天性障害をもった親の障害受容モデル（Drotarら）①ショック，②障害否認，③悲しみ・怒り・不安，④適応，⑤再起の過程をたどることが多い．しかし，「ちょっとやんちゃだけど元気がいい」「ちょっと集団活動は苦手だけれど，3歳で文字も読める天才肌……」など困り感がある一方で，親は障害とは気づいておらず，「気づきの段階からの支援」においては，その診断により，「対象喪失感情」を抱くことが多くみられる．また親は，「受容」過程を単純にたどるわけで

はなく，子どものライフステージごとに，受容と落胆，不安を繰り返す「スパイラル」といわれている．

また，障害のある子どもの養育は健常児よりはるかに困難であり，その子どもの行動とともに親の対応が，同胞を含む家族の生活へ影響するので同胞への配慮（きょうだい支援）も大切である．

さらに，保護者・家族は孤立しやすい．障害児は，子ども側の「虐待ハイリスク因子」であり，養育困難となる場合が少なくないので，「障害児は社会が育てるもの」という意識のもと「カウンセリングマインド」をもったかかわりと具体的な福祉的資源の提供が必要である．

なお，遺伝的素因で保護者も似た特性をもっていることもまれではないため，診断や治療の説明にあたっては，具体的な表現，口頭ではなく文書や視覚化した説明など工夫をするとよい．子どもへは伝わらないことが多く親への説明となることが多い．

また，将来予後や経過は個々に異なるが，知能検査で境界発達レベル（IQ：60〜80）の子どもの場合，外向（外在）行動，内向（内在）行動障害がともに高くなり，社会生活に支障や困難をきたす可能性があるので，将来予後を念頭において説明する．

2）学齢期

◆ 本人への告知

本人自らの感性や能力を認識する「自分の特性を知る機会」である．告知に際しての注意点を挙げる．

①告知者は，特性や予後などその障害に精通しており，専門の医師や関係者が適している（親と調整必要）．
②わかりやすく具体的に説明し，本人の疑問に答えられる対話を心掛ける．
③肯定的な自己イメージができるよう伝える．
④伝える時期と伝え方は個々に異なる．本人の発達特性，精神心理的状態（自尊感情の状態など）や言語，対人関係や社会性の発達状況，保護者の障害の理解や受容の状態，そして家族の背景などを考慮する．
⑤薬物治療が必要なケースでは原則として本人に作用・副作用など十分に説明を行う．

◆ 学校での告知

学校との連絡・連携は治療，特別支援教育において重要である．そのため，学校内でのほかの児童生徒への告知（説明）については家族と十分に話し合い，説明により，クラス内・学校内で「いじめや差別的対応」が発生しないように対応を校内委員会などを通じて，確認しておくことが重要である．

学校の担任に求められることとして，以下が挙げられる．

①教員は発達特性と予後，薬物治療の作用・副作用などを含むその障害について十分に理解していることが不可欠である．
②児童生徒の困難さを理解し，共感することで精神的に味方になる．

③学校生活で「居場所があり，守ってもらえる人がいる」と感じられるような配慮工夫（担任以外で相談できる人を配置し，SCや養護教諭やコーディネーターなど個別に相談ができるように準備しておくことも大切）．

④告知がされた後，「ショック」の初期反応から否認，抑うつなどの精神心理反応行動の症状が出現することを予測し，保護者と事前に対応を話し合い，医療機関と連携をとる．

⑤告知においては個人情報保護が保障されている必要があり，「告知」を保護者が学校関係者に伝えたとしても，クラスの同級生に直ちに説明することには繋がらない．保護者と相談しておく．

⑥本人の受容の過程に終わりはない．学齢期以後成人期も継続的に相談できる，発達障害児者支援センター，医療機関・療育機関，家族の会，自助グループなど周囲の支援者を用意しておくことも大切である．

III 大人の発達障害

DSM-5において，ADHDについては，①成人(17歳以上)のADHD/ASDが新設された(「注意欠如・多動性障害」症状基準の18項目中，各5/9項目が陽性の場合に診断される)．②ASDと併記診断が可能とされたため，臨床の現場では，ASD＋ADHDは，4割程度いるとされていたが，それが併存することが明確にされたため，薬物治療などにおいて選択肢が増えたことになる(図1-6，1-7)．

ADHDにおいて成人期に社会不適応となって，うつ病や不安障害などを発症する．外在化症状として，家庭内で起こりやすい「反抗挑戦性障害」や反社会的行動障害(素行障害)などを合併する頻度が高いことから，その成人の疾患を予防するねらいが早期支援体制である．成人期を見据えた早期支援が必要である．

小児科領域で診療しているケースについては，思春期以後において，発達障害がある場合は，現病の治療薬としてADHDやASDに対する薬物療法のほかに，さまざまな悩みや症状を訴え，うつ病や不安障害，社会的引きこもりなど，併存障害の診断とその治療を受けることが増えることから，「切れ目のない支援」が求められている(改正発達障害者支援法第2条の2)．トランジションの準備として，中学生年齢から予告をしておくとよい(各施設で診療の年齢上限が異なる)．現状ではトランジション先の成人の精神科領域の医療機関が十分整備できていないが，従来は成人の精神科・心療内科で診療していた患者が大半であり，本人の発達障害特性への配慮がされることで成人の診療がスムーズになることも期待できる．

なお，現在の診療報酬の体系上，小児科領域で請求可能な「小児特定疾患カウンセリング料」は，月2回まで最長2年間，年齢制限が15歳までとなっており，小児科領域でのフォローアップが困難な要因の1つとなっている．発達障害リハビリテーションにつ

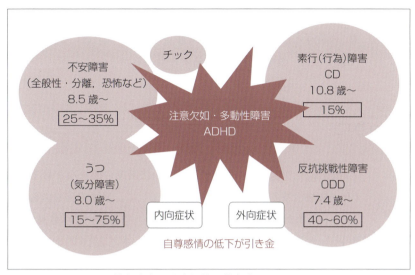

■図1-6　ADHDと併存障害の発症年齢と併存率

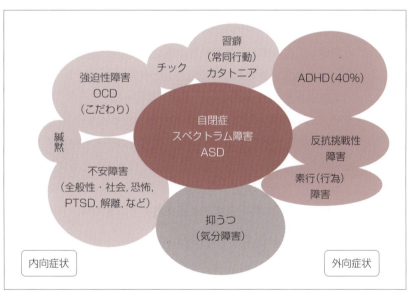

■図1-7　ASDの併存障害

いては，保険点数が異なるが年齢制限はない．また，精神科領域では，「外来通院精神療法」が幼児期より年数・年齢制限がなく請求できることから，「切れ目のない支援」においては，小児期から成人へ向けて診療報酬体系も整備する必要がある．

◆ ほかの先天性疾患，慢性疾患と発達障害の合併

　従来から，難病の1つである「結節性硬化症」〔知的障害を伴うAngelman症候群（15q11-13del）〕についてはその行動特性から，「自閉スペクトラム症」との合併診断を早期からされていた．多くの染色体異常などの障害については，「知的発達」課題について評価・診断が下されていたが，近年では，ターナー症候群（45XO）やWilliams症候群（7q11.23del）などの染色体異常においても，対人関係の弱さや偏り，こだわりにより，

就労の困難など社会生活の不適応となっていることが少なくなく，「自閉スペクトラム症」の併存と診断され，「知的障害」のみならず，SST などの ASD 特性に配慮した教育や就労支援，治療を必要とすることもある．

Ⅳ おわりに

　発達障害への支援に関連する福祉の法制度の改正などめまぐるしい．2016 年 5 月の「発達障害者支援法」の改正をはじめとして，発達障害を含む障害児への支援は，2014 年 7 月に「今後の障害児の在り方について（報告書）」で示されたように，インクルーシブな社会（共生社会）作りを理念としている．また 2015 年 4 月より「子ども・子育て支援新制度」が始まり，その制度と 2016 年 4 月に施行された「障害者差別解消法」「改正児童福祉法」のもとで，障害児とその家族に対する，特に発達障害の支援は，障害児通所施設だけでなく，保育所・幼稚園，児童館など，子どもの生活の場にいる子育て支援者による地域支援（社会モデル）が理想である．リハビリテーションスタッフなどからの専門的な指導や支援の場が，医療機関や療育機関ではなく，日中の生活の場で受けられるように，アウトリーチできる仕組み作りが始められている（例：保育所等訪問支援事業，専門家巡回など）．学齢期においては，学校をはじめとする教育と学童保育，「放課後等デイサービス」事業などとの連携した支援が望まれる．

　障害のある，なしにかかわらず，すべての子どもがライフステージに沿って安心・安全の環境で心豊かに育つ子育て支援を，保護者とともに社会の皆が協働して行う．インクルーシブ社会の構築に向けて，発達障害に関係する機関，スタッフは顔の見える連携，切れ目のない縦横連携の支援を進めていきたい．

（米山　明）

第1章　発達障害とは何か

5 治療の実際

I はじめに

　　児童精神科領域においては，1997年ごろまでは不定愁訴，不登校，不安・恐怖，転換症状，摂食障害などが主な主訴であった．1998年以降このような主訴は少なくなり，むしろ落ち着きがない，興奮・衝動性が高い，友達と関係がうまく作れない，知的レベルに学業成績が伴わないなど発達障害の症状を主訴として受診する人が多くなった．このころより児童医学に対して期待する内容が変化してきたと思われ，発達障害に対する社会的な理解が深まっていった．このように発達障害の概念が普及するとともに概念が拡大解釈されるようになり，社会適応の範囲が以前より狭くなってきたと思われるのは筆者だけであろうか．特に公立学校における協調性を重んじる風潮から，衝動性，不注意などのある知的に高い子どもたち(gifted child)が発達障害としてわれわれのクリニックにも受診するようになってきている．知的に高い発達障害症状をもっている子どもたちについて，海外においては，2E(twice exceptional)として，発達障害とも異なった治療・教育体系が作られつつある．残念ながらわが国においては，対処法が異なることすら考慮されていない．このような子どもたちへの対応については，現在模索中でありいずれご紹介するつもりである．

　　診療の現場では以前よりさまざまな主訴に関して4つの観点から子どもを評価・診断して治療を構築している．①本来備わっている資質・すなわち発達障害か否か，②育ってきている養育環境，両親の資質などの環境要因と子どもとの相互関係，すなわち家族関係，③成長の過程で学校や社会との関係性から獲得され成熟していく社会的成熟，④思いがけず出会うさまざまな出来事によるトラウマなど．このように子どもを多面的にみることから診療が始まり，治療戦略が構築されていく．治療戦略としては古来より児童精神神経科領域で行われてきた子どもの成熟の見守り，カウンセリング，薬物療法から，発達障害概念を基盤にして治療を行っていく多職種連携によるものの治癒率が高いことが徐々に認識されつつある．

II 発達障害の治療戦略

　　児童精神神経科領域における治療目標は，二次障害の存在する場合は二次障害の対症

療法からはじめ，同時に家庭および所属する社会の環境改善を行わなければならない．つづいて基盤をなす発達障害の認知障害としての部分を改善していく．10歳以前には認知障害に対して直接的アプローチを行うが，10歳以降はよい部分に注目することからはじめなければならない．情緒の安定を図り問題症状の軽減・解消を目指していく．そのためには対人関係を主とした社会・生活技能の確立を図り，学校や社会参加が達成できるようにしていく．

1. 発達障害の概要

発達障害の概念は米国で生まれ，1963年ケネディ大統領のもと，米国公法の正式な用語として「発達障害(developmental disabilities)」が記述され，後に同じ意味で「developmental disorders」が使われるようになった．現在では，発達障害が定義され，世界保健機関(World Health Organization；WHO)が医学的診断基準を定めている．「発達障害者支援法」や福祉の分野では，知的障害は発達障害とは別途に法が整備され支援が行われている．発達障害者支援法では「『発達障害』とは，自閉症，アスペルガー症候群その他の広汎性発達障害，学習障害，注意欠陥多動性障害その他これに類する脳機能の障害であってその症状が通常低年齢において発現するものとして政令で定めるものをいう」とされている．次いで，「障害者の権利に関する条約」の締結に向けた国内法制度の整備の一環として，すべての国民が，障害の有無によって分け隔てられることなく，相互に人格と個性を尊重し合いながら共生する社会の実現に向け，障害を理由とする差別の解消を推進することを目的として，2013年6月，「障害を理由とする差別の解消の推進に関する法律」(いわゆる「障害者差別解消法」)が制定され，2016年4月1日から施行され，差別解消のために合理的配慮が求められるようになった．

2. 発達障害の治療戦略

児童精神神経科領域における治療目標は，発達障害の基盤をなす認知障害としての部分を改善することからはじめ，情緒の安定をはかり，問題症状の軽減・解消を目指す．そのために対人関係を主とした生活/社会技能の確立を図り，学校や社会参加が達成できるように図っていく．内面的には，自我同一性の獲得を通しての自己実現(対人的，学業，容姿，家庭，クラブなど諸活動)，青年期には適切な自己評価の獲得から，大人としての自己責任，現実検討と妥協形成を目指す．治療を適切に行うことにより二次性障害を予防することも目標となる．そのための治療プログラムとして，幼児期よりTEACCH(treatment and education of autistic and related communication handicapped children)，運動訓練，感覚統合訓練，言語訓練(音韻認知，言語理解，コミュニケーション訓練)，生活療法，社会生活技能訓練(social skill training；SST)などがまず最初に行われるべきであり，次いで精神療法〔個人精神療法(プレイ・セラピー，認知行動療法など)，集団精神療法，家族精神療法〕，薬物療法，教育などを組み合わせて行うこととなる(図1-8)．

障害の種類によってどんな治療法が適しているか，おおよその目安はあります．実際にはすべての治療法が必要になるわけではなく，その子にあった方法が選択されます．目安と異なる方法が用いられる場合もあります．

	ADHD	LD	PDD（低機能）	PDD（高機能）	虐待例
環境調整	◎	○	◎	◎	◎
TEACCH	—	—	◎	△	—
心理療法	○	—	○	○	○
家族療法	○	○	○	○	○
親子並行治療	○	—	—	○	○
認知行動療法	○	—	—	○	—
ABA	—	—	○	○	—
ペアレント・トレーニング	○	—	○	○	—
SST	○	—	—	○	—
プレイ・セラピー	—	—	—	○	○
感覚統合療法	○	△	△	○	△
学習支援	○	○	○	○	○
リラクセーション	—	—	—	○	○
サプリメント	○	○	○	○	○
漢方治療	○	○	○	○	○
食事療法	○	—	○	○	—
二次障害の治療	○	○	○	○	○
薬物療法	○	△	○	○	○

◎は最適，○は適応，△は場合によって適応．目安であり，すべての子どもに当てはまるわけではない．低機能は知的障害がある子，高機能は知的障害が軽い子
（宮尾益知による）

ABA：applied behavior analysis（応用行動分析）

■ 図1-8 診断名別・適応の目安
〔宮尾益知（監修）：発達障害の治療法がよくわかる本．講談社，2010〕

1) 注意欠如・多動性症/注意欠如・多動性障害（attention deficit/hyperactivity disorder；ADHD）

　ICD-10 では，「不注意」「過活動」「衝動性」を主要症状とし，発症の早期性（7歳以前），持続性（6か月以上），広汎性（複数の場面でたびたび観察されること）を強調し，DSM-Ⅳ-TR では，注意欠陥/多動性障害とし，主要症状を「不注意」と「過活動/衝動性」に分け，7歳以前の発症，6か月以上の持続，複数の場面で現れる社会面あるいは学業面の著しい障害などを付帯条件とし，広汎性発達障害（pervasive developmental disorder；PDD），精神統合失調症，うつ病など除かれていたが，DSM-5 では，発症年齢が7歳以下から「12歳までに」に変更，3つの下位分類については「現症」に，過去6か月の状況で行われることになり，症状型が次の4型—混合，不注意優勢：多動症状 3/9 以上，不注意（限定）：多動症状 2/9 以下，多動性/衝動性優勢になり，自閉症スペクトラム症/自閉

症スペクトラム障害(autistic spectrum disorder；ASD)の除外基準の撤廃と思春期以降にも言及されるようになったことが主な変更点である．

　生化学的には，ドーパミンおよびノルアドレナリン系の機能低下，解剖学的には前頭前野(前頭連合野)・線条体・小脳などを含めた神経ネットワークの機能低下が想定されており，認知神経心理学的には，遂行機能不全による抑制の欠如と報酬系回路の障害としての目的ある行動への動機付けが困難なことによる不注意・多動性・衝動性など最近になり段取りと時間概念の障害，デフォルトモードネットワークの障害なども想定されるようになり，関係している神経伝達物質を考えることにより薬物を選択する考え方が行われるようになった．治療においては慢性疾患であることを認識し，薬物療法と行動療法をさまざまなレベルで組み合わせる．多動，衝動性のコントロールのためと不器用さ，感覚過敏の改善のために，作業療法士による運動訓練から始める．報酬系の障害，遂行機能障害に対しては，好ましい行動に対する即時的な行動療法が有効であり，ペアレントトレーニングにて親教育を行う．加えて薬物療法を選択する．現在ADHDの小児に使用できる薬剤は，メチルフェニデートとアトモキセチンがある．メチルフェニデートは12時間効果のあるドーパミン作動性の中枢神経刺激薬であり，衝動性，多動性，不注意に対して第一選択となり，アトモキセチンは24時間効果の持続するノルアドレナリン作動薬で，段取りと時間概念，不注意の症状に対して用いられる．生活指導として，スケジュールに基づいた生活，日課，学校内での援助，子どもに合わせて修正した育児技術などが必要となる．

2) 自閉症スペクトラム症/自閉症スペクトラム症(障害)(autistic spectrum disorder；ASD)

　診断基準としては，対人的な相互反応の障害，社会性の障害，言語・非言語によるコミュニケーションの障害，想像力の障害とそれに基づく行動の障害が基本症状とされる．加えて感覚過敏，こだわりなども重要な症状である．難治性ではあるが特定の症例を除き進行性ではなく，偏りはあるが発達もみられる．典型的に当てはまるものを自閉性障害(カナータイプ自閉症)，言葉の問題が明らかではないものにはアスペルガー障害，特定不能の広汎性発達障害(pervasive developmental disorder-not otherwise specified；PDD-NOS)などが含まれる．PDDでは，知能指数が低い場合(古典的カナー型)，知能指数の高い場合(高機能自閉症，アスペルガー症候群)がある．古典的タイプのカナー型自閉症の発症率は約1,000人に1人で男：女＝4：1とされる．ASDは，米国では88人に1人，韓国では38人に1人といわれている．DSM-5からは診断基準が「A：社会的コミュニケーションおよび相互関係における持続的障害および限定された反復する様式の行動(興味，活動，感覚過敏も含まれる)」に変更となった．後者の項目がない場合には社会的(語用論的)コミュニケーション症とされる．

　治療の基本は構造化(TEACCH療法)である．毎日の生活のパターンをスケジュール化し，場所，順番，方法をできるだけ変えないようにする．初めてのことに対する不安が強いことから，予行演習をしておくことが望ましい．身体感覚と運動企図に問題があ

ることが多いため，理学療法士による運動指導と作業療法士による感覚統合訓練を早期より始める．感覚過敏は日常生活上障害となることが多いため，感覚過敏・鈍麻の評価を行い，音や言葉に対する認識の向上を図る．イヤーマフ，ノイズキャンセラー，認知行動療法，薬物療法などが有効なこともある．音楽療法は社会性と体の協調性に関連して，感覚統合訓練は感覚過敏と協調運動障害に関連して，行動療法として応用行動分析は，言語化が不十分な時期あるいは知的に低い自閉症に関して有効なことが多い．ASのように言語的能力が優れている場合には，認知行動療法が有効である．発達レベルを勘案した短期目標と長期目標の設定がポイントである．言語的理解度，社会性の獲得のために言語，特に会話を中心にしたコミュニケーション手段としての言語療法（インリアル・アプローチなど）に，リラクセーションも併用すると有効なことが多い．早期には食事療法，サプリメントなども用いられるが，自閉症状が強い，自傷，他害，フラッシュバックが頻繁にあるなどの場合には，トラウマ・フォーカスド認知行動療法（trauma focused cognitive behavioral therapy；TF-CBT），思考場療法（thought field therapy®；TFT），薬物療法も適応になる．

3) 学習障害（learning disorder；LD）〔限局的学習症/限局的学習障害（specific LD；SLD）〕

　LD は，元来教育現場にて用いられていた概念であるため医学的概念である「ADHD」および，「PDD」と異なる軸で考えられていた．一般的には，「学習障害とは，基本的には全般的な知的発達に遅れはないが，聞く，話す，読む，書く，計算する又は推論する能力のうち特定のものの習得と使用に著しい困難を示す様々な状態を指すものである．その原因として，中枢神経系に何らかの機能障害があると推定されるが，視覚障害，聴覚障害，知的障害，情緒障害などの障害や，環境的な要因が直接の原因となるものではない」〔学習障害及びこれに類似する学習上の困難を有する　児童生徒の指導方法に関する調査研究協力者会議：学習障害児に対する指導について（報告）．文部科学省，1999〕と定義される．LD として最も重要な疾患は「読字障害」である．

　読字障害の治療の基本は，早期発見・早期療育，生涯にわたる見通しをもった指導である．ADHD を合併していることも多いために，存在する場合にはまず ADHD の治療を行う．治療の中核は読書能力の改善のプログラムであるが，同時に学業・就労での挫折などによる心理的なつらさや自己評価の低さなどのトラウマに対する個別カウンセリング療法も必要である．読書介入プログラムは言語聴覚士が行うことになるが，音韻認識（話し言葉や単語のなかの音の単位を意識すること），フォニックス（音声で憶えた言葉を文字へ移行する過程をスムーズに行えるようにすることを目的に開発された指導法），滑らかな読書，語彙，読解の5つの戦略について体系的な指導を行い，読書のプロセスの各構成要素を順に獲得することを目指す．なかでも，音素認識とフォニックスが治療教育の基礎となる．

　高校生，大学生および大学院生の読字障害の治療は，特別な配慮をなすことに基づいて行う．読書および書字の課題そして試験に余分な時間を必要とする．特別な配慮とし

ては，スペルチェック機能つきのコンピュータの使用，教室でのテープレコーダーの使用，録音図書の用意，講義ノートの閲覧許可，個人指導サービス，多項目選択式テストの代わりとなる試験の用意，テストを受ける際の静かな別室の用意などがある．書字能力が不器用や身体認知の問題により現れている場合には，就学前の作業療法士による地と図の関係の改善，感覚統合訓練が有効である．算数障害では，数学的な能力は4つの技能の問題に分類される．第1は数学用語，操作，または概念を理解するまたは命名するなどの言語的な機能，第2は数字記号または計算記号を認識するまたは読む，および，ものをグループ分けする技能，これらの障害には言語聴覚士がかかわることになる．第3は数字や図形を正しく写す，繰り上がった数字を忘れずに加算するなどの注意機能であり，作業療法士のかかわりが必要となることも多い．第4は一連の数学的手順に従う，物を数える，掛け算の表を覚えるなどの数学的技能である．算数障害はこれらの4つの技能の障害を1つあるいは重複してもつ場合とされる．このような観点から，児への個別の治療を行うことが必要である．

III まとめ

発達障害については，心理，教育分野の問題として考えられることが多く，小児に対して理解のある理学療法士，作業療法士，言語聴覚士が少ないことに加えて，リハビリテーションとはどのようなことを行いどのような結果が予測できるのかという知識のある医師が少ない（特に児童精神神経科）ことと相まって，まだまだ発達障害に対するリハビリテーションの役割は限られているように思われる．しかし，認知障害としての「発達障害」に関して，さまざまな認知障害に対する技術を有しているリハビリテーション分野によって，発達障害の子どもたちがもっと適切にサポートを得られるようになっていくことがこれからの課題であると考えている．

参考文献

1) American Psychiatric Association : Diagnostic and statistical Manual of Mental Disorders, 5th ed. American Psychiatric Association, Washington DC, 2013〔日本精神神経学会（日本語版用語監修），髙橋三郎，他（監訳），染矢俊幸，他（訳）：DSM-5 精神疾患の診断・統計マニュアル．医学書院，2014〕
2) 宮尾益知：アスペルガー症候群．日東書院，2008
3) 宮尾益知：発達障害をもっと知る本．教育出版，2007
4) 宮尾益知（編）：ADHD/LD/高機能 PDD のみかたと対応．医学書院，2007
5) 宮尾益知（編）：ADHD/PDD/高機能 PDD のみかたと対応．医学書院，2007
6) 宮尾益知（編）：障害児の理解と支援—臨床の現場へ．駿河台出版，2008
7) 宮尾益知，他：家族をラクにする魔法の言葉．飛鳥新社，2013
8) 宮尾益知，他：医師と教師が発達障害の子どもたちを変化させた（ドクターと教室をつなぐ医教連携の効果 第1巻，第2巻）．学芸みらい社，2014，2015
9) 宮尾益知：自分をコントロールできない子どもたち．講談社，2000
10) 宮尾益知（監修）：アスペルガー症候群—治療の現場から．出版館ブッククラブ，2009

11) 宮尾益知(監修):アスペルガーと愛,ASのパートナーと幸せに生きていくために.東京書籍,2015
12) 宮尾益知(監修):発達障害の治療がよくわかる本.講談社,2010
13) 宮尾益知(監修):発達障害の親子ケア 親子どちらも発達障害だと思ったときに読む本(健康ライブラリー).講談社,2015
14) 宮尾益知(監修):発達障害と情緒障害の子どもの能力を家族全員で伸ばす! 日東書院,2012
15) 宮尾益知:大人のアスペルガー症候群.日東書院,2010
15) 宮尾益知(監修):女性のADHD(健康ライブラリーイラスト版).講談社,2015
16) 宮尾益知(監修):女性のアスペルガー症候群(健康ライブラリーイラスト版).講談社,2015
17) 宮尾益知(監修),金子晴恵(著):はるえ先生とドクターMの苦手攻略大作戦.教育出版,2010
18) 宮尾益知(監修):子どものADHD早く気づいて親子がラクになる本.河出書房新社,2016
19) World Health Organization : The ICD-10 Classification of Mental and Behavioural Disorders. World Health Organization, Geneva, 1992〔融 道男,他(監訳):ICD-10精神および行動の障害,臨床記述と診断ガイドライン,新訂版.医学書院,2005〕

〔宮尾益知〕

6 リハビリテーションのマネジメント

I 「発達障害」の「リハビリテーション」の「マネジメント」

　本項のテーマはこの3つのキーワードにより構成されている．どのキーワードにもいくつかの論点を見出すことができるが，発達臨床における1つの切り口として，現状の課題や論点をそれぞれに提示してみたい．

　精神疾患については米国精神医学会が作成するDSMやWHOによるICDによって診断基準が設定されていても，非定型的な症例にまつわる確定診断の逡巡や診断の差異が，同一症例に認められることを臨床の現場では経験する．特に「発達障害」については過剰診断の問題とともに，性格や情緒の問題として扱われて適切な評価・診断が提供されないままの症例に出会うことも稀ではなく，「発達障害」は診断概念において臨床的な課題を抱えている．また，統合失調症は精神科疾患として確立した認識をもたれているが，発達障害は，精神科，小児科，リハビリテーション科，耳鼻科，眼科などの複数の医学的臨床領域にまたがって取り扱われることがあり，さらに心理や教育の分野との関連も深い．学問的にもさまざまな専門的観点から検討される学際的性質をもつ対象といえる．

　「リハビリテーション」は「障害」に対するケアを象徴する言葉としてのコンセンサスを得ている．歴史的にも，言葉の成り立ちとしても，その意は中途障害へのさまざまな治療や援助を包含していると考えられる言葉であるがゆえに，発達臨床からイメージするときには，その意図や概念にいくらかの混乱が生まれるかもしれない．それは，治療（支援）者と当事者や家族との間に生まれるものや，「医学」「社会」「職業」「教育」など「～的リハビリテーション」と表現される分野の違いによって生まれるものなどが想定される．その差を埋め，理解を共有するための連携もまた生み出されていくものと考えてみたい．一般精神科医対象の『子どもの心の診療テキスト』[1]（以降，テキスト）には発達障害について「このこどもたちへの援助では，リハビリテーションと教育とが重要な役割を担う．医療がリハビリテーションの視点を持ち，教育とも深く連繋して展開されるべきであるという考えから，発達障害の場合には，『治療』ではなく，『療育』ということばが使われる」という記述が前置きされている．「リハビリテーション」にしても「療育」にしても，発達障害を対象として用いられる場合の概念には，今後の支援技術の発展を見越して，ある程度の拡がりと曖昧さを許容して受け止められているものと推察するが，本項では，発達障害における「リハビリテーション」の対象を明らかにしていくため

に,"発達障害の障害分類"に着目して検討したい.

　発達障害のケアはあらゆるライフステージを通して一貫した方針のもとで行われる必要がある.そのためには,多領域の学際的連携によるコミュニティケア・システムと医師をリーダーとするチーム・アプローチが不可欠である.学際的なアプローチを効果的に実現させるには,次の3つのチーム・アプローチの形態をとることが想定される[2]).

　multidisciplinary team model（多職種並立型モデル),interdisciplinary team model（多職種協働型モデル）,transdisciplinary team model（多職種超越型モデル）である.このなかで,リハビリテーション医療や療育の領域では,1つのチームが,interdisciplinary team model と transdisciplinary team model の間を状況に応じて移り変わりながら活動している.

　interdisciplinary team model は,メンバー間の業務は相補的な関係となり,メンバーのそれぞれがケースの支援に協働して携わる.ミーティングやカンファレンスなどの活発なコミュニケーションにより業務は円滑に進み,チームリーダーの存在が重要である.

　transdisciplinary team model は,専門家が専門技術をもってそれぞれにかかわるのではなく,メンバーはお互いの専門分野を意図的に超えた平等な関係となり,クライエントのキーパーソンとなる実働スタッフがチーム内のさまざまな情報と専門技術を統制して課題達成に向けて活動する.

　そしてチームリーダーである医師は,発達障害臨床におけるさまざまな機関や職種の専門性をサブシステムとして位置付け,それらをライフステージに応じた有機的なケアシステムとして組成し,チーム・アプローチを駆使することにより「マネジメント」していくという強い意志をもつことが重要である.

II　発達障害支援におけるリハビリテーションの位置付けとは？

　「リハビリテーション」という言葉を発達障害にあてがうとき,改めて「リハビリテーション」の定義や概念と対峙させられる.本稿のタイトルとして問題提起したように,発達障害の支援そのものをリハビリテーションと同義に扱ってよいのか,リハビリテーション専門職である理学療法士,作業療法士,言語聴覚士らが携わればすべてリハビリテーションなのか,医療と教育の棲み分けはあるのか,例えば,医療機関で作業療法士がかかわれば診療行為で,それが特別支援学校でなら養護訓練の授業なのか,などこのような疑問が湧いてくるのは,この分野における支援の担い手や役割,社会的な位置づけなどが混沌としている現状を反映している.

　「リハビリテーション医学」は運動機能の中途障害を治療対象として発展してきた分野である.さらに,リハビリテーション医学は脳損傷への治療を急性期から慢性期へと進める経験のなかから,高次脳機能障害へのリハビリテーションが生まれ,そこでは注意障害や実行（遂行）機能障害など目に見えない障害への治療的介入も行われている.これ

らの治療的介入には機能回復を前提としつつ，併行して能力障害や社会的不利についても予後予測に基づいたゴールを設定して，機能訓練や環境整備が行われていることは周知のとおりである．

小児リハビリテーションの最大の対象である脳性麻痺に対しても，粗大運動の発達里程を基に予後予測が行われ，機能訓練やADL訓練が計画される．併存する言語発達障害に対しても機能獲得による発達促進を目的とした訓練を提供してきた歴史的経緯がある．しかし，高機能群の自閉症スペクトラム症/自閉スペクトラム障害(autism spectrum disorders；ASD)や注意欠如・多動症/注意欠如・多動性障害(attention-deficit/hyperactivity disorder；ADHD)においては，障害像の主体は社会性の心理的発達や注意機能など神経心理学的な機能の偏倚・偏向であり，運動や言語などの発達遅滞に対する要素的機能訓練といった標準的なリハビリテーション治療とは支援対象の概念が異なっている．一般精神科医対象のテキストのなかには，「特異的発達障害の場合には，言語療法・作業療法・理学療法などの経験を応用して，障害のある能力を標的にした発達援助を試みるが，……」[1]と記されており，リハビリテーション専門職による治療の対象として，学習障害(learning disorder；LD)や発達性協調運動障害(developmental coordination disorder；DCD)などの特異的発達障害が意識されていることが読み取れる．

III 発達臨床の現場における発達障害との接点

筆者の臨床経験をもとに，発達障害専門診療所を受診した症例の主訴をライフステージに沿って供覧する(図1-9)．

乳児期に目立つ症状には粗大運動発達の遅れ[3]がある．筋緊張の低下した症例に出会うことが多く，愛着の発達不全や発動性の低さを呈していたり，規則的な物の動きや細かな視覚的刺激に没頭したりする様子が併せて観察されることがある．そのような症例のなかには，乳児期から愛着の物足りなさや母性が満たされない不安を訴えて相談機関や医療機関を訪れる母親も少なからずいる．神経学的に目立った欠損がないにもかかわらず，1歳半を過ぎても，なかなか二足歩行に至らない例もみられる．これらの症例には，経過を追うと後にASDの診断に至る子どもたち[4]が含まれている．粗大運動の遅れを呈する乳幼児のなかには，四肢体幹に筋緊張の不安定さをあらわす症例があり脳性麻痺リスクとしてフォローアップしていると，微細な錐体路徴候や部分的な原始反射がサブクリニカルに残存し「協調運動障害」のカテゴリーに分類できるものがある．就学前の時期には落ち着きがなく多動の様相を呈する幼児も少なくない．学齢期以降にADHDの診断に至る症例のなかには，後方視的にみると胎児期から胎動の盛んな例があり，幼児期の多動もプライマリーな現象と判断できるものがある．しかし，例えばASDに伴う"情況の理解の不全"があり，集団内における年齢相応の場の理解が難しいために引き起こされる"不安"によって落ち着かなくなっていたり，"感覚過敏"のために

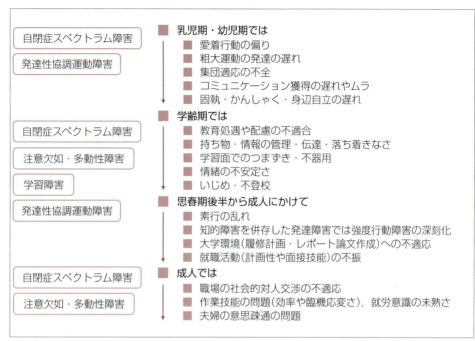

■図 1-9 発達障害の特性が顕在化する時期とその情況

混乱して動いていたり，二次的な要素から多動にみえる場合もある．行動の背景にある病理について見極めるためには，注意深く環境と行動の観察を積み重ねる必要があり，幼児期に ADHD の診断を下すことには慎重を期す必要がある．また ASD をもつ幼児は，言葉の遅れに限らず非言語的なコミュニケーションの発現に不備が認められる．語彙獲得の少なさや獲得する品詞の偏り，特異な言葉遣い，意図理解の弱さ，さらにはコミュニケーションの対象である人への注目の不全など，言語・非言語ともに社会的相互性の問題をはらみ，個別や集団におけるコミュニケーション技能の発達支援が必要である．

　これらの症例のように就学前の時期にはさまざまな未熟さが混在し，生理的にも精神・運動的にも何らかの治療的な介入を必要とされる場合がある．リハビリテーション専門職による介入は，対象児が備えている発達の可能性を整えていくうえで親和的に作用するであろうと推察される．明確な発達診断が可能となる年齢に到達していなくても，その後の継続的な支援を念頭におきつつ，対象児や家族らは支援者とのつながりを育みながら，一方，支援者は発達する子どもの可能性を示しつつ家族が子どもの特性を理解していくことを援助しながら，支援者と当事者の相互関係を維持していくことが望ましい．

　学齢期から思春期にかけては，発達障害の主たるものを臨床的に確認することができる時期である．児の発達状況に適した教育処遇の設定は，就学に際して重要な課題であり，保護者からの相談に応じる機会も多くなる．学齢期は，子どもらが学校というコミュニティがもつ規範に自分の行動を順応させていくという社会性を求められる時期であり，それに伴って子どもが自己管理しなければならない物や情報が増え，自分の欲求や行動を制御し，さらに学習するという役割が加わる．社会性，学習，行動の調整など

さまざまな要素をもつ役割を担うことになるため，おのおのの能力や環境適応の課題に直面することになり，発達障害の特性が適応障害を併存する形で顕在化しやすくなる．自己評価が揺らぎ自己肯定感が損なわれやすくなる時期でもある．ASDの場合，イマジネーションの発達不全により見通しが利かない情況下での不安感情は強くなりやすい．不安障害のほかにも抑うつや強迫症状など神経症の二次障害の併存に配慮が必要である．学齢期以降は，身のこなしや手先の不器用さ，読み書きの難しさ，不注意など発達障害の諸症状が，学習や学校生活の活動に影響を及ぼす．また社会性の心理的発達の偏倚は，周囲とは噛み合わない行動として現れ，いじめの契機となりやすい．学齢期以降の発達障害支援では，運動，言語，行為，認知などの発達の要素的な問題のほか，心理社会的な問題へと視野を広げて対応していくことが求められる．

Ⅳ 発達障害の特性と障害診断

発達障害診療の外来では，当事者やその家族から生活環境への適応の難しさが主訴として提示されてくることについて述べてきた．前述した主訴について，その要因や背景にある発達特性の病理を明らかにしていくためには，適切な評価に基づく認知特性の診断と障害像の解釈がケアシステムの組み立てに欠かせない．障害像の解釈について，ここではASDを例として議論の糧としたい．

ASDの発達特性を定型発達に変えていくという医学的治療方法は現在のところ開発されていない．ASDにみられる認知特性は生涯を通して継続すると考えられる．医学的リハビリテーションにおける訓練や指導もASDの認知特性を定型発達に変えるためのものではない．ASDをもつ人たちの実生活における諸問題に対して，個々に応じた具体的な工夫を提案することが支援の主体である．活動の制限や参加の制約が個人の発達の様式や生活環境との相互作用のなかで起きているという国際生活機能分類（International Classification of Functioning, Disability and Health；ICF）を基に支援を考えてみると，ASDへの支援とは，活動と参加に対して方策を講じているといえるものが多い．本稿では支援の対象という意味合いから「障害」という視点で論ずるため，あえて国際障害分類（International Classification of Impairments, Disabilities and Handicaps；ICIDH）に準じて，ASDの認知特性を機能障害として分類（**表1-8**）し提示している．そして，認知特性により派生する能力障害について，それぞれの例（**表1-9**）を提示した．DSM-5のASD診断基準[5, 6)]では，そのC項目に，社会的な要求が個人の能力を超えるまでは，また，対策を身に付けた場合は症状が顕在化しないことが記述されおり，D項目には，症状は日常生活の社会的機能に意味のある明らかな障害を引き起こしていることについて記載されている．これらはASDをもつ者が，所属する環境から求められるスキルと本人が発揮できる能力との折り合いによって生ずる"社会的不利"に言及したものと解釈できる．筆者はASDの社会的不利の例として**表1-10**のごとく考え

■**表 1-8** ASD の機能障害

- 認知発達の偏倚
  ―視覚を介した理解が聴覚による理解に優る
  ―「心の理論」の障害
    ・心を読む能力の弱さ
  ―弱い中枢性統合
    ・状況を考慮して判断する能力の弱さ
  ―実行（遂行）機能障害 ⇒ ADHD
    ・計画して実行する力の弱さ
  ―注意の障害 ⇒ ADHD
  ―感覚認知の偏倚

■**表 1-9** ASD の能力障害

- 視覚優位による
  ―視覚からの刺激が強いと，口頭指示への注目や理解が曖昧になる
- 心の理論障害による
  ―相手の気持ちを読み間違える・相手の気持を考慮しない
  ―自分の行動が，他者からどう見られるかがわからない
  ―他者の行動を予測しづらい
- 実行機能障害による
  ―予測できないこと，順序がわからないことが不安の原因になり問題行動に繋がる
  ―特定の活動を組織化できない
- 注意の障害による
  ―切り替えが苦手
    ・次の授業が始まっても前の授業ノートを開いている
  ―持続が苦手
    ・忘れ物が多い，提出物を出せないままになる
  ―選択が苦手
    ・ざわざわした所では先生のいうことを聞き分けることができない
- ワーキングメモリーによる
  ―「頭の隅」で覚えていることができない．
    ・繰り上がり暗算
    ・文章を理解しながら読む
    ・電話が鳴るとお湯を沸かしているのを忘れる
- 弱い中枢性統合による
  ―部分を統合して，全体としての意味を認識する能力の弱さ
    ・全体を無視して部分に注目しやすい
    ・ある状況下で学習したことが，ほかの状況で応用しづらい

■**表 1-10** ASD の社会的不利

- 発達障害に対する無理解や偏見
- 視覚情報による支援の不備
- 環境刺激の調整不備
  （例えば，整理整頓されていない教室や掲示物に囲まれた黒板）
- 感覚過敏への無配慮
  （例えば，運動会のピストルでパニックになる）

ている.当事者が獲得している能力との折り合いによって生じる社会的不利という考え方のほかに,ASDの本質となる認知特性に無配慮な環境での生活や活動を強いられる場合に,本来もっているはずの能力表出のパフォーマンスが発揮されないままになってしまうことがある.パニックやかんしゃくなどの情動の混乱として現れる場合には周囲も考慮しようとするかもしれないが,周囲を巻き込むことなく内的に混乱している場合には,気付かれずに看過されてしまうかもしれない.ASDの人にとって視覚支援は視覚障害者にとっての白杖と同じ意味をもち,優秀知能をもつASDの人であっても,重要な支援である場合がある.認知特性の偏りの大きさは個別性が高く質的な吟味を怠ることはできない.当事者個人にとって重要な視覚支援を判断し尊重することが社会的不利への治療的介入であるが,視覚支援を取り除くことが発達支援であるという誤った認識を耳にすることは依然として少なくない.

V 発達障害に対するケアシステム

1. 医師・リハビリテーション専門職の役割

複数の発達障害の特性が併存する症例を経験することは,臨床の現場では珍しいことではない.DSM-IV-TRまで自閉性障害やアスペルガー障害を含む広汎性発達障害とADHDの併存診断は認められていなかったが,DSM-5からASDとADHDは併記可能と改められた.ADHDをもつ子どもに書字や読字のつまずきがみられたり,スポーツが苦手であったり,箸を使いこなせなかったりといった不器用さがみられたりすることがある.LDやDCDなどの要素についても診断の過程において精査していく必要がある.

これらの発達障害における技能の問題には,それぞれの課題に関連した治療的な手段が講じられる.発達早期の運動発達遅滞に対しては理学療法が行われるのが一般的であるが,中枢性の筋緊張異常を合併する症例に対してはボバース法やボイタ法といった促通手技を取り入れていることも多いだろう.協調運動の不全や感覚処理障害に対しては感覚統合療法が代表的であり,その主たる担い手は作業療法士という認識ができあがっている.語用や統語の問題,読み書き障害に対して言語聴覚療法が言語聴覚士により提供されている.その他の具体的な直接的な支援介入として,他者との協調や集団における役割の意識,さまざまな社会的文脈において必要とされるコンセンサスなど社会的技能における不全には社会生活技能訓練(social skill training;SST)があり,社会的な暗黙のルールを文章や線画などを用いることで可視化してASDの子どもの理解を援助する「ソーシャルストーリー」[7]や「コミック会話」[8]がある.子どもの望ましい行動と望ましくない行動に焦点をあて保護者にできる具体的な対応を学ぶペアレントトレーニング,高機能群のASDの人に対して援助要請の方法や自らを守るための自己表現を学ぶカウンセリング,言語表現の難しい人が使える代替・拡大コミュニケーション(alterna-

■表1-11 ASDの障害分類と支援の考え方

- 能力障害(disability)に対して
  - 自らが扱う能力代替の方法
    ─他者心情を直感的に察する代わりにSSTによる知識で補う
    ─社会的な文脈や暗黙のルールの可視化(ソーシャルストーリー，コミック会話)
    ─コミュニケーションの視覚支援(実物提示，写真，絵カード)
    ─見通し立てや活動内容の組織化(スケジュール，ワークシステム)
- 社会的不利(handicap)に対して
  - 環境(人や器物)が配慮すること
    ─場所と作業をセットにする(場所の構造化)
    ─余分な視覚刺激が見えにくい座席に代わる
    ─適切な難易度の課題が設定される
      ・必要な情報をわかりやすく与えるという環境調整

tive and augmentative communication；AAC)の1つである絵カード交換式コミュニケーションシステムのペクス(Picture Exchange Communication System；PECS)，行動上の問題を改善させていく方法として応用行動分析(applied behavior analysis；ABA)などが挙げられ，ASDをもつ人への包括的な治療教育プログラムの施策を示したものとしてはTEACCH(treatment and education of autistic and related communication handicapped children)[9]がある．これらによって，発達障害をもつ人たちに対する支援として専門的な知識やスキルを必要とする具体的なケアシステムが構築されている．

　上記に述べたケアシステムを実際の臨床場面でどのように機能させていくかを調整しチームを組み立てていくプロセスが「マネジメント」である．上記のさまざまなケアの手段はICIDHに基づけば，能力障害への代替手段や社会的不利への環境調整(表1-11)であることが理解できる．発達障害をもつ当事者らの直接支援に携わる支援チームには，リハビリテーション医をはじめとする医師やリハビリテーション専門職が含まれるが，極めて現実的に考えれば，医師もリハビリテーション専門職も全員が発達障害の医療や心理学的支援に精通しているとは限らず，それぞれが学び専門職として技能を磨き成長しながら臨床場面に対峙しているであろうと推察する．医師の心構えとして，支援チームにおけるリーダーの役割を担うことが求められる．ライフステージの各時期に優先されるべき支援内容が何であるかを判断する技能を身に付け，そのチームとして実現可能でかつ最も有効と考えられる"ケアシステムをマネジメントすること"がチームリーダーの役割である．そのためには支援手段についての理論的知識をもち，支援を提供した結果についてリハビリテーション専門職とともに吟味できる技能を医師は習得していくことが望まれる．

2. リハビリテーション処方の要点─「スケジュールとワークシステム」

　チーム・アプローチとして，最もコンパクトな形態は医療機関内における医師とリハビリテーション専門職との指示系統である．医師から指示された治療方針に基づき，当

事者にかかわるリハビリテーション専門職が協働して支援にあたることになる．先に述べたように，ひとりの症例に複数の発達障害の特性が併存することは珍しくはないため，異なった複数のリハビリテーション専門職がチームを形成することになる．このチーム・アプローチの形態は interdisciplinary team model（多職種協働型モデル）といわれる．医師をチームリーダーとして，一貫した治療方針のもと，例えば作業療法士が感覚統合療法を用いた協調運動不全への治療を行い，言語聴覚士が語用の障害に対して言語聴覚療法を行うというように，それぞれの専門職がおのおのの専門的技能を提供していく．ただし，発達障害のチーム・アプローチを構築する際の最も重要で基礎的な対策は，リハビリテーション支援環境の"構造化"である．特に「スケジュールとワークシステム」[9,10]（図1-10，1-11）の構造化は訓練や指導を行う際には重要であり，チームとして共通の認識のもと支援環境を提供することが肝要である．「スケジュール」というと通常は日課を意味するが，ここでは視覚的に1回の訓練・指導でのすべての活動内容について，「いつ」「どこで」「何をする」の情報を時系列に提示するものである．また「ワークシステム」は訓練・指導のなかの1つの活動場面で展開されるいくつかの内容について，「何を」「どのくらい」「どうなったら終わりか」「終わったら何があるか」の情報を順序立てて視覚的に提示するものである．これらの構造化は，時間の整理・統合を助け，見通しや変化への対応，ワーキングメモリーの維持などを支援することに役立つ．この2つの構造化の概念が育っていない症例に対しては，まずこの教育から開始する．発達支援に従事する臨床心理士がチームに所属している場合は，まず当事者への構造化指導と保護者・家族への教育を行ったのち，構造化された環境でのリハビリテーション専門職による具体的な技能の訓練・指導へバトンタッチしていく．

　「スケジュールとワークシステム」の構造化は，われわれの日常生活にはとても馴染みのあるシステムである．カレンダーや手帳をまったく使ったことがない人はおそらく皆無であろう．旅行に出かけるときにも，このシステムがあると安心して旅行の行程を楽しめているはずである．仕事の場面でも業務の進行表が作られているであろう．しかし，発達障害の臨床場面では，予定の把握や見通しにおける混乱でパニックに陥る自閉症の子どもや自分が手がけている活動を見積もることができず，ダブルブッキングやトリプルブッキングで信用をなくしてしまうADHDの成人の相談を受けることが多い．自験例では，自傷の激しかった重度知的障害を併存した自閉症の青年の症例で，時間と場所の構造化を家族や施設職員に根気強く指導していくことで行動障害の改善を認めた．ほかには，時間の概念や時間的な組み立ての能力が弱い重度遅滞の自閉症の女性症例で，作業の遂行に混乱し母親への確認行動が強迫的に行われていた状況が，スケジュールとワークシステムを作業療法で導入し，視覚的な手続きを用いて作業を完結させていくことで強迫的な確認行為を軽減することができた．このような成人例での"構造化の再教育"が生活の改善に寄与する実例を経験するたびに，幼児期からの早期療育の現場で視覚的スケジュールを用いた時間の見通しを指導していくことの意義を日々の臨床で痛感している．

- 実行機能障害，順序付けの苦手さを補う
- どこで（同じカードを提示した場所）何をするのかを伝える
- 変化への対応を容易にする

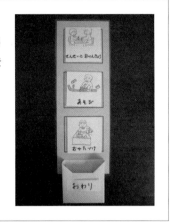

■ 図1-10　スケジュール

- 行動の組織化（順序づけ・切り替え）の能力を補う
- 何を，どれくらい，どのようにするのかを伝える
- 終わったら次に何をするのかを伝える

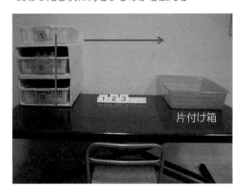

■ 図1-11　ワークシステム

VI 包括的発達支援チームの形態とマネジメント

　発達障害は生涯にわたって支援を必要とされる状態を有するものであり，医療，保健，福祉，教育，行政などが transdisciplinary な支援環境を構築し，ライフステージと生活環境から導き出されるニーズに対応していく分野といえる．「包括的発達支援チーム」の代表例として，筆者の臨床拠点である横浜市の地域療育センターを取り上げ，学際的チーム・アプローチの観点から若干の考察を加える．

　学際的なアプローチを効果的に実現させるには3つのチーム・アプローチの形態があることを冒頭で述べた．横浜市は行政が主導し，保健，医療，福祉，教育などの連携が構築されている代表的なモデルといえる．地域療育センターはその発生の経緯からみる

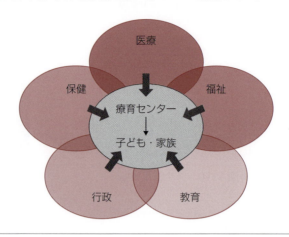

子どもと家族が療育支援を得て生活していくために，それぞれの分野で生まれたニーズが相互に配慮され，それぞれの機能を提供し，ひとつのシステムとして集約された「地域支援構造」が地域療育センターとなり，具体的な支援技術を用いて，ケースを援助している．

■図1-12　地域療育センターは学際的アプローチの結果，生み出されたtransdisciplinary team

と，医療，福祉，保健，教育，行政などから挙げられた学際的な専門的ニーズをもとに1つの新たなサービス事業体として作り上げられたものであり，実際の支援活動は地域療育センターがキーパーソンの立場で動いている．つまり，transdisciplinary team modelの構造をもつ包括的な支援チームの1例（図1-12）[11]と考えられる．さらに，ライフステージに対応したアウトリーチ型事業により，乳幼児保健（療育相談事業），保育や幼児教育（幼稚園や保育所への巡回訪問事業），学校教育（学校訪問による学齢児個別支援と教員を対象とした学校支援事業[12]）などの複数の関連領域において，発達障害への支援構造が地域療育センターを基軸として組み上げられている．つまり，このような「発達障害支援の地域協働体」[13]こそが，本来の意味で「包括的」といえる発達支援チームであろうと考えている．

　地域療育センターのスタッフは，ソーシャルワーカーであれ，理学療法士であれ，保育士であれ，ASDをはじめとする発達障害の特性についての知識をもち，子どもたちがみせる特異な行動の背景にある発達特性の解釈に対しても，日常業務のなかで上司や同僚，ほかのスタッフなどからアドバイスを受け，技能が磨かれていく．そして，発達障害をもつ子どもがケアを受けていくときに，さまざまな支援項目があるなかで，ライフステージの各時期にどの支援項目が優先されるべきかを判断する技能を身につけていく．そういう意味では，医師も含めてお互いがそれぞれの役割に少しずつ乗り入れながら支援活動ができるがゆえに，transdisciplinaryなチームが形成されやすい土壌があるといえるだろう（図1-13，1-14）．

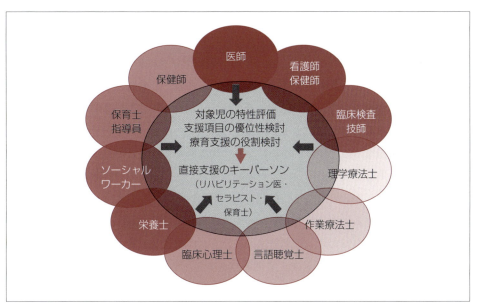

■図 1-13　地域療育センターのなかでの transdisciplinary な支援の組み立て
多くの専門職の技能がキーパーソンによって具象化する

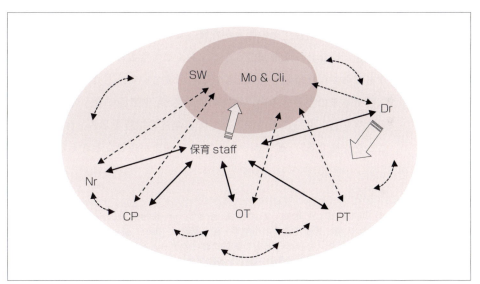

■図 1-14　Transdisciplinary team model の例（地域療育センターの肢体不自由クラス）
ここでは，保育士がキーパーソンの役割を担っている
Mo：母親　Cli.：子ども　SW：ソーシャルワーカー　Nr：看護師　CP：臨床心理士　OT：作業療法士
PT：理学療法士　Dr：医師

VII　課題と展望
—リハビリテーション臨床にいる医師に求められること

　中途障害を対象とする一般的なリハビリテーション臨床の外来診療場面であっても，発達障害の特性をもつ子どもの受診は絶えない．保護者や家族からは，子どもの問題行

動への対応や特性と関連した行為への疑問などが外来で投げかけられてくるだろう．このニーズに応え家族を支援していくためには，発達特性の評価と個別的な特性診断の技術が必要になってくる．行動は経験や環境により修飾されて現れ方は変容していくが，根底にある発達特性は一定のものである．その特性を吟味できるスキルを習得することが家族への助言の礎となる．目に見えない障害である発達障害は，ともすれば当事者の努力不足やわがままととらえられることが多く，脳機能そのものの偏倚や機能不全を意識することが薄れがちになる．幼稚園や学校などの生活場面では，子どもの認知発達に即した視覚的なツールや教材，教室や生活環境の整理整頓，スケジュールとワークシステムなどの構造化，など多くのケアが講じられるようになってきた．これらのケアにみられる能力代償の手段や環境調整は発達障害をもつ子どもたちにとって不可欠であるにもかかわらず，定型発達の子どもの設定に合わせていくことが教育であるという根本的な理解不足により，当事者である子どもたちは混乱し，自己評価を下げ自己効力感を失っていく事態に陥る．発達障害における障害学とケアシステムのチーム・アプローチを検討していくならば，リハビリテーションの対象や適応は自ずと導かれ，リハビリテーションに従事する医師は発達障害支援において有効に機能することができるだろう．

発達障害の場合，その個人が背負っている「障害」は，失った機能でも低下した能力でも，また損なわれた権利でもなく，あくまでも大多数の定型発達の人たちとの比較によりもたらされた格差を意味していると考えている．したがって，定型発達とは異なった状態を本来の姿とする発達障害の人たちが「生来的にもっているはずの機能と能力を十分に生かし，さらにその個人としての発達の里程を歩み，生活の可能性を拡げていく」ことを支援する「ハビリテーション」[14]の理念が必要だと考える．

● 文献

1) 黒川新二：A.総論　V.治療法　1.療育．一般精神科医のための子どもの心の診療テキスト．pp35-36, 厚生労働省雇用均等・児童家庭局，2008
2) 本田秀夫：ASDの子どもの支援におけるチーム・アプローチ．日原信彦（編）：自閉症スペクトラム（ASD）のリハビリテーション科臨床実学．*MB Med Rehab* **125**：43-47, 2010
3) 日原信彦：4ヵ月療育相談における障害像の推移と療育相談の役割．*Jpn J Rehabil Med* **45**(Suppl)：S188, 2008
4) 日原信彦：4ヵ月療育相談における障害像の推移と療育相談の役割（第2報）．*Jpn J Rehabil Med* **47**(Suppl)：S335, 2010
5) American Psychiatric Association：Diagnostic and Statistical Manual of Mental Disorders, 5th ed. American Psychiatric Publishing, Arlington, 2013
6) American Psychiatric Association：Diagnostic and Statistical Manual of Mental Disorders, 5th ed. American Psychiatric Association, Washington DC, 2013〔日本精神神経学会（日本語版用語監修），髙橋三郎，他（監訳），染矢俊幸，他（訳）：DSM-5 精神疾患の診断・統計マニュアル．医学書院，2014〕
7) キャロルグレイ（著），安達　潤（訳）：マイソーシャルストーリーブック．スペクトラム出版，2005
8) キャロルグレイ（著），門　眞一郎（訳）：コミック会話 自閉症など発達障害のある子どものためのコミュニケーション支援法．明石書店，2005
9) 佐々木正美，他（監）：自閉症の人たちを支援するということ―TEACCHプログラム新世紀へ．朝日新聞厚生文化事業団，2001

10) 日原信彦:発達障害に対する医学的リハビリテーションのあり方. 朝貝芳美(編):発達障害のリハビリテーション. *MB Med Rehab* **103**:33-42, 2009
11) 日原信彦:ASD臨床の現状と課題から. 日原信彦(編):自閉症スペクトラム(ASD)のリハビリテーション科臨床実学. *MB Med Rehab* **125**:53-59, 2010
12) 日原信彦:特別支援教育における療育センターからの学校支援. 日本児童青年精神医学会総会抄録集48回:190, 2007
13) 日原信彦:リハビリテーションマネージメント. 総合リハ **41**:17-22, 2013
14) 日原信彦:混沌とした発達障害支援の世界. 総合リハ **40**:321, 2012

(日原信彦)

7 成人期の支援

I 成人期の病像

　発達障害の成人期の病像は，小児期の病理や行動症状から出発して，発達していくなかで各個人の価値意識，経験，知的能力，生活環境，職業歴などの要素が加わって多様になる．発達障害そのものに随伴して生じやすい体験症状や行動症状，これらの種々の要素と関連するいわゆる二次障害といわれるものや，ほかの精神障害が程度も内容もさまざまに加わって複雑な様相を呈することもある．

　そのため，統合失調症，うつ病，認知症など成人になってからの病理を臨床の対象としてきた精神科領域の臨床家は，成人期になってから事例化してくる発達障害にいささか戸惑わされやすい．なぜなら，事例化する原因は，「普通の」「定型的であったはずの」人格に新たな何かを付け加えたり，あるいは何かを損なったりするものではないからである．幼少時から持続的に存在しているものがあって，成人期になってそれに関連した何らかの破綻をきたして事例化してきているからである．表 1-12 に，これまでによく知られてきた精神障害と，発達障害の違いを筆者なりのイメージでまとめてみた．

　これをみてどう感じられるかは，読者の臨床感覚に依るところが大きいと思う．筆者としては，DSM-IV-TR までの 2 軸に近い感覚でみている．そのまま受け入れるのは難しいかもしれないかとも思われるが，慢性持続性の特性，パーソナリティのなかにある「普通」「よくあること」という部分，あるいは見過ごしてきたものに新たに注目して，それを症状として捉えていくことが，成人期の発達障害へのアプローチに求められているのは確かだと思う．

■表 1-12　精神障害と発達障害の違い

変化で，障害，疾患が明らかになるもの	慢性持続性に症状が続くもの
・統合失調症 ・うつ病 ・パニック障害 ・認知症 ・脳血管障害後遺症	・統合失調型パーソナリティ ・気分変調症 ・全般性不安 ・知的障害 ・自閉症 ・知的障害，学習障害(learning disorder；LD)，注意欠如・多動性障害(attention deficit/hyperactivity disorder；ADHD)，発達性協調運動障害(developmental coordination disorder；DCD)

Ⅱ 具体的病像

1. 成人期の ADHD

　成人期の注意欠如・多動症/注意欠如・多動性障害(attention deficit/hyperactivity disorder；ADHD)はどの程度の頻度で存在するだろうか．また，小児期の ADHD はどのくらいの割合で成人期にまで問題になるのであろうか．これまでにいくつかの報告があるが，そもそも小児期の ADHD の頻度の報告自体にかなりのばらつきがある．加えて，調査によっては 10％などという，そもそもそれほどの頻度があるものを障害あるいは症状であるとすること自体に疑問があると思わざるを得ないような診断基準をもとに頻度について議論するのは意味がないように筆者は感じている．もし，このような高い数字に意味があるとすれば，過去には同じ基準でせいぜい数パーセントであったものが，現代ではこれほど頻度が高くなっている，といった場合であろう．また，そうであれば，ADHD の成因としては生物学的な問題よりも社会学的な問題ももっと議論されるべきである．

　したがって，ADHD は診断基準に該当するというだけで臨床や支援の現場の俎上に乗るものではなく，あくまでそのことによる支障があってのこととすべきである．そうでないと，世の中が「障害」だらけになってしまう．

　なお，最近の報告で，成人期に ADHD と診断をされた事例について，小児期の評価を検討して ADHD に該当しなかったことから，成人期の ADHD は小児期の ADHD とは異なるものではないか，という疑問が呈されている．この問題は，ADHD を DSM で診断することの限界と，成人期の除外診断，過剰診断の問題に絡んで生じていると筆者は考えている．ただ，ここで紙幅を割いて議論するわけにもいかないので，ひとまず小児期から連続した ADHD という視点で成人期の ADHD をみていく．

　外来受診してくる ADHD の主訴は，不注意なミスが多い，片付けられない，対人関係がうまくいかない，仕事を転々とする，家族からモラハラといわれる，浪費癖が止まらない，うつ病が長引くので発達障害があるのではないかといわれた，といったものが多い．小児期では，多動，衝動，暴力などを主訴とすることが多いので，小児期と成人期とでは主訴にかなりの違いがあることがわかる．また，小児期でも，年齢によって，主訴はかなり変遷する．中高生で暴力という主訴が減るのは，親の力では受診につなげられなくなるからである．

　このような年齢による困り感の違いは，本人の成長や環境との絡みで何が問題になるのかが異なることによる．したがって，同じ不注意が問題になっていても，それに対する本人の意識，自己評価が年齢などによってかなり異なっている可能性に留意して支援に当たる必要がある．

なお，診断基準の運用を，成人と小児で大きく差をつける必要はない．ただ，小児期を中心に書かれている診断基準の内容が，成人期に具体的にどのような行動症状として現れるのかをイメージできないと診断も支援も困難である．**表1-13**に，成人期の行動症状の例を示した．

ほかに成長過程で本人が帰属しようとした集団の価値意識などの要素が絡んで，ADHDそのものではなく，それ以外の特徴に対する支援を考える必要も多い．

■**表1-13 ADHDの成人期の行動症状**

営業	・思いついたことをすぐに口にして話の腰を折る．余計な一言が多い． ・交渉相手にきちんと伝えないで曖昧なままにする． ・間違いを指摘されても言い訳が多い． ・ちょっとした負い目のある客先を避けてしまう． ・月次報告など，わかっているスケジュールを，時間のあるときにやらない． ・机の上が散乱しすぎ．古い資料を残しすぎる． ・電子メールの送信先を間違える．添付ファイルやタイトルを付けないまま送信する． ・見積書の宛名や数量を間違える． ・ボールペンをすぐになくして，次々新しいものを出してくる． ・メールを送ろうとして，いつの間にかネットサーフィンで時間を浪費する．
販売	・品出しの品番を間違える． ・商品の陳列場所を間違える． ・注文品の型番を間違える． ・商品の発送の際に，伝票を取り違えて貼ってしまう． ・納品されたときに，納品書を受け取ったかどうか忘れてしまう． ・レジでお金を受け取ってないのに，受け取ったつもりでおつりを渡してしまうので，違算が多い． ・レジ袋を渡し忘れる． ・レジでほかの作業が割り込むと，どこまでバーコードを読み込ませたかわからなくなる． ・シフト表をなくして，出勤日時がわからなくなる． ・余裕をもった出勤ができない． ・残業禁止といわれているのに，時間内に終えられない．
職人	・早朝の集合に遅刻する． ・現場への出発時に機材の車への積み込みを忘れる． ・道具の掃除を忘れて，翌日すぐに使えない． ・作業中，些細な部分に凝って(迷って)，時間が足りなくなる． ・後片づけをきちんとしているつもりでも，汚いといわれる． ・途中で割り込みの仕事を頼まれると，それまでの仕事をやりっぱなしのまま忘れる． ・同僚から面倒な仕事を押しつけられやすい．
主婦	・鍋をよく焦がす． ・洗い物をしていて，食器をよく欠けさせる． ・盛り付けが雑． ・料理での品数を増やすと，どれかは何かで失敗する． ・余計な買い物が多いのに，必要な物を買い忘れることが多い． ・買ってあったのを忘れて，冷蔵庫の中で腐らせる． ・支払いの期日を忘れる． ・自治会の会合などの日時を覚えていない． ・ごみ出しを忘れやすい．

(橋本大彦：発達障害児者．総合リハビリテーション 42：821-826, 2014 より改変)

次に，いくつかの事例をもとに，具体的支援を考えてみる．

◆ 事例1　20代男性

幼少時から，かんしゃく，喧嘩が絶えず，しばしば物にあたって壊していた．中学で一度精神科を受診しているが，性格的な問題ということで治療は受けず，高校を中退して，派遣やアルバイトの職を転々とした．最初の数週間はまじめにやるが，それを過ぎると遅刻，無断欠勤で長続きしなかった．抑うつ的になり，精神科で治療を受けたが改善せず，生活保護を受けるようになって，福祉事務所経由で受診．

[支援内容]

知的能力は全体としては平均だが，かんしゃく，熱中，人なつっこさ，忘れ物やなくしものの多さ，すぐに気が緩むこと，自己評価が下がり切っていること，単身で家が散らかり放題，服薬がすぐに不規則になりやすいこと，などの行動と情緒面の特徴が治療の適応を阻害していると考えられた．薬物療法を訪問看護で確実なものにしてから，NPOでの軽作業，就労移行支援，就労継続支援B型，チャレンジ雇用を経て，障害者雇用（契約社員）にまでこぎ着けることができた．

◆ 事例2　20代男性

幼少時から落ちつきなく，しつこい悪ふざけが目立った．中学でいわゆる不良グループに誘われて授業を乱すようになり，そのうち不登校ぎみの生活となった．3年生で精神科を受診．服薬してかなり落ち着いて高校には進学したが，中学の遊び仲間と離れられず，気分次第での登校を繰り返して退学．通院も中断した．窃盗で逮捕され，鑑別所を経て服薬を再開．その後，大検を経て大学を卒業して，社会人として自立している．

[支援内容]

服薬していれば，自分のやろうと思う行動をスムーズに開始できるので，服薬が非常に重要であった．ただ，服薬しているだけですべてがうまく回るものではなく，もともと学習意欲がなかったわけではないこと，鑑別所に入ってからは以前の友人との関係をうまく断ち切れたこと，大学に進学できて新しい友人を得てその枠組みで生活するようになったことが，自立が可能になった大きな要因だと考えられた．

◆ 事例3　20代女性

幼少時からマイペースで，本ばかり読んでいる子だった．幼稚園で登園を嫌がった．成績は一貫して上位．対人面は，かかわられれば合わせて遊ぶが，自分から友達にかかわることは少なかった．中学でいじめに遭って不登校になり，精神科受診．希死念慮が強く通院を続けた．高校は進学したが1年生の夏に退学．それ以来，事実上の引きこもりとなった．20代後半になって，自分は発達障害かもしれないと思って通院先の医師に改めて相談．

[支援内容]

不注意と併存する不器用さが顕著であったが，遷延する抑うつ気分の症状として捉えられていた．たまに面接に通えた若者サポートステーションでも，ADHDの可能性には全く気付かれなかった．ただ，抑うつ気分が改善したときにぽつぽつと本人が思い出

すように語る小児期のエピソードの積み上げでADHDに気付かれた．薬物療法の調整で気分も安定し，集団に慣れるためのデイケアを自発的に数か月間利用した後，アルバイトを始めた．ただ，併存する不器用さ（協調運動障害）が顕著なため，いくつかは挫折．不注意だけでなく，不器用さという特徴を踏まえて業務内容について助言することが，就労の継続のために重要であった．

◆ 事例4　50代男性

学業成績は優秀で大学院卒業後エンジニアとして就職．30代から双極性障害で治療を受けていた．なかなか気分の波が安定せず，これまでに4度の長期休職．1週間程度の欠勤は数え切れない．薬がどんどん増えて，多剤併用で10種類前後の薬を多量に服用していたが，あるとき小児期の行動特徴からADHDといえることに気付かれた．

[支援内容]

事例3と同様に，長期にわたってADHDに気付かれなかった．ADHDとして処方調整をしてからは，結果的に3剤で十分に安定して欠勤することもなくなった．この事例は，すでに社会経験を十分に積んでいて，職業人としてのアイデンティティも確立しており，もともとの能力の高さで柔軟に適応ができたことから，ADHDそのものについては特に支援を必要としなかった．ただ，健康状態について過度に楽観的であったことから，薬物療法の副作用としての高血圧の治療のための内科受診と，飲酒機会を減らすように促す必要はあった．

2. 成人期のASD，社会的コミュニケーション障害（SCD）

成人期の自閉スペクトラム症/自閉症スペクトラム障害（autistic spectrum disorder；ASD）の病像は，知的障害の程度，同一性保持の内容，感覚過敏，受けた教育，認知障害，精神運動興奮の程度などによって，かなりの違いがみられる．知的障害でみれば，それが最重度であれば，言葉を言葉として理解できない感覚運動期のごく初期のレベルで機能し続けることすらある一方で，IQが130を超えてくるような場合は，一見すると障害がないようにみえる場合がある．精神運動興奮という点でも同様で，知的に最重度でも精神運動興奮が非常に少なく，支援する側がこれを考慮する必要がない事例もあれば，IQは平均以上でも自分の考え方や行動の枠組みで許容できないことに対してすぐに感情的になってトラブルを起こしてしまうような事例もある．

ただ，病像が違っていても，自閉性という特性（病理）は共通している．言語理解，感覚，感情，価値意識などのさまざまな面で自閉性が強く出れば，成人に至るまでに医療，教育，福祉の何らかの領域で対応がなされているのに対して，自閉性が不適応を起こさない程度に抑制，あるいは改善，あるいは学習によって修正されている場合は，集団適応の課題が高度になるまでは，事例化しにくいだけである．

特に，知的障害が目立たないASDの場合は，お金を払って集団に帰属させてもらっている間は，周囲が本人に合わせた環境作りをしてくれることも多く，事例化しにくい．しかし，修学年限を過ぎて労働の結果に対する対価を得ようとし始めると破綻して

事例化する．

　成人期になって事例化するASDでは，普段の生活ではみえにくい認知面の偏りを確認する必要がある．そのため，筆者の外来では，普段質問されないような「あたりまえ」がどのように認知されているのかを確認することで，背景にある自閉性の有無を確認するように努めている．たとえば，質問1，2のような課題に対して，平均的といえるような反応が得られるかどうかは，実生活のなかで支障が出ている際の背景に，ASDを含む自閉的な認知があるかどうかを考える材料になる．

[質問1]
①「鶴の恩返し」で，出て行くときの鶴はどのようなことを考えていたのか？
②なぜ，鶴だとわかってしまったら，出て行かなくてはいけないのか？

[質問2]
朝ご飯のとき，あなたの前に，自分の作ったお味噌汁と，お母さんが作ってくれたお味噌汁があります．2つのお味噌汁の違いはなんだと思いますか．正解があるわけではありません．

以下にいくつか成人の例を挙げておく．

◆ 事例1　30代男性，知的障害なし

　幼少時から杓子定規で，巻き込み型の強迫の傾向があった．ただ，不安は少なく，すぐにかんしゃくを起こしていた．大学卒業後にメーカーの営業として就職して，客先では問題ないものの，職場でときどき不機嫌になって机を叩くなどしていた．バス停で割り込みした相手を激しく怒鳴りつけて警察を呼ばれたことを契機に，上司から受診を勧められた．かんしゃくの程度がはげしいので服薬を開始．本人も努力して，不穏になりそうなときは頓服を飲んだりその場を離れたりして落ち着く努力をしているが，かんしゃくは完全には収まっておらず，特性を理解した周囲に受容してもらっている．

◆ 事例2　20代女性，知的障害なし

　小学校のころから，時間割が変更されると学校で機嫌が悪くなったり泣いたりしていた．専門学校を卒業して，大手企業の子会社の営業の補助として就労．非常に控えめな態度で，求められた書類の作成をこなしていたが，1年ほどして見積書の作成依頼が増えてから不機嫌そうに怒り出すようになったため産業医の勧めで受診．自分が決めた時刻までに書類作成が終わると思える見積書の枚数が自分のなかで決まっていて，それを超えると不安で仕方なくなって騒いでしまっていた．近医を受診して，障害者手帳を取得して，障害者雇用に条件を変更して就労を継続している．

◆ 事例3　20代男性，軽度遅滞

　就学前に自閉症の診断がされていたが，会話はよくできるので普通学級に就学した．就学後は医療機関とのつながりなし．中高は一貫の私立中学に進学．記憶力は抜群で暗記科目の成績は良好であった．推薦で専門学校に進学したが，そこでついて行けず受診．療育手帳を取得して，形だけは卒業した．本人は特例子会社を嫌い，一般企業で障害者1人だけの職場に就労したが，そこでは，それまでのように遊んでくれる関係はも

てず，専門学校時代の「友達」に誘われては奢らされるようになった．親は，その集団とは遊ばないようにと注意しているが，本人は，障害のある集団とのかかわりを好まず，「友達」と遊びたがってしまう．

◆ 事例4　20代男性，知的障害なし

　就学前に，広汎性発達障害と診断された．普通学級に就学して，一般入試を受けて理系の大学を卒業．就職活動では就職が決まらず，研究室の紹介で中規模の企業に就職．しかし，半年もせずに無断欠勤し，うつ状態と診断されて休職，指示を文脈に沿って理解することと，場面に応じた適切な表現がうまくできておらず，コミュニケーション能力の問題が不適応の原因と考えられた．職場は特性を理解して対応してくれたと思われたが，何度か休職と復職を繰り返した．本人と家族は，会社の対応が厳しいと主張し続けたが，会社側からは能力の範囲でやってもらえる仕事がないといわれて結局退職．その後就労せずに，ネットでレストランとCD，DVDを検索してリストを作り続けて自宅で過ごしている．

　ここで挙げた事例への支援に際して問題になる点を考えてみたい．事例1では，本人が問題行動を自覚したうえで，周囲に合わせようとしている．能力的に可能であれば，薬物療法なども併用しながら，行動療法的な訓練，環境調整による負荷の軽減が可能になるという例である．事例2も，本人が受動的で，自分から生活圏を広げようとはしないので，環境調整だけでもかなりの適応改善が得られている．しかし，事例3では，自らの障害受容と志向性の問題があって，容易には環境調整ができなくなってしまっている．事例4では，本人だけでなく家族も障害受容ができておらず，本人に対する家族の要求が不適応を助長する事態となってしまった．

　このように，ASDについては，本人の自閉性，集団の平均的と思われる視点で自分を評価できないという病理が，支援そのものを拒否してしまうという問題につながることがある．統合失調症であれば病識がないと表現されるところだが，それと同様の病理があって，かかわる側が苦慮することになる．ADHDでも平均的な価値観からずれてしまっている場合があるが，ADHDの場合は，そうなってしまうとそもそも医療にも福祉にも繋がらないので，支援以前の問題になる．

　また，ASDの成人期には関係妄想や被害妄想などの精神病状態の併存がありうるということにも留意する必要がある．ASDがあるからといって精神病状態になりにくいわけではないが，幼少時に自閉症や広汎性発達障害の診断を受けていると，成人期の不適応がすべてそのためと周囲に理解されていることがある．以前からあった，精神病状態になりやすい脆弱性が，幼少期に軽い自閉性として周囲に認知されるようになっただけなのか，あるいは，自閉症，広汎性発達障害の成人の社会参加の機会が増えて，本来の意味での心因反応が増えているのか，などの議論はここではしない．しかし，不適応状態の背景に，そういう病理が加わっている場合もあることを意識しておくことは必要である．

■ **表1-14 高機能ASD, SCD成人が直面する困難**

- 指示どおりにやったつもりが，違うことをしているといわれる．
- 全体をみて，業務を調整するマネジメントができない．
- 企画を出すようにいわれて，新しいアイデアが全く出ない．
- 会議で，何が重要であったのかをまとめることができない．
- 相手の興味や関心に気付けないので，会話を広げることができない．
- 話題を繋ごうとして出した話題が，唐突に受け取られる．
- 交渉の落としどころがわからず，一方的な要求になる．
- 自分で理由がわからないまま，周りから敬遠される．

なお，ASD以外でも，ASDと似た病理が部分的に見られる場合もある．特に，DSM-5で導入された，社会的（語用論的）コミュニケーション障害〔social (pragmatic) communication disorder；SCD〕は，コミュニケーションの問題として分類されているが，ASDのうちの言語面の問題だけをもっている病像とも捉えられるし，非言語性の学習障害，つまり，語用論でいう暗示的な理解の学習障害としてみることもできる．

◆ **事例5　30代男性　知的障害なし**

大学まで，周囲からは少し変わった奴としてみられていたが，成績は常に上位で，マイペースではあっても周囲を巻き込まないので，適応に大きな支障はなかった．大学院を卒業してIT系の企業に勤め，6，7年目まではプログラマーとして問題はなかったが，プロジェクトマネジャーとして管理的な仕事をするようになってから破綻．出勤が辛くなって，家族の勧めで精神科を受診．

この事例では，**表1-14**のようなことだけで気付かれる．

3. 成人期のLD

空間認知の発達，数の抽象化，読み書きの能力，外界を言葉で切り分ける能力の発達のつまずきは，小学校高学年くらいから自己評価の低さなど，情緒的な問題に繋がることが多い．それらが成人になってから事例化する場合は，こういう基礎学力をもとに学齢期に学習していく知識や問題解決能力が不十分なままになっている．学習障害自体の頻度は統合失調症よりも明らかに多いと思われるが，適応に困難をきたさない限り事例化しないため，一般の外来での頻度が統合失調症より高いとは思えない．しかし，適応障害と診断されるもののなかには，学習障害を基礎にもつ事例は結構あるのではないかと感じている．

学習障害（learning disorder；LD）は，明確な診断基準がなく，成人になってから事例化したものは，それが幼少時からのものか，修学の環境や態度によるものかの判断が難しい．原因がどうであれ，結果として書字や計算能力に問題があれば，何らかの支障に繋がっていることが多いと思われる．

意外に思われるかもしれないが，LDがあってもそれ自体を主訴として本人が外来受診をすることは非常に少ない．LDの診断がつく成人のほとんどは，ADHDやASDを

■表1-15 LDの診察における質問事項

数に関連するもの	・100から7を順に引いていった答えを1つひとつ言ってください． ・90円の1割引は？ ・時速10kmで30分進むとどのくらい進む？ ・ケーキ1個を半分にすると，その半分は何個？ ・鉄1kgと綿1kgを比べるとどちらが重い？
書字，読字，位置関係に関するもの	・五十音の「い」の段を順にいってください． ・ローマ字は書けますか？ ・指の名前を答えてください． ・手の形をまねてください． ・（目をつぶってもらって）私が触った指の名前を答えてください． ・サイコロの絵を描いてください． ・見本の絵を反転して描いてみてください．
協調運動に関するもの	・運転免許の教習で，実技を何時間オーバーしましたか． ・車での事故歴はありますか． ・ピアノやリコーダーで，左右別々に動かすのが苦手でしたか． ・小学校でのダンスなどを覚えるのが苦手でしたか． ・（料理をする人の場合）料理は苦手なほうですか．

自分で疑うような適応上の問題を抱えていて，そのために抑うつ的な心理状態に陥って受診に至っている．

そのため，書字読字の問題による職業選択の制限が生じていたとしても，ほかに大きな問題がなければ，その制限のなかでなんとかやっていることが多いと思われる．もちろんこれも程度問題ではあるが，実際に外来のなかでは，ほとんど漢字が書けなくても，対人面のスキルに問題がなければ得意なところで収入を得ている状況をみることがある．

だから，実際にLDに関連した問題を扱う際には，LDそのものよりも，LDに随伴しているか，二次的に生じた問題に対応することが多くなるし，時にはケースワーク中心の外来になることもある．

◆LDを疑っての面接

面接場面で知的障害がなさそうであっても，過去の学業成績や，科目間の得手不得手を聞いてみると，誰しもそれなりのばらつきはあるものである．しかし，極端な苦手さがある場合には，LDといってよいかもしれないと控えめに考えてみることになる．筆者の診察場面では，数と協調運動については，表1-15のような質問をよく行っている．書字に関するものは，問診票に記載された文章に平仮名が多用されていたり，誤字脱字が多かったり，文字の大きさが極端に不揃いであったり，極端なくせ字であったりするときに，診察のなかで確認するようにしている．

これらが当てはまったとしても，それですぐにLDと判断してはいけないが，当てはまってしまう何らかの原因があると考えることは重要である．

◆ **事例1　20代男性**

　小学生のころから，漢字の読み書きで非常に苦労した．中学校を卒業後，定時制高校に進学したが続かずに中退．友人の誘いで工事現場などを転々とした．店員のバイトもしたことがあるが，漢字の読み書きができないため続けられず，ホームレスのような状況になって支援者がかかわるようになり，受診に至った．

◆ **事例2　20代女性**

　小学生のころから，漢字の読み書きがほとんどできず．中学を出て定時制に進んで，何とか卒業はさせてもらったが，限られた漢字しか読めないので就労を断念．友人に誘われてスナックで働くようになってからは収入を得て，それなりに安定していた．ただ，結婚の話が出て，相手は漢字が苦手というのを理解してくれてはいたが，本当に大丈夫かどうか不安になって受診した．

◆ **事例3　40代男性**

　小学校低学年から算数で非常に苦労した．読み書きは何とかなるが，計算だけはいつも指を使っていた．単位の感覚はどんなに練習しても頭に残らなかった．通信制高校を何とか卒業して作業員などとして職を得た．まじめなので信頼はされるけれど，数に関連する作業が出ると途端に困ってしまい，それを知られるのが嫌で職を転々とした．しかし，不況で仕事に就けなくなり，生活保護を受けるようになって受診した．

◆ **事例4　30代女性**

　小学生のころから，算数への強い苦手意識があった．高校を卒業してから事務員として就職したが，数字の転記ミスが非常に多く，何度か職場を変えてきた．ADHDではないかと自分で疑って受診した．全般的な不注意はなく，数の保持と操作が極端に苦手な状態と判明した．

　このすべての事例についていえることは，現時点ではLDそのものを改善できる薬物療法はなく，LDで明らかな生活上の支障が出ている成人期の状態について，その苦手さの克服のために訓練をしても改善するかどうかはなんともいえないということである．したがって，成人のLDへの訓練は，車椅子で生活している成人に対して歩行訓練を行うかどうか，という判断に近いものがある．できないことを前提として生活を組み立てるか，少しでもできるように訓練をするか，本人の意向や生活環境を踏まえながら考えていくしかない．

　訓練に際しても，たとえば漢字の書字の苦手さの克服のために，やみくもに漢字ドリルをやっても意味がない．漢字の部首などの形の認知が苦手であれば，そういうところから入る必要もある．それをやっても，漢字の意味理解自体が曖昧であると，意味のわからない英語のスペルを覚えるのと同じような効率の悪さがある．そういう場合は，語彙力自体を高める訓練も必要になってくるといった調子で，訓練といっても一筋縄ではいかない．

Ⅲ 治療

1. 診断の告知

　診断そのものは，医師のみが行えるものである．また，支援に際して公的な資源を使う場合は，診断書や意見書の作成にあたって診断名が必要になる．しかし，ADHD，ASD，LDのいずれの場合であっても，実際の支援にあたって必要になるのは，診断名ではなく，個々人のもつ病理である．だから，最初に伝えられるべきなのは「所見」であって，「診断」ではないと考えている．本人や家族，そしてかかわる医療者や支援者にとって必要なのは，診断基準が変わっても変わらない障害内容そのものである．DSMでの診断基準や分類方法は，周囲が共通認識をもつために便利なツールではあるが，それが変わるたびに，同じ状態に対する呼称が変更されてしまう現状では，それを重視しすぎると混乱をまねく可能性がある．

　また，本人自身が気付かなかった，それまでの持続的な行動上や認知上の特徴を指摘されることは，それまで健康であった人が，予期せぬ何かの病気に罹ってしまったような病名告知をされるよりは受容しやすいように思える．

2. 薬物療法

　ADHDに対しては，薬物療法が可能になっている．全例に有効というわけではないし，小児の場合と同様，薬物療法だけで十分な改善が得られるわけではないが，行動変容を意識した生活指導と併用することで，有効性を高めることができる．ADHDの場合は，能力を妨げている幼少時からの行動や考え方の癖を直す必要があること，薬物療法はその努力を後押ししてくれる可能性があること，改善しやすい癖とそうでない癖があるので一律に有効というわけではないこと，などを理解してもらったうえで，開始してもらうと，過度の期待をもたれたり，薬物だけでなんとかしようという受動的構えになることを防げると感じている．

　ASDでは，感情が高ぶりやすい，かんしゃくを起こす，といった情緒面の抑制の問題に対して，少量の非定型抗精神病薬による鎮静を行うことがある．ただ，自閉性そのものへの治療ではないことを意識しておく必要がある．

　LDそのものに対しての薬物療法は行ってはいない．

3. 環境調整

　ADHD，ASD，LDのいずれの場合でも，事例化していれば，能力の偏りに合わせた環境調整が必要になることが多い．環境調整を行う前に，どのような調整が適切であるのかを，本人と周囲が同じ認識をもてるようにしておくことが重要である．

　就労が見込まれる場合は，障害者職業センター，就労移行支援事業所などでの評価や

訓練を行い，そこでの結果をもとに，ナビゲーションブックと呼ばれるような，本人の苦手な点と，それに対する対応方法を整理したものを患者自身で作成して，職場の上司や，就職面接の際に提示するよう助言している．

　大学生の場合は，最近は，学生相談室経由であれば講義の録音や代筆の許可が得られることも増えている．ただ，それも大学によってさまざまであるので，一律に前提にした支援はできない．生活の支障の程度によっては，障害者手帳を取得してもらい，障害者枠での雇用の機会を目指す．障害の程度によっては，卒業後すぐに，就労移行支援を利用することもある．

　就労して自立できるだけの収入が得られない状況では，生活していけるための具体的な提案，ケースワークが重要になる．具体的には，障害基礎年金の受給や，就労継続支援B型などのハードルを下げた就労で収入を得つつ，必要であれば生活保護で部分的に支援を得るという枠組みをつくるようなケースワークになる．少しでも社会参加できていること，自立できているということは，自尊心の回復に繋がって精神症状が安定することも多く，発達障害に限らず重要だと考えている．

〈橋本大彦〉

第2章

各障害へのアプローチ

第2章 各障害へのアプローチ

1 こころと認知の発達

I はじめに

　発達障害(developmental disabilities)は，精神もしくは身体の機能障害(impairment)あるいはその合併に起因するもので，22歳までに障害が現れ生涯継続し，日常生活が制限され，サービスを必要とするものとされた．この規定では，脳性麻痺や精神遅滞といった疾患規定を除外し，日常生活上での能力低下を規定し，特別なサービスの供給を必要としている．

　このように用いられてきた発達障害であるが，近年わが国では子どもの行動や学習の問題に関連して，学級崩壊，不登校，引きこもりなどの問題の病態として，通常学校在籍の知的障害の明らかではないいわゆる発達障害がクローズアップされてきた．わが国における「発達障害」概念はDSM-Ⅳの時代までは国際分類と異なった独自の概念として教育的/行政的に存在することになった．その後発達障害支援法，障害者差別解消法などが制定されるようになり子どもたちへのサポート体制は一変した．発達障害は，DSM-Ⅳでは小児/思春期に認められる疾患に分類されていたが，DSM-5では，神経発達障害として定義されるようになった．すなわち，発達障害は精神障害ではなく認知障害であるとの観点が強調されたと考えることができる．神経発達を理解することが，発達障害を理解するうえで必要とされる所以である．

II 発達障害を診療/治療する専門家のために —子どものこころの発達と発達障害

1. 運動発達と認知機能発達

　現在までの発達の概念は，運動発達に関するものが主であり，認知，コミュニケーション(言語，非言語)，こころの発達のように個人差が大きく判定基準が曖昧であるものについてはあまり注目されてこなかった．1歳ぐらいで有意語が出る以前には，喃語，繰り返し喃語，前言語，指さしなどが評価項目でありほとんど白紙状態であった．しかし子どもは急に話し始めるわけではない．言葉として評価できない部分の発達(非言語性発達)があり，言葉の発達として目に見える(耳に聞こえる?)形で現れる．そして，非言語性の機能の発達と，言語的な機能の発達が，ともにバランスよく育っていったと

きに，「心の理論」の存在がある．健常発達の子どもたち（定型発達）では，就学のころまでに相手の立場を理解し，表情と背後の気持ちを察し，社会性（集団生活技能）を育て，学習するための能力をもつようになっていく．言い換えると心理，行動，および情緒の到達目標は，基本的に子どもがもつ，あるいはもつべき，自分を抑える力（自律），社会のなかで生きていく能力（社会生活技能），学習する能力（学習能力）などのことをいう．これらの一部分に落ち込みや偏りがある子どもたちが「発達障害」である．このように考えていくと，どの部分に凹みや偏りがあるのか，発達障害を理解することが診断と治療に大切な点である．その子の各分野の状態が定型発達の子どもの何歳，あるいは何年生のレベルであり，停滞あるいは歪みなのかを知り，その病因と病態から診断をつけ，同時にその子どもにあった短期的・長期的習得目標を示し，認知心理学，リハビリテーション，教育あるいは薬物などを用いて改善するように総合的に指導していくことが発達障害を診療する医師には求められる．しかしある年齢からは，その子の弱い部分は避けて，能力の優位な部分を利用したかかわりにしなくてはならない．

こころの発達に重要な運動発達としては，協調性と交互性がある．発達障害の子どもは幼児期に，お遊戯，リズム体操，縄跳び，折り紙など運動の巧緻性が悪いことがよく指摘される．始まりは出生後4か月ごろに目と手の協調が悪い（目で見ながら物をさわる，操作する）ごろから認められる．また，ハイハイなどの交互運動が10か月ごろになっても現れず，蛙跳びのような這い這いであったとか，突然立ち上がってしまうこともある．協調性と交互性に問題が認められる場合，発達障害（自閉症）である可能性は大きく，発達障害における運動要素を用いての診断として重要である．また視線とやりとり行動も重要である．

2. こころの発達―エリクソンの心理社会的発達段階を用いて（表2-1）

人生を8段階に区分して，それぞれに発達課題と心理社会的危機（psychosocial crisis），重要な対人関係，心理社会的様式が設定されている．この立場から発達障害を考えてみる．

1）乳児期（基本的信頼 対 基本的不信）：0～2歳

基本的信頼は，乳児期の主に授乳関係を通じて作られるといわれる．唇でお乳を飲む行為は，食物摂取という生理的な意味ばかりではなく，後の人格発達の原型となる心理的な意味もある．乳児は口を通じて自分の周りの世界を学んでいく．この時期に子どもが世界は自分を養ってくれ，頼ることができ，信頼するに値すると感じることができるか否かで，その後の親密な人間関係を築き上げていく土台が作られる．自閉症の場合はこの時期にまだ基本的信頼感はできていない．自分を周囲から隔絶された存在として感じており，周囲にいる人に気づく2～4歳における基本的信頼感を得るまで続いていく．不信でなく孤立である．この時期には，同調行動（リズムとゆらぎ）が認められ，乳幼児期までに母子間にさまざまな同調行動が認められる．

新生児期の母乳を飲む，抱かれる，あやされる，睡眠リズムなど母子が一体化し一緒

■ 表2-1　エリクソンの心理社会的発達段階説（1977年）

発達段階	年齢	時期	課題	危機
第1段階	0～2歳	乳児期	基本的信頼	基本的不信
第2段階	2～4歳	幼児期	自律性	恥と疑惑
第3段階	5～7歳	遊戯期	自主性	罪悪感
第4段階	8～12歳	学童期	勤勉	劣等感
第5段階	13～22歳	青年期	同一視	役割混乱
第6段階	23～34歳	前成人期	親密	孤立
第7段階	35～60歳	成人期	生殖性	停滞性
第8段階	61歳ごろ～	老年期	自我の統合	絶望

にいることが快になる状態が同調行動である．この時期の同調行動が，児の問題，母親の問題，両者の問題なのかは別にして，うまく行われていない（いわゆる育てにくい子ども）であると愛着関係は育たない．また，子どもをかわいいと思う気持ちも育たない．
　現病歴を注意してとってみると，自閉症においてはこの時期から問題を認めることが多い．
　視線とやりとり行動とは，まず，人から見られていることすなわち視線を感じることから，自分を認識するようになり，視線をもつ相手を同じ仲間であると感じ目と目を合わせるようになり，母親の視線の方向を見ることである．視線の範囲内で物を動かすと，手を動かす，体を揺さぶるなどの行為がみられる．4か月では90°，6か月では180°の範囲内に注意を向けることができる．このようなお互いの反応を「やりとり行動」という．この行動がいわゆる「愛着行動」と密接に結びついている．
　6か月ごろになると定型発達の場合には，自分の身体の存在（自我の始まり）に視覚的に気付くようになり，自分の身体を鏡で見て動かしながら確認するようになる．
　次に自分と同じ存在としての母を認識するようになり，母親は探索行動の基地，依存の対象，体験を共有する存在となる．すなわち母の存在を基盤にして確認動作を認めることになる．「自分のことをきちんと見てくれるかな？」という非言語的行動（母親のほうへ振り向いて確認する）ことにより確認することができる．このことを理解できる時期が遅い場合，たった1人の孤独な自分だけで生きているという精神的に不安定な状態が長く続き，精神的に不安定で過敏な子どもとして捉えられることになる．自閉症においてはこの時期が遅れ2～4歳の時期と重なることが知られている．この時期が次子が生まれる時期に当たることも多く，親子関係，兄弟関係において危機的状況となりえることも多い．
　1歳半～2歳ごろには，おもちゃそのもののもつ機能，役目などによる遊びから，生活の再現，象徴としての「ごっこ遊び」ができるようになる．このことは周囲の状況（社

会)を理解し，視覚的イメージを想像的にものを使い表現する能力であり，創造性ともつながる．このことは，自閉症において最も獲得しがたい能力である．また，このころに母親に対する基本的信頼感の確認として，一度離れ，もう一度戻って確認する行為が認められる．すなわち，母親が働き始め，保育園に預けるようになったり，兄弟が生まれる，などの時期と重なってくる．この時期の対応もあまり注意されていないが，子育てにおける重要なポイントになっている．なお，ごっこ遊びは人が加わってのごっこ遊びであり，自分1人でのなりきり遊びは含まれないので注意が必要である．

　マーラーは，「分離＝母親から離れている感覚」「個体化＝母親から一定時間以上離れていることができる能力」という概念としている．再接近期での愛着の確認が行われない場合には，相手に対する確信をもつことができないために後の境界性人格障害との相関性が指摘されている．

2) 幼児期（自律性 対 恥と疑惑）：2～4歳

　この時期になると，幼児は肛門括約筋をはじめとする全身の筋肉が発達してきて，自分で立って歩けるようになり，排泄をコントロールすることが可能となる．発達課題としては，排泄と保持という体験を通じて自律性の感覚を身につけることができるか否かが重要となってくる．うまく排泄ができれば親にほめられ，失敗すると恥ずかしい思いを，幼児は体験する．

　また，自己主張をだんだんしはじめるころであり，攻撃の手段として自分の排泄物を武器として扱うこともときどき観察される．このころには自主的に行動したい時期であり，周囲との軋轢で自律を獲得する時期である．

　3歳ごろになると，自分の足でどこにでも出かけていくことができ，言葉で自分の意志を伝えることができる自立した状態になる．すなわち，自我を確かめ，自我を作り上げることがこの時期の課題であり，乗り越えようと精一杯努力し，自分を客観的にみることができるようになる．

　4歳では，相手の表情を読むこと，言語的記憶もある程度可能になり，自律した状態として自我を抑え集団の中で自分がどのように振舞えばよいのかがある程度わかってくる．注意欠如・多動症/注意欠如・多動性障害（attention deficit/hyperactivity disorder；ADHD）では，このような4歳レベルの非言語性の能力が獲得できておらず，自分を抑えることができない．すなわち3歳レベルの自立状態であり自律状態には至っていない．そのため，ADHDか否かを判断するのは，4歳以降に行うべきであり，治療開始も通常5歳以降になる．例外として，非常に落ち着きのない子どもをもつ母親に，うつ状態や虐待に至る可能性がある場合には，リハビリテーション，心理，地域などによるさまざまなサポートを行いながら薬物療法などを行うこともありうる．

3) 遊戯期（自主性 対 罪悪感）：5～7歳

　この時期は，侵入するというモードが主流になる．世界にどんどん侵入していき，攻撃をしかけ，自分を主張していく積極性と，そういうことをすると自分は罰せられるのではないかという罪悪感が発達課題となる．これらの発達によって，積極性に富む子ど

もになったり，罪悪感の強いマゾヒスティックな子どもになったりするとされる．男の子の場合には正面攻撃によって思いをとげ，女の子の場合には，自分を魅力的にすることによって，対象を引き付けようとする手段の違いがある．いずれにせよ子どもは，自分が世界に対して積極的に取り組める存在であることを徐々に認識していく．

　社会性の獲得(社会生活技能：ソーシャルスキル)は，社会で生きていくうえで最も大切な能力であり，よい社会性をもつため身に付けておく技術であり，ほかの人の存在を認め，周囲に対して，自分を変える，他人の態度や表情から感情を読みとる，友情の確立，友達関係の維持，他者の困った行動に対応する能力である．すなわち，他者の存在を認め，態度や表情からその人のもつ感情と背後の思いを読みとり，他者の困った行動に対応する対応を適切に行うスキルである．現在社会で最も欠けていることはこの能力かもしれない．広汎性発達障害(pervasive developmental disorder；PDD)とADHDにおいては，この技術に問題のあることが多い．児に対する小集団による社会生活技能訓練(social skills training；SST)も，最近ではよく行われるようになった．

4) 学童期(勤勉 対 劣等感)：8～12歳

　学齢期に達すると，フロイトのいう幼児性欲の抑圧にひとまず成功する．日常的な勤勉が主題となる時期である．子どもは学校で急速に知識や技能を修得し，仲間との集団関係を育成する．このとき，勤勉さが十分に成功しないと，劣等感が生ずるとされる．勤勉さが成功するということは，物事を完成させる力とその喜び，周囲の承認，自己の有能感や自尊心といったものが得られるということである．また，学校での同輩集団が，子どもの社会化の力を養ううえで重要な存在となってくる．発達障害がある場合には，周囲に対しての気づきが現れるこの時期が危機的状況になることも多い．周囲より劣っている，周囲からのネガティブメッセージは理解できても具体的にどうすればよいかわからない．親からのポジティブメッセージには反応できないなど複雑な状況が生まれてくる．

　このころは自閉症の子どもたちが，心の理論(相手の立場になって考える)を通過できる時期でもある．

　「心の理論」は，自閉症の本態的なものであり，非言語性機能と言語性機能の発達がバランスよく行われたときに成立すると考えられている．こころの理論では「サリーとアンの課題」と，「スマーティーの課題」が代表的である．

◆サリーとアンの課題

　心の理論第一段階は，サリーとアンの2人がいる．サリーは自分のバスケットの中にボールを入れた．そしてどこかへ遊びにでかけた．そこへアンがやってきて，そのボールを自分のバスケットの中に入れてしまう．その後，サリーが帰ってきたとき，どちらのバスケットを見るか？　という課題である．もちろん，正しい答えは自分のバスケットである．しかし，この答えはサリーの立場に立って考えないとわからない．客観的に舞台を見ている観客の立場から，サリー自身になって考えることが必要になる．

　この課題は，早い子では3歳ぐらい，通常4～5歳，遅くとも6歳までには理解できるようになる．逆にいうと，こういうことがきちんとわかっていない子どもに，「あな

たがそういうことをすると，あの子は，どんなにつらい思いをしているか，悲しいか，わかっているの!?」といっても，相手の立場に立って考える視点のない子にわかるわけがないのである．

◆ スマーティーの課題

心の理論第二段階である，スマーティーは，ネスレ社から発売されている海外版のマーブルチョコレートである．米国の子どもたちは，この箱を見ると中にチョコレートが入っているとすぐにわかる．この課題では，中に赤鉛筆が入れてある．この箱を渡すと子どもは喜んで，チョコレートをもらったと思い，中を開け，チョコレートが入っていないのでびっくりしてしまう．次に，この箱をこの場所にいない人，例えば「お父さんに渡してごらん，お父さんは中に何が入っていると思うかな？」と聞く．もちろん外側からだけみるとチョコレートのパッケージなので「チョコレートが入っている」というのが正しい答えである．このような課題ができないことは，同じ場所にいない相手の立場になって考え，相手の心を読むことができないということになる．

健常例では，「サリーとアンの課題」は4歳ごろで通過，1年後ぐらいで「スマーティーの課題」を通過するといわれている．アスペルガー症候群は「サリーとアンの課題」を6〜8歳，高機能自閉症は大体10歳ぐらいで通るといわれているが，知的レベルは年齢相当であるので，高機能PDDでは，心の理論の発達障害が本態であるということもいわれている．しかしこれらの課題の通過には聴覚や視覚的な記憶が必要になる．

「スマーティーの課題」は，記憶する視覚的要素が2画面しかないので，アスペルガー症候群では視覚記憶がよい場合，「サリーとアンの課題」ができなくとも，「スマーティーの課題」はできることもあり得ることを理解しておく必要がある．

5) 青年期（同一視 対 役割混乱）：13〜22歳

青年期では性欲がふたたび表面化する．これに基づいて自己概念が新しく現れてくる．生理学的変化と社会的な葛藤とによる混乱の時期である．新しい自我同一性（ego identity）―自分がどんな人間かということ―を確立することが課題となり，これに失敗すると役割混乱が起こって同一性拡散（identity diffusion）という病理が生ずる．人格が統一されず，社会へのコミットメントができない状態に陥ってしまう．

青年期は新たに出会う世界とかかわりを結ぼうとする．青年は同一性（identity）の確立を目指して試行錯誤しながら，やがて自分の生き方，価値観，人生観，職業を決定し，自分自身を社会のなかに位置づけていく．なかでも思春期は，小学校の高学年ぐらいから成人までの第二次性徴を迎え，体のエネルギーや性的エネルギーが増大する時期であり，自我同一性（identity）の獲得，自己同一性（自我），役割同一性（社会），友達関係の確立，親からの精神的な分離（世代間境界）と自立，身体像の変化，性的同一性（男，女），などの問題からのメタモルフォーゼ（変容）が必要とされる．

この時期の課題は，①友達仲間との関係をどのように発展させていくか，②肉体の変化をどのように受け止めるか，③親からの精神的な分離（世代間境界）と自立をどのように達成していくか，④自己意識（identity）をいかに獲得していくか，⑤性的な成熟をど

のように迎えるか．このようなことが発達障害の子どもたちにとっての思春期に混乱を招き二次障害を生じる要因ともなり得る．

ADHDの子どもたちにとって自己を客観的にみて評価する「メタ認知」ができるようになる時期でもある．薬物によりメタ認知と社会性の遅れがなくなるとの報告が認められるようになってきた．自閉症の場合には周囲の状況により自己を変えていくことができないため自我同一性は獲得できないと考えている．

6) 前成人期(親密 対 孤立)：23〜34歳

この時期の発達課題は，親密さである．自我同一性を確立したものは，他者と真の親密な相互関係をもつことができる．これは，異性と仲良くなることを意味する．そして，性というものを通じて，心身ともに一体感を抱くような，今までにない親密さを体験することである．体験される親密さは，自分と異なる性別，肉体をもつ他者との相互性という点に意味をもつ．これに失敗すると，孤独をもたらし，以後の心理的成長を抑制するとされる．

7) 成人期(生殖性 対 停滞性)：35〜60歳

この時期の発達課題は，生殖性(生産性)である．生殖性とは，次の世代を育てていくことに関心をもつということを意味する．また，結婚して子どもを育てることだけでなく，社会的な業績や知的，芸術的な創造もこのなかに含まれるとした．自分自身にしか関心がもてず，自己没頭という状況になると人格の停滞を示し，この発達をうまく乗り越えられない．

8) 老年期(自我の統合 対 絶望)：61歳頃〜

老年期の発達課題は，統合性である．この時期は，人間の生涯を完結する重要なときである．今までの自分のライフワークや生活を総合的に評価し直すという営みを通して，自分の人生を受け入れて，肯定的に統合しなければならない．統合性を獲得することができれば，心理面の安定が得られ，人間的な円熟や平安の境地が達成される．しかし，この課題に失敗すると，後悔や挫折感を経験することのほうが多くなる．すなわち，自分の人生を振り返って絶望を感じることになる．

Ⅲ 認知心理学的理解

1. ワーキングメモリ(working memory：作業記憶，作動記憶)[1]

短い時間に心の中で情報を保持し，同時に処理する能力である．会話や読み書き，計算などの基礎となり，日常生活や学習を行ううえで重要な機能である．ワーキングメモリのメカニズムについては，Baddeley & Hitch(1974)のモデルが代表的でありわかりやすい．ワーキングメモリは，言語的短期記憶(音韻ループ)，視空間的短期記憶(視空間スケッチパッド)，中央実行系の3つのコンポーネントから構成されるシステムとさ

れている．言語的短期記憶は音声で表現される情報（数，単語，文章），中央実行系は，注意の制御や，処理資源の配分といった高次の認知活動を行う．言語的短期記憶と中央実行系の機能を合わせて，言語性ワーキングメモリと呼び，視空間的短期記憶と中央実行系の機能を合わせて，視空間性ワーキングメモリとしている．ワーキングメモリは思考と行動の制御にかかわる前頭葉の働きと関連する実行機能（executive functions）の一成分であると考えられている．実行機能には，抑制（inhibition），更新（updating），シフト（shifting）の3つの働きがあり，更新の働きがワーキングメモリーであり，知能（流動性知能・結晶性知能）に影響すると考えられている．学習では，国語，算数（特に計算），理科などの学習と密接に関連し，発達障害のある子どもの多くがワーキングメモリに問題を抱えている．

2. デフォルト・モード・ネットワーク（DMN）[2,3]

脳は話をする，本を読む，といった意識的な仕事を行っているときだけ活動し，何もせずぼんやりしているときは脳もまた休んでいると考えられてきた．ところが最近の脳機能イメージング研究によって安静状態の脳で重要な活動が営まれていると考えられるようになってきた．この脳の「基底状態」ともいえる活動に費やされているエネルギーは，意識的な反応に使われる脳エネルギーの20倍にも達するという．この脳活動の中心となっているのは，「デフォルト・モード・ネットワーク（default mode network；DMN）」と呼ばれる複数の脳領域で構成されるネットワークで，脳内のさまざまな神経活動を同調させる働きがある．自動車が停止してもいつでも発進できるようエンジンを切らないでおくのと同じように，これから起こりうる出来事に備えるため，さまざまな脳領域の活動を統括するのに重要な役割を果たしていると考えられていた．

DMNは意識的な行動をするうえで重要な役割を果たしていると考えられてきたが，加えてDMNの働きが作業を行っているときにもあること，自閉症においては発達が遅れていることなどがわかってきた．精神疾患でもDMNの異常が指摘されるようになりこれからの発達障害のみならず精神疾患，そしてこころの発達を考えていくうえでDMNが重要な役割を果たすと考えられるようになってきている．

● 文献

1) 宮尾益知（監修）：子どものADHD 早く気づいて親子がラクになる本．河出書房新社，2016
2) トレーシー・アロウェイ，他（著）：脳のワーキングメモリを鍛える！ 情報を選ぶ・つなぐ・活用する．NHK出版，2013
3) 苧阪満里子：デフォルトモードネットワーク（DMN）から脳をみる．生理心理学と精神生理学 **31**：1-3，2013

● 参考文献

1) 宮尾益知（監修）：女性のADHD（健康ライブラリーイラスト版）．講談社，2015
2) 宮尾益知（監修）：女性のアスペルガー症候群（健康ライブラリーイラスト版）．講談社，2015
3) 宮尾益知：デフォルトモードネットワークから見た発達障害．日本医師会雑誌 **145**：2350，2017

〔宮尾益知〕

2 ASD

I ASD の概要

　　　Wing は自閉スペクトラム症/自閉症スペクトラム障害(autistic spectrum disorder；ASD)を社会性，社会的コミュニケーション，社会的イマジネーションの3つ組の障害と定義した[1]．

◆ 社会性の障害

　同年代の他者と相互的な交流を行うことが困難なことが基本的な特性である．幼児期には他者の存在への無関心，人より物への興味の強さで表現されることが多い．学童期以降には親密で対等の関係を友人と構築することの困難さが特徴である．ASD の人たちの社会性は発達しないわけではなく，ゆっくりと発達し，変化していく．また，知的に高い人たちは，これまでの経験から学習して自分で特性が目立たないようにカバーしていることも多い．

◆ 社会的コミュニケーションの障害

　コミュニケーションには，表出(話すことや表情・仕草などで表現する)と理解(聞くことや相手の表情や仕草をみる)がある．対人場面におけるコミュニケーションは，そうした表出と理解の両方が円滑かつスピーディに行えることで成立する．

　"表出"には，言葉以外に身振り手振りなどのジェスチャーも含まれる．そうした表出全般に偏りが生じうる．ASD の人のコミュニケーション障害はコミュニケーションの発達の遅れが本質ではなく，社会的場面でのコミュニケーションの方法が独特であるのが特徴である．例えば一見流暢に話し，専門用語や四文字熟語などを多用する人でも，意味を十分に理解せずに使用していることがある．音程や抑揚，速さ，リズムに偏りがあり話し方が単調であったり，リズムが不自然だったり，自分の好みのことを一方的に話し続けることや相手の言葉をそのまま繰り返してしまうといったこともコミュニケーションの方法の偏りである．

　"理解"については，言葉を字義どおりに受け取ってしまう，言葉の裏を読むことが苦手，相手の発した言葉のなかで自分の気になった部分のみに着目してしまうといった偏りがある．

◆ 社会的イマジネーションの障害

　物を並べる，特定の物を集める，変化を嫌う(同じ行動を繰り返す)などの"こだわり"といわれる行動は，イマジネーションの障害が背景にある．次に起こることを想像する

ことが難しく，自分なりに見通しをもつことができないため，同じパターンを繰り返し行うことで安心しやすい．また，自分の好みの物を集めることや揃えることを好んだり，せっかく集めても，それを本来の目的ではなく，ただ蒐集することだけで満足することもある．

　目に見えない物（イメージ）の共有は苦手なことが多いが，そこに具体的な実物，写真，絵，文字などの情報が見える形であると，イメージを他者と共有しやすくなるのが特徴である．

◆ **感覚の特異性**

　ASDは上記の3つ組の障害で定義される．ASDにおいては，"感覚"刺激への反応に偏りがあることが多く，聴覚，視覚，味覚，嗅覚，触覚，痛覚，体内感覚などすべての感覚領域で鈍感さや敏感さが生じうる．

聴覚：ある音には敏感に反応するが，別の音には鈍感であるなど，音源の種類によっても反応が異なることが多い．工事現場や花火の音，車の走る音に対し苦痛を感じ耳をふさぐ子どもが大声で話しかけられてもまったく気がつかないということもある．

視覚：手をかざしたり，横目をしてみたり，特定の視覚刺激を恐れるなど，視覚的な刺激に対する独特の感じ方がある．ミニカーを走らせて楽しむよりも，タイヤの回る部分に注目して見ることに熱中し，横目で物を見る感覚刺激を求めるなどの行動がみられることが多々ある．隙間からものを見ることを好む人もいる．

味覚：味，温度，固い食べ物，舌触りなどに過敏であったり，逆に鈍感だったりする．

嗅覚：香水，消毒の臭い，体臭など特定の臭いを極端に嫌がったり，逆に人や物の臭いを頻繁に嗅ごうとすることもある．

触覚：人から触られることを嫌がったり，軽く触られただけでも叩かれたように感じ，怒り出す人もいる．特定の感覚刺激を好む場合もあり，自分で頭を叩くなどの自己刺激行動を起こすこともある．

温冷感覚：暑さ寒さに鈍感で低温熱傷になったり，少し暑いとクーラーをつけることに固執することがある．

　これらの感覚の特異性については，ストレスが高まったときにより強く出ることもある．わがままと受け取られがちだが，感覚情報処理の偏りとみなして対処する必要がある．

1. ASDの疫学と病態

　ASDの頻度調査は診断基準や対象の年齢，調査方法などにより結果が異なるが，最近の調査ではASDの有病率が2%を超えるものが多い．韓国でKimら[2]が2.6%，米国疾患予防管理センター（Centers for Disease Control and Prevention；CDC）の調査では2%（2012），スウェーデンでも2.5%（2014）と2%以上の報告が多い．最近の日本の報

告では，今井ら[3]は横浜市の西部3区で調査し5歳児のASD有病率を4.48%，5歳児までのASD累積発生率を3.74%，藤岡[4]は愛媛県今治市で調査し9年間の累積発生率を2.61%と報告している．この一方で，Lundstromら[5]は，スウェーデンの双生児を調査し，1993〜2002年の10年間でASDの症状の出現頻度は変化がないのに，ASDと診断される子どもが急速に増加しており，ASDは過剰に診断されているのではないかと疑問を呈している．

このように実際にASDの子どもが増えているのかどうかは，まだ結論が出ていない．しかしながら，日本の臨床現場で3%前後の子どもがASDが疑われる症状を呈していることは，臨床的には重要な意味をもつだろう．

1) 原因

ASDは遺伝因子と環境要因が複雑に絡み合って生じるといわれている．双生児研究によれば一卵性双生児の自閉症診断の一致率は70〜90%，二卵性では10〜20%と顕著な差があり，遺伝要因が重視されてきた．その後，多くの候補遺伝子が発見された．一方では，候補遺伝子の異常がみつからないケースも多いことが明らかになり，環境因子が再注目されるようになった．現在は「父親の高年齢」，低出生体重児の増加などが議論されている[6]．

2) 病態

脳機能の研究からは，背内側前頭前野，側頭葉頂境界領域などの社会脳とよばれる部分の機能低下が議論されている[7]．現在では特定の脳領域の機能異常よりも，複数の脳領域が互いにネットワークを組んで情報処理する機能的結合に問題があるという見方が有力になっている．

2. ASDの特性と診断

前述のようにWingは自閉症スペクトラムを3つ組の障害で定義し3因子モデルを採用している．一方，現行の国際的診断基準のDSM-5[8]は2因子モデルを採用しており同じASDと表現されるが厳密には別の診断概念である．文献[8]を参考にされたい．

1) 診断の方法

診断は直接観察，発達歴の聴取，学校や家庭などの行動を関係者から聴き出して得られた間接情報を総合して，診断基準に適合するかどうかを経験ある臨床家が判断することでなされる．

2) 直接観察

幼児や知的障害の明らかなASDの場合は直接観察でも多くの情報が得られる．短時間の診察室という構造化された場面では社会性やコミュニケーションを評価するのは困難である．

3) 間接情報

思春期以降の高機能例の場合は直接観察のみで診断が可能なことは多くない．特に微妙な社会性障害は大学生ではクラブ活動や異性関係，職場の同僚などの関係で現れやす

いことに留意する．

4）発達歴の聴取

　発達障害は発達期に行動特性が明らかになることが条件の1つでありASDを含めて発達障害を正確に診断するためには，診断を下す前に発達障害を想定して，過去の状態を推測しなければならない．過去の状態を推測するためには発達歴を系統的に聴取することが重要である．発達歴を一切聞かれずにASDとかアスペルガー障害の診断が下ったという話を聞くことが少なくないが，このような診断は過剰診断を云々する前に不適切な診断方法である．受診時のクライアントの状態だけでASDやアスペルガー障害の診断を下すのは，できる限り避けなければならない．もちろん，親が診察にこられない，親がいても過去の情報が非常に乏しいなどのやむを得ない事情があることも成人の場合では多いが，それでも可能な限り過去の情報を収集する努力はすべきである．親からの情報がない場合でも児童期の作文や成績記録，写真，ビデオなどである程度補うことができる．また，うのみにするわけにはいかないが，クライアント本人の記憶も参考になることがある．

3. 病態―認知心理学視点から

　ASDは表現形，つまり症状によって診断される症候群である．行動の基盤には，さまざまな認知障害が想定されている[9]．

　人は，行動するときに，見て，聞いて，嗅いで，触って情報を受け取り入れ，脳で受け止め，情報処理をして行動を開始する．発達障害においては，脳の情報処理の機能において障害があるため，その認知の仕方に偏りがみられる．ASDにおいては，聴覚的な情報の処理よりも視覚的な情報の処理のほうが強いことが多い．こうした認知面における強みを支援に活かすことも有効である．

　以下，ASDにみられる認知特性について解説する．

1）注意移行の障害

　何か気になることが目に入ってくると，それに注目してしまい，次の情報に注意を移すことが難しくなる．例えば，食事や会話をしているときにテレビで気になる番組が始まってしまうと，食事が止まってしまい，テレビに集中してしまうなどの現象である．一度あることの注意を集中してしまうと，別のことに注意を移行することが難しい．

2）中枢性統合能力の弱さ

　いくつかの情報があるときに，全体の意味を無視して細部に注目しやすい特性がある．このような特性は全体の傾向に左右されずに部分に注目できるという長所でもある．書類全体の内容を要約することは苦手だけれど，数字の間違いや誤字を発見することには長けているなどで表現される．

　社会的な場面で状況を理解することが難しいのは，状況を考慮したときに最も重要な情報がなにかを整理してとらえる点が苦手な点が関係している．

3) 同時処理の苦手

2つの情報や行為を一度に行う同時処理が苦手なことが多い．例えば，板書が苦手なASDの子どもは多い．板書は，目を使って黒板を見て情報を取り入れ，手を使って書き写すという2つが1つの行動となっている．このように，2つ以上の動作を同時に行うことが難しいことがある．縄跳びのように手でひもを回しながらジャンプすることが苦手であっても，短距離やマラソンのように"走る"という1つのことに集中するのは得意な場合には，同時処理の苦手さが関係している可能性がある．

4) 実行機能障害

物事を実行するために計画を立てたり，組織化するなどの能力を実行機能という．何かをするときに何をどのように進めるかの優先順位を考え，順序立てて物事に取り組むために必要な能力であり，予定とは別のことがしたくなったとき，それを抑えてすべきことに取り組むといった衝動コントロールや，次の行動に移るときに頭のスイッチを切り替えて取り組むことができるかといった認知セットの転換も含まれる．

例えば，効率的に掃除をするため，部屋の上のほうからホコリの出る物を掃除し，最後に床を拭く，そうした計画を立てて行うことが難しいときには実行機能の障害から生じている可能性がある．

II ASDへのアプローチ

以下はGillbergが提唱するアスペルガー症候群（ここでは高機能ASDと同義と考えてよい）の人の支援の基本理念である[10]．

- アスペルガー障害の基本障害に対する「治療法」は存在せず，診断さえすれば，いかなる種類の治療もする必要はない
- アスペルガー障害の人とその家族の生活の質（quality of life；QOL）を改善するために，最も重要な介入は，周囲の人々の態度を変えることである
- 支援の方法を考えるときに最も大切にしなければならないことはアスペルガー障害をもつその人個人への敬意である

1. 診断と支援はつながっている

ASDの中核症状を治療する薬物は現在ないので医師がASDを診ることは意味がないという意見がある．それは大きな間違いである．ASD特有の認知特性を周囲が理解するかしないかが彼らの社会適応やQOLに大きな影響を与える．ASDを診断することは重要であり，そこから支援が始まる．

ASDの行動特性は年代によって変化していくが，基底にある認知特性の本質は幼児期から成人期まで本質的に変化するわけではない．したがって，支援の基本的な考え方もライフサイクルを通じて共通している．

支援する際には，支援の目標を明確にすることが必要である．支援の目標はQOLの向上であり，ASD特性を弱めることではない．ASDは発達の遅れではなく偏りであり，長所も多い．支援の基本方略は理解しやすく苦痛の少ない環境設定と，障害特性の短所を長所で補い，できるかぎり長所を活用することである．

思春期以降は，重度の知的障害を伴う事例以外では本人への情報提供やコーチングが必要になる．

1) 治療の概要[11]

ASD障害の治療の基本は個別のアセスメントに基づいて個々の事例に適合した環境設定を行うことである．ここでいう環境設定とは他者との接し方，言葉のかけ方，子どもとの遊び方，学習課題の設定，家庭や学校の構造などのすべてを含む．

治療の原則としてはSPELLアプローチが参考になる．SPELLとは 英国自閉症協会（National Autistic Society；NAS）が提唱している支援理念である．これはStructure（構造），Positive（肯定的），Empathy（共感），Low Arousal（穏やか），Links（つながり）の5つでありNASの支援のフレームワークといえる．NASは7つの自閉症学校をはじめとして幼児から成人までを対象にした多くの支援機関を運営しているがNASの運営する支援機関すべてこのSPELLという共通の理念に基づいて運営されている．SPELLはASDにはASD特有の特性と支援ニーズがあるという認識から出発している．

◆ 構造(Structure)

構造化とは予測可能であること(見通しがあること)，自分に求められていることが理解可能であること，安心できるわかりやすい環境であることなどを指す．診察の時間も10分なら10分と明確にする．次回の来院日も「困ったことがあったら」などと曖昧な指示をするより，「1か月後」などと明示したほうがよい．仕事や生活の場が雑然としていると本来注目すべきでない刺激に反応してしまい，ミスややり直しが増える．余分な刺激になる物を整理して部屋はなるべくすっきりとさせることが必要になる．そのためには家庭や職場の机などの写真をスマートフォンなどで撮ってもらい，それを素材にアドバイスするとよい．

◆ 肯定的に(Positive)

ASDの人のなかには自己評価が低く自己否定的な人が少なくない．自分の長所に気づいていない人も多い．長所や達成したことを，きちんと評価するなど常に肯定的なフィードバックを与える．

◆ 共感する(Empathy)

彼らの認知や感じ方は定型発達の人とは異なる点があり，支援する際にはその差異を支援者が理解する必要がある．彼らが環境をどのように認知しているかをASDの人の感じ方を想定して理解し，苦痛や楽しみに共感することが支援の基本である．定型発達の人ならば何の苦痛もなく受け入れられる予定の変更が非常な苦痛になりうることや，からかわれると真に受ける傾向があり，被害的に受け止めることも多いことなどを理解

して，不用意に予定を変更しない，慣用句や皮肉などの曖昧な言葉の使用を避けることなどが特性を理解したうえでの共感の例である．また，一見，無価値に思えるような物やルーチンへの執着も彼らなりには意味があるのであり，生活に支障を与えないような「こだわり」は尊重する．

◆ 穏やかな接し方と環境（Low Arousal）

ASDの人は感覚刺激に過敏なことが多く，大声や強い口調，権威的な態度などが過去の苦痛な体験と結びついており，過敏になっていることがある．さらに音や光，臭いなどの物理的な感覚刺激にも敏感である．どのような刺激が苦痛かは人によってまちまちであるが，その人の苦痛になるような刺激は最小限にする．ASDの特性の1つは不安感をもちやすいことであり，支援者が威圧的・強圧的な態度をとるとASDの人の不安は増強し，相談することもできなくなる．できるだけ穏やかな音調で話しかける．診察室も環境も騒音，席の配置，照明などが刺激的にならないように配慮をする．

◆ 社会とのつながり（Links）

ASDの人が社会のなかで共生して生活できるように，生活のさまざまな場面で，ASD特性への配慮がなされることで，社会とのつながりが維持，促進される．ASDの人と親や教師，医師，心理士などの治療者がチームとして一貫した方針のもとで協力して支援することがASDの人が不安なく有意義な生活を送り，社会参加するために必要である．

以上がSPELLのフレームである．以下，ASDの3つ組へのアプローチを述べる．3つ組は障害の本質的特性なので，特性をなくすのを目指すことは実際的ではない．

2）社会的交流の支援

幼児期や学童期に対人交流を促すには，その子どもの現在の能力で無理のない範囲にすべきである．ごっこ遊びや集団遊びへの参加を強要することは避ける．

幼児期には孤立を好んだ人が成人期になると友人や恋愛対象を求めることが少なくない．しかしながら，一般に対人交流を円滑に進めるためのスキルは不十分である．ASDの人の対人交流の能力はさまざまであり，定型発達の人がもつような深くて広い対人関係をもつのは目標として現実的ではない．友人を求める人に対しても共通の趣味を基盤にしたグループに参加するなどの淡い関係を維持することを目標としたほうが現実的なことが多い．

引きこもり状態にあるASDの成人も少なくないが，環境設定を変えずに無理に就労などの社会参加を求めてもうまくいくことは少ない．図書館で本を読むとか，買い物の手伝いをするなどの負担の少ない社会参加から勧める．

3）社会的コミュニケーション障害の支援

聴覚理解の苦手さを視覚的なコミュニケーションで補うことが基本的な方略である．知的障害を伴う場合は実物や絵カード，文字カードなど視覚刺激を使用することが有効である．高機能の人であっても言葉による長い指示をすると混乱しやすく，視覚的に提示したほうが誤解なく伝わることが多い．したがって，言葉による相談だけではなく，

時に応じて，メモや図示することが有効である．かなり知的に高い人でも「目の前のことから手を付けましょう」などの慣用的な表現で混乱することがある．面接で確認したこともメモにしたほうがよい．

ASDの人は相談スキルが乏しく，困っていることがあっても自発的にはいえないことが多い．ただ傾聴するだけでは問題点も解決策もみえない．家族や会社の同僚などからの情報を得ることが重要である．上司に職業上必要な指導や注意を受けると，被害的になったり自分を否定されたと憤慨する人も多く，職場の慣習の説明を本人に行うとともに職場との連携が必要になる．また本人が困っていなくても家族や周囲が困っていることも多い．患者が訴えることを傾聴しつつ，家族などから客観的な情報を得ることが必要である．

十分に言語があり，言語性IQが非常に高い人でも，複数の人が関与する社会的場面では自分の意見をいえず，状況を正確に把握できない人のほうが多い．

4) イマジネーション障害の支援

時間の流れを明確にすることや，できるだけ具体的な提示をすることが有効な支援になる．すべての活動には始まりと終わりがあり，時間のなかにマッピングされている．ASDの人は活動を開始し，終わりにし，次の活動に移行し，次の活動を開始するといったプランニングや注意の移行が苦手なことが多い．予定表や手帳を使用するという発想がなく，外来の予約をたびたび忘れる人も多い．1日や1か月のスケジュールをプランし，日記帳やカレンダーに記載することを勧める．抑うつ状態の人に単に休息を勧めても，どの程度休息すればよいか，休息のときに何をすればよいのかわからず混乱することが多い．薬物療法と休息では効果がない人が1日，1週間のスケジュールの作成を支援者が一緒に行うことで軽快することもある．

5) ASDの理解を促す

ASDに関する情報はネット上にあふれており，そのなかには誤解や偏見にみちた悪意のある情報も多い．ASDに関する正確な情報を伝え，支援する方略があることを説明する．このような場合もパワーポイントのような視覚的なマテリアルを使うのが有用である．

6) 確定診断でなくても支援は可能である

ASDと「正常」の間に明らかな境界があるわけではない．初診時だけの情報でASDかどうか判断することは難しいし，気分障害などの合併障害についての情報収集を優先する場合もある．

ASDに効果のある支援方法は定型発達の人にアドバイスしても有効なことが多いし害があるわけではない．ASDを疑えば，それを意識したアドバイスを行って効果があったかどうか反応をみつつフォローをしていけばよい．

7) 薬物療法

自閉症の基本特性である対人的相互交流の障害と反復的常同行動は薬物療法の対象にはならない．自傷，他害，パニックなどのいわゆる問題行動に対しては，まず子どもの

ストレス要因を取り除くなど環境調整を試みることが必要である．そのうえで，不安や興奮を改善するために少量のリスペリドン(商品名：リスパダール® など)やアリピプラゾール(商品名：エビリファイ®)が効果をあげることもある．いずれも日本では適用外使用(健康保険の適用にならず医師の裁量で使用することになる)である．その他に，①注意欠如・多動症/注意欠如・多動性障害(attention deficit/hyperactivity disorder；ADHD)の合併，②不眠，③気分障害や不安性障害，強迫性障害の合併がみられる場合には，合併した症状をターゲットに薬物療法がされる場合もある．

2. 年齢ごとのアプローチ

1) 乳幼児

ASD を疑われる子どもたちは，乳幼児期からあやしても笑わない，視線を合わせないなどの対人関心の乏しさや感覚刺激への過敏さ，多動，などの特徴的な行動を示すことが多い．そのため，保護者は育てにくさやかかわりにくさを感じたり，子育てに自信をなくしたり，孤立感を感じやすい．子どもに ASD の疑いがある場合，保護者に専門家への相談を勧め，障害特性や発達レベルを評価し，評価に基づいた支援を行う必要がある．

早期療育の効果検証は現状では不十分であり，効果とコストの関係についても十分な検討はされていない．療育機関が整備されていない地域でも，支援のやりようはある．子どもが本来もっている能力を発揮できること，子どもの混乱や苦痛を最小限にすること，保護者のメンタルヘルスを維持し，安心して子育てができる環境を整えることなどが当面の目標になろう．そのためには，関係機関が連携し一貫した方針で長期にわたる継続的な支援介入を行うことが必要である．

ASD の子どもは感覚過敏，注意移行やコミュニケーション能力の乏しさのために，発達早期から通常の子どもなら感じなくてすむ苦痛を感じたり，不安のなかにいることが多い．発達早期から保護者や保育士など子どもを取り巻く大人が障害特性を理解し，子どもの苦痛や不安を最小限にするような助言や指導を行うことで，親子の苦痛を軽減することが早期療育の主たる目的と思われる．親子と保育園・幼稚園などへの支援は，子どもが家庭や保育園・幼稚園などの「社会」で安心して暮らしていけるために早期にスタートすべきである．「社会」が子どもにとって安心できる環境であることを保障することが，幼児期以降の学校や職場などのより広い社会への参加の可能性を広げる．一方，幼児期に「社会」への参加が苦痛であると子どもが感じれば，学校や子ども集団への参加を拒否することにつながりかねない．幼児期支援は ASD 支援の最初のステップとして重要である．

2) 学童期

学童期になると，主要な支援の場は学校になる．ASD のある子どもが在籍する場は多様であり，特別支援学校，特別支援学級，通常学級，通常学級に在籍しつつ通級指導教室で通級による指導を受けるなどの選択肢がある．実際に受ける指導内容は地域，学校，担任教師の考え方などによりまちまちである．

子どもは多くの時間を学校で過ごす．学校教育の影響は教師が意識している以上に強いことが多い．実際，担任教師が変わることで子どもの状態が劇的に変化することはしばしば経験する．

　教育システムは次第に整備されてきて，2007年4月から，「特別支援教育」が学校教育法に位置づけられ，少なくとも建前上はすべての学校において，障害のある幼児児童生徒の支援をさらに充実していくこととなった．また，2016年からは障害者差別解消法が施行され合理的配慮がなされることになった．合理的配慮は「障害のある子どもが，他の子どもと平等に『教育を受ける権利』を享有・行使することを確保するために，学校の設置者及び学校が必要かつ適当な変更・調整を行うことであり，障害のある子どもに対し，その状況に応じて，学校教育を受ける場合に個別に必要とされるもの」であり，「学校の設置者及び学校に対して，体制面，財政面において，均衡を失した又は過度の負担を課さないもの」，と定義されている．障害者の権利に関する条約において，「合理的配慮」の否定は，障害を理由とする差別に含まれるとされていることに注意する必要がある．

　医療者にとっては，個々の患児や患者の専門的なアセスメントに基づいて，特性に合った個別の支援を行うというのは，あまりにも自明のことである．サービス利用者が罹患している疾患や重症度は当然個々に異なる．一方，学校教育の基本は集団教育であって，集団に適応できるかどうかが最重要の課題になる．このことは通常の学校はもとより特別支援学級や特別支援学校でも同様の傾向がある．特別支援教育が始まり10年近くが経過したが，特別支援学校でも「ほかの生徒と異なる特別のことはできない」「この児童だけ特別扱いするのは差別になる」などといわれることは稀ではない．

　したがって医療者が学校に対して，自分の受け持ちの患児についての特別の配慮を求めるときには，それなりの工夫が必要になる．医師の意見書は一定の効果があるが，無視されることもある．その点で障害者差別解消法の施行は学校に対する医学的配慮を求める際には一定の効果があることが期待されるが，本項執筆時点では法施行からときが浅く判断が困難である．

　それでも小学校の場合は担任が多くの時間を受けもつことから，学校とのコミュニケーションは中学以降と比べて比較的容易である．学校でも可能な支援は多く，医療者としては積極的に学校に働きかけたい．

　福祉サービスにおいても2012年から児童福祉法の事業として学齢期における支援の充実のため「放課後等デイサービス」が創設された．学校（幼稚園および大学を除く）に就学している障害児に，授業の終了後または休業日に，生活能力の向上のために必要な訓練，社会との交流の促進，その他の便宜を供与することを目的としたサービスである．このように教育・福祉分野でサービス体制は整いつつあるが，サービスの内容についてはいまだ問題が山積みである．

3) **思春期**

　自閉症に関しては思春期がネガティブに語られることが多い．第二次性徴も脳機能の

発達によって出現するように，認知機能も運動機能も同様に成長していく．認知能力の発達によって，今までわからなかったことがわかるようになったり，今まで人にやってもらっていたことを自分でやりたがるようになる，多動だった子どもが次第に落ち着いてくるなど好ましい変化も現れる．自閉症の子どもにとっても思春期は大きな成長の時期である．知的能力をある程度有する子どもは自分の異質さに気づく時期でもある．知的障害を伴う場合でも，今まで受け身的だった子どもが思春期になって自己主張するようになることもよくある．

　自閉症の支援を考えるときには自閉症の特性からまず考えるという基本は思春期でも同様である．思春期に荒れると，性との関連で解釈されやすい．特に男児の場合は荒れるのは性欲のためだから対策のしようがないとか，性欲をすっきりさせるために「運動をして発散」させようとか，父親に自慰の方法を教えるようにといった指導がなされることが多いように思われる．

　思春期という言葉は，ある意味で非常に便利な言葉である．広くとれば小学校の高学年から高校生くらいまでを思春期と呼べるだろう．このような時期に発達障害の子どもが何らかの問題を起こせば，「思春期ですからね……」という説明を専門家と呼ばれる心理職や医師，教師はしがちである．そうすると親も周囲も「思春期」で一応納得する．教師や親に反抗しても，性的問題を起こしても，不登校になっても，「思春期ですから」で何となく納得した気分になるし，思春期だから問題を起こしてもしようがないという気分になるだろう．極端な話，相手が中学生なら，どんな問題を起こしても「思春期だから」といえば教師は自分の責任ではないような気になり，親も思春期だから仕方ないという気持ちになる．「思春期」は便利すぎて危険な説明概念だ．

　発達障害の特性がその子どもの生活全般に影響を及ぼす場合には，思春期という説明概念は最後にとっておきたい．つまり思春期の発達障害の支援を考える場合，まず発達障害の特性から考えることが大切で，思春期心性から考えるのは最後の最後にしたほうがよい．

◆ 身体変化への対応

　ASDの子どもの場合でも思春期特有の問題は生じうる．例えば，人前で性器を触ったり自慰行動が出現することもある．このような場合も性の問題というよりもASDの特性から考えることが大切である．ASDの子どもでは羞恥心の発達が遅れることが多く，人前であっても所構わずということが生じうる．自慰などは特定の場所（自室やトイレなど）で行うことは問題がないことを教える．学校などでそういった行動がみられるときは，環境設定や課題設定があっていないことが多い．子どもにとって興味のある課題を選び，安心した環境で行えるように再構造化を考える．

　ASDの子どもにとって思春期は自分自身の問題に気がつく時期であるとともに，身体的変化という具体的で明確な変化に直面する時期でもある．定型発達の子どもにとっても思春期の心身の変化に適応していくのが大きな課題であるが，イマジネーション障害のために変化に適応するのが苦手なASDの子どもにとって，変化の季節である思春

期の与えるインパクトはさらに大きい．身体的な変化にどう対応するのか，なぜそのような変化が起きるのか，変化を心配する必要がないことなどを，できるだけ即物的・科学的に説明する．例え話や愛情論など抽象的な説明はかえって混乱をもたらす．

学習面でも大きな変化がある．とりわけ1人担任制の小学校から，科目担当制の中学校に進学することは子どもによっては負担が大きい．支援者からみても科目ごとに担当者が変化することは，学校の協力をとりつける困難が数倍になる．小学校のときはクラス担任がASDの特性を理解して対応してくれれば大きな助力となるが，中学校では各科目担当者に特性の理解を依頼することは容易ではない．子どもが同じこと(例えば，学年のレベルを超えた天文学に熱中する)をしても担当教員によって推奨と叱責の両極端になることもまれではない．学習面の負担も中学のほうが大きい．とりわけ高校受験をめぐるストレスは多大な負担になりうる．ASDの子どもはいじめの対象になることが多く重大な問題である．いじめは小学生から始まるが，中学になると教師の目が行き届かないこともあり，潜行して気づかれにくくなるようだ．このような問題が学校で生じやすいことに教師も親も配慮する．自分自身の力でこのような問題を解決するのは困難である．

◆ 精神科的症状への対応

思春期以降のASDには高頻度で精神科的症状が合併する．合併する精神科的症状としては抑うつ，不安(不安発作)が多いが，その他にも恐怖症状，解離，自己臭恐怖(自分から臭いが出ているのではないかという恐怖)，対人関係の困難，ひきこもり，幻覚・妄想など一般の精神科の主訴のほとんどがありうる．薬物療法や精神療法への反応が定型発達とは異なることがあり注意が必要である．

◆ 思春期になって初めて障害の存在に気づかれるとき

思春期の発達障害を支援する際に，幼児期から経過を診ている子どもと思春期以降に初めて診断がつく場合とで支援のあり方は若干異なるかもしれない．この場合，親はそれまで発達障害を想定した子育てをしてこなかったことに留意する．親や教師の子どもに対する要求水準が高すぎたり，障害特性から生じる問題について，励ましや叱責などの一般的対応を繰り返していることが多い．

子どもの行動を障害特性から理解すること，一度にたくさんのことを子どもに求めるのは難しいこと，子どもに努力を求めすぎると息切れすることが多いことなどを親説明する．

4) **成人期**

ASD特有の主訴として「診断を知りたい」，「アスペルガー障害と診断して欲しい」という人が最近増えている．実際に診断をするとASDのこともあるが，統合失調症などのほかの障害のこともある．ASDの診断を求める人のなかには自分の特性をASDにあうように自己流の解釈をしている人もいる．このような場合はThe Diagnostic Interview for Social and Communication Disorders(DISCO)などを用いると受診者が想定していないような日々の日常生活に関する質問が多いのでASD特性の有無を判断

することの参考になる．

◆ 成人期の診断

成人期では発達歴の聴取が難しい場合もあり，母子手帳や成績表，連絡帳などの過去の客観的情報も合わせて検討することが望ましい．

もちろんできる限り家族の協力を求めて発達歴を聴取する努力が必要である．何歳で見立て遊びをしたのか，幼児期のごっこ遊びの特徴はどうであったか，共同注意が出現したのは何歳か，その質と量はどの程度であったのかなどの情報が重要である．

成人例では主訴が抑うつ気分や不安などの一般的な精神科主訴のことが多く，気分障害，不安障害，強迫性障害などの頻度が高く，素行障害・反抗挑戦性障害，トゥレット障害なども合併する．また15歳以上のASDではカタトニアも合併しやすい．ASD全体としては70〜80％程度にほかの精神疾患が併存することが報告されている．

◆ 経済的問題と身体管理

成人期には経済的問題をもつ人も増えてくるが，社会福祉制度を利用することに無関心な人も多いので，障害年金，生活保護などの情報提供を行う．また生活習慣病の管理などに無頓着だったり，採血やX線検査などを嫌がる人も多く，医学的管理の必要性を説明することも精神科医の役割になる．

◆ 生活に関するアドバイス

成人期になると親元から離れて一人暮らしをする事例も増えてくる．一人暮らしが始まると金銭管理や家事などの社会的スキルの乏しさが顕在化しやすく，一人暮らしをどのように支援するかがテーマになる．また，悪意ある他者に無防備なことが多く，大学や職場などで悪質な団体から言葉巧みに金銭を搾取されるような被害にもあいやすい．

日常的にストレス状況にある人にスポーツや旅行などによる「ストレス発散」を勧めてもうまくいくことは滅多にない．普段の生活からいかにストレス要因をのぞくかが鍵になる．

障害年金や生活保護などの福祉制度についても必要に応じて説明する．

6) 今後の展望

ASDやADHDなどの発達障害は決してまれな障害ではなく，人口の数パーセントを占めるコモンディスオーダーである．ASDの子どもは，ASDの大人になるのであり，発達障害は児童精神医学の問題だけでないことは明らかである．しかしながら，従来の精神医学や臨床心理学，精神保健福祉学は発達障害の存在をあまりに軽視してきたといえないだろうか．

今後は女性，老人のASDが議論になることが増えるであろう．また，抑うつや不安といった従来議論されてきた精神科的問題に加えて，薬物依存症やギャンブル依存，睡眠覚醒リズム障害，心的外傷後ストレス障害（post traumatic stress disorder；PTSD），触法問題，出産後の女性が示す精神障害とASDの関連が議論されることが増えるではないかと思われる．今後，ASDの支援者は一般精神医学の知識がこれまで以上に必要になるであろう．

● 文献

1) ローナ・ウィング(著), 久保紘章, 他(監訳):自閉症スペクトル;親と専門家のためのガイドブック. 東京書籍, 1998
2) Kim YS, et al:Prevalence of autism spectrum disorders in a total population sample. *Am J psychiatry* 168:904-912, 2011
3) 今井美保, 他:横浜市西部地域療育センターにおける自閉症スペクトラム障害の実態調査(その1) 就学前に受診したASD児の疫学. リハ研紀 23:41-46, 2014
4) 藤岡 宏:精神科クリニックにおける発達障害の診断手法と疫学に関する研究. 厚生労働科学研究補助金障害者対策総合研究事業(主任研究者 内山登紀夫):発達障害者に対する長期的な追跡調査を踏まえ, 幼児期から成人期に至る診断等の指針を開発する研究. 平成22年度〜24年度 総合研究報告書. pp93-106, 2011
5) Lundstrom S, et al:Autism phenotype versus registered diagnosis in Swedish children:prevalence trends over 10 years in general population samples. *BMJ* 350:h1961, 2015
6) Tsuchiya KJ, et al:Paternal age at birth and high-functioning autistic-spectrum disorder in offspring. *Br J psychiatry*:the journal of mental science 193:316-321, 2008
7) 生方志浦, 他:【脳科学の進歩—最近のトピックス】社会脳. 総合リハビリテーション 42:35-40, 2014
8) American Psychiatric Association(ed):Diagnostic and Statistical Manual of Mental Disorders, Fifth Edition:DSM-5. American Psychiatric Association, 2013
9) ウタ・フリス:自閉症の謎を解き明かす. 東京書籍, 2000
10) Gillberg C:A guide to Asperger syndrome. Cambridge University Press, 2002
11) Povey C:What should services for people with autism look like? *Advances in Autism* 1:41-46, 2015

(内山登紀夫)

第2章 各障害へのアプローチ

3 ADHD

I 障害の概要

1. 定義

多動性，衝動性，不注意を基本症状とする注意欠如・多動症/注意欠如・多動性障害（attention deficit/hyperactivity disorder；ADHD）は，これまで長く使用されてきた診断基準であるDSM-Ⅳ-TR[1]では，「通常，幼児期，小児期，または青年期に初めて診断される障害」に分類されていた．しかし，2013年に改訂されたDSM-5[2]で神経発達症群（neurodevelopmental disorder）の1つとして位置づけられた．これは大きな変化である．

神経発達症群とはDSM-5によれば，「発達期に発症する一群の疾患」で，「典型的には発達期早期」に「個人的，社会的，学業，または職業における機能の障害を引き起こす発達の欠陥により特徴づけられる」ものである．つまり，ADHDは，いわゆる「発達障害」に位置づけられたのである．

ところが，すでにわが国では2005年に施行された発達障害者支援法[3]で，「『発達障害』とは，自閉症，アスペルガー症候群その他の広汎性発達障害，学習障害，注意欠陥多動性障害その他これに類する脳機能の障害であって，その症状が通常低年齢において発現するもの」と規定されている．つまりわが国では以前からADHDは発達障害圏の1つであると定義されていた．

2. 歴史的背景

ADHDとおぼしき子どもが登場したのは，1845年，ドイツの精神科医Heinrich Hoffmanの描いた絵本『もじゃもじゃペーター』のなかの「じたばたフィリップのおはなし」が始まりといわれている[4]．医学的には，1902年にStill[5,6]が愚行を繰り返す感情的な子どもの自験例（年齢分布が4歳8か月～13歳半の20例）を，「道徳的統制の異常な欠如（abnormal defect of moral control）」と命名し報告したのを嚆矢とする．

ADHDの歴史は古く，その原因と障害の位置付けには紆余曲折があった．1960年代までは，器質的障害としての脳損傷として議論され，以後主症状である多動性，衝動性，不注意は情緒，行動上の問題とされ，2013年のDSM-5からは発達障害圏の1つに位置付けられた．

3. 診断

　診断は，ほかの障害の経過中の症状では説明できない，並外れた不注意，多動性，衝動性の有無と程度から判断する．具体的には，ちょろちょろと落ち着かず，ひとときもじっとしていない，人の話を最後まで聞かない，うわのそらで何かと忘れ物が多い，約束や決まりごとを守れない，待つことが苦手で説明半分で手をつけ失敗する，せっかちですぐにいらいらする，おしゃべりが止まらない，などである．DSM-5 では不注意の症状9項目，多動性および衝動性の症状9項目で診断基準が構成されている．その症状項目は DSM-Ⅳ-TR と比べて大きな変化はない．

　その症状が，2か所以上の生活の場所で，6か月以上にわたり認められるという基準も DSM-Ⅳ-TR を継承している．DSM-5 になっての大きな変更点は，以下の3点である．

①その症状の存在が DSM-Ⅳ-TR では7歳以前までとあったのが，12歳までに認められればよくなったこと
②症状必要項目が，DSM-Ⅳ-TR ではそれぞれ9項目中6項目以上であったのが，DSM-5 では不注意9項目中6項目以上，17歳以上の青年成人期では5項目以上，多動性・衝動性も9項目中6項目以上，17歳以上では5項目以上と，17歳以上の青年成人期で若干緩和されたこと
③DSM-Ⅳ-TR では併存症状として認められていなかった広汎性発達障害（DSM-5 では自閉症スペクトラム障害）の併存が認められたこと

　これは診断される人が増える可能性を意味するが，支援の幅を広げたともいえる．

4. 行動評価の判断

　ADHD は，不注意，多動性，衝動性といった生活を営むうえで表面化する言動を判定することで診断に結びつけられるものである．

　発達障害である以上，その言動は幼少期から顕著であることが必要条件となる．そのため，診断面接では，乳幼児期からの様子をよく知っている家族に発達状況を聞き取ることが大切で，さらに現在の行動を観察し評価する必要がある．

　行動評価に関しては，できる限り一定の基準で，客観的に判断することが求められる．

　その行動評価として現在 ADHD に特化して使用できるスケールが3種類存在する．まず DuPaul らが開発した ADHD Rating Scale-Ⅳ の日本語版[7]がある．これは，5～18歳の子どもを対象にしたもので，家庭版と学校版の2種類からなる．質問はいずれも18項目と簡便で，DSM-Ⅳ-TR の診断基準項目に準拠している．

　次に Conners が開発した Conners 3 というスケールで，日本語版[8]がある．Conners 3 日本語版の対象年齢は，養育者および教師が評価する対象年齢では6～18歳，青少年本人による自己報告では8～18歳で，養育者110項目，教師115項目，青少年本人99項目からなる．Conners 3 日本語版は DSM-Ⅳ-TR の診断基準への対応を強化し，反抗

挑戦性障害や素行障害のDSM-Ⅳ-TRの症状スケール，実行機能のアセスメント，妥当性スケール，スクリーニング項目，問題行為の危険性項目なども評価できるよう構成されている．

最後に，成人に関しては，Connersの成人期のADHD評価尺度（Conners' Adult ADHD Rating Scales；CAARS）の日本語版[9]がある．これは，18歳以上を対象にした質問紙で，自己記入式と観察者評価式があり，いずれも66項目からなる．

5. 疫学

DSM-5には，ADHDと診断される人は，子どもで約5%，大人で2.5%と記載されている．さらに子どもで2：1，大人で1.6：1と若干男性が優位で，女性では不注意傾向が男性よりも目立つという．

6. 原因

これまでADHDの原因究明に対して多くの研究が行われている．

例えば，画像診断的には尾状核，前頭前部，脳梁，小脳に何らかの異常が指摘され，前頭前部-線条体神経回路の機能障害が示唆されており，神経伝達物質における検討では，ドーパミントランスポーター遺伝子の検討が進んでいる．また遺伝学的研究では，家族内発現の調査や双生児研究などの遺伝的要因も検討されている．

そのなかで，現在最も注目されているのが，脳-心理機能からの検討で実行機能障害と遅延報酬障害に時間処理障害を組み込んだtriple pathway modelである．

実行機能は，非言語性ワーキングメモリ，言語性ワーキングメモリ，感情・動機・覚醒の自己制御，再構成の4つからなる．ADHDでは，この実行機能がうまく機能していないと考えられている．さらに，我慢することでより大きな報酬を手に入れることが約束されていても我慢が効かないという，報酬系の障害，さらに，時間的不注意，段取りの悪さといった時間処理機能の障害があるといわれる．ADHDには，この3つの障害がそれぞれ多彩に重なりあっていると考えられ，Sonuga-Barkeら[10]はtriple pathway modelを提唱した．しかし，Sonuga-Barkeらは一方でこの3つの障害が全く認められない事例の存在にも言及している．

このほか，van den Berghら[11]は胎生期の母親の不安との関係を指摘し，Langleyら[12]は妊娠中の喫煙とADHDの関連について，喫煙群では非喫煙群の2倍ADHDが認められるという傾向を見いだしている．さらに養育あるいは愛着形成との関係で被虐待経験をもつ子どもたちにADHD的言動がみられる[13]という報告もある．

ADHDには，こうした多様かつ相互的な関与の存在が種々検討されているが，現時点では，ADHDの原因や機能障害の根本について完全に説明できる理論は存在しないといってよいだろう．現時点ではEllison[14]が示唆した「ADHDはbio-psycho-socio-ecological disorderである」という視点で考えておくべきであろう．

7. 共存症と予後

ADHDの共存症には，反抗挑発症や素行症，夜尿症，強迫症やチック症群，概日リズム睡眠-覚醒障害やレストレスレッグス症候群（むずむず脚症候群），ほかの神経発達症群，さらに抑うつ障害群や双極性障害や不安症群，物質関連障害などがある．

その共存する障害の数についても，例えばGreydanus[15]は，ADHDと診断された青年の44%に何かしら1つの共存症状があり，32%に2つ以上の共存症状が，11%では3つ以上の共存症状があると報告した．

また長期経過と共存症についての研究もある．ADHDと診断された140名とコントロール群120名の10年間の前向き調査を行ったBiedermanら[16]は，精神病，不安症群，反社会障害（反抗挑発症，素行症，反社会的パーソナリティ障害），神経発達症群，物質関連障害では，コントロール群に比しADHD群では2〜3倍以上の高い出現率を認めたという．

ADHDの長期予後については，以前からCantwell[17]の研究が有名である．すなわち，成長に伴い症状消退が30%，症状継続が40〜60%，ほかの精神科的共存症状など，事態が悪化している状態と評価できるものが10〜30%という報告である．

II 年齢ごとの支援のポイント

1. 治療に対する基本的姿勢

ADHDに対しては，家族（親，配偶者）のかかわり方への支援（育児助言やペアレントトレーニング），関係者（保育士，教師，職場の同僚・上司）のかかわり方への支援（学校・教室，職場での工夫），本人への直接支援（精神療法，行動療法，薬物療法）の3つが，時期や症状の重症度に応じて優先順位的に提供されるべきである．ADHDの治療ゴールは，主症状の消退ではなく，主症状はその人にとって終生続く特性であることを前提としたうえで，生活のしやすさが提供され，その結果，人間的成長へと導かれることにある．図2-1に示したような生活の困難さが，その特性をもちながらも豊かな生活（図2-2）へと置換されること，ここに治療のゴールを置きたい[18]．

2. 乳幼児期の子どもと養育者への支援

1歳半，3歳児健診でみられる激しい多動性や落ち着きのなさ，感情の爆発は，後にADHDと診断されるよりも，自閉スペクトラム症/自閉症スペクトラム障害（autistic spectrum disorder；ASD）の可能性が否定できないと思われる．あるいは，奇妙なほどの物怖じのなさ，なれなれしさは被虐待経験をもつ子どもたちにおける脱抑制型対人交流障害の可能性を疑うこともある．

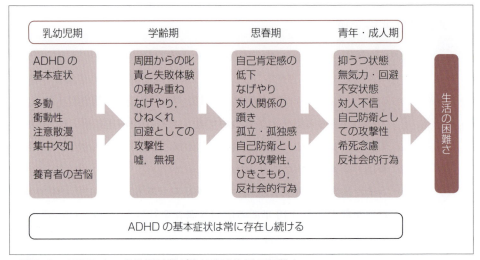

■図 2-1　ADHD という生活特徴が作り出す生活の困難さ
(田中康雄：生活障害の視点からみた成人期の ADHD. 精神科治療学 28：259-265, 2013)

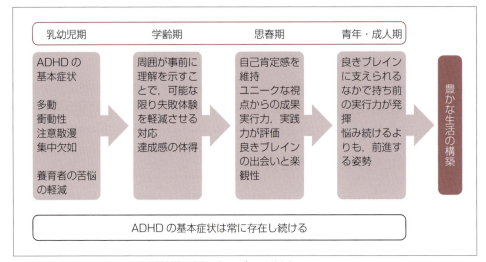

■図 2-2　ADHD という生活特徴で折り合いがつく生活
(田中康雄：生活障害の視点からみた成人期の ADHD. 精神科治療学 28：259-265, 2013)

　筆者の経験でも，歩き始めが 1 歳前と早く，言葉の出始めがやや遅いが，3 歳時の健診では逆に「おしゃべり」と判断されやすいといった程度である場合には，健診や簡単な相談から ADHD を疑うことが困難な場合も少なくない．
　しかし，後に母親にこの時期の状態を振り返ってもらうと，よく泣いて，なだめることが難しい，なかなか夜に寝付いてくれずに苦労したといった，非定型的な特徴が語られることも少なくない．親が感じるこの育てにくさを，子どもの問題であると疑う前に，親としての自分の子育ての仕方を自己批判し，自責的になっている場合が少なくない．そのため誰にも相談できずに孤軍奮闘しているように思われる．また，多くの親から「2, 3 歳の子どもは，皆この程度活発なのかと思っていた」という感想を聞くことも

少なくない．Posner[19]は，幼児期にADHD症状が認められた子どもの45%が小児期後期までその特性が維持されると報告したが，これは55%で症状が消失あるいは軽減することも意味している．乳幼児期には確定診断を急ぐよりも，子育てに疲れている養育者を支援するほうが急務である．

そうした意味で，この時期の養育者支援は，保健師が養育者の疲弊感に寄り添い，自宅訪問などから通常の生活場面の養育状況を観察し，誰が育てても難しさを感じる「育てにくい子ども」であるかどうかを確認することである．その後，親は十分な子育てを行っているが，子どもの特性からそれ以上のエネルギーが求められるため，決して無理せず，子育て相談を兼ねた適切なレスパイトや育児休暇を勧め，力を抜いた子育てを継続的に行うよう助言する．

子育てには，常に余裕が求められ，その余裕が向き合う子どもに安心と安定を提供することを絶えず伝え，休むことや手を抜くことが重要であることを伝え続けてほしい．

3. 保育所・幼稚園時代の子どもと養育者への支援

保育所・幼稚園時代になると，わが子の言動がほかの同年代の子どもたちと比べて，かなり目立つことに気づく．いわゆる不注意，多動，衝動性といったADHDの3症状は，既存の流れから大きく逸脱するため，行事などの参加場面では非常に目立つ．

養育者は，保育士やほかの養育者から頻回に指摘や注意を受け，周囲からの批判に晒され，孤立無援感を抱きやすい．実際，わが子の行動を，ほかの子どもたちと比較しながら，事の重大さに気づき動揺することも少なくない．

だからといって，保育士による医療機関への早急な診断・相談の勧めは慎重を期すべきである．幼いわが子を医療機関に連れて行くことを，養育者が躊躇するのはある意味当然であろう．この時期に有用なのは，親のかかわり方への支援と保育士の子どもへの適切なかかわりである．そのため保育士の力には大いに期待したい．

保育士はこれまでの子育てに対する養育者の頑張りを評価し，園におけるささやかな子どもの成長をともに喜ぶための情報伝達を心がけるだけでよい．DuPaulら[20]は，保育士の行動療法的介入を推奨している．一定のルールを守る，行動を調整する，できたことを褒めるのは，わかりやすいかかわりである．一方で，こうした介入は，時にマニュアル的対応に陥り，「画一的な介入」になりやすい．DuPaulら[20]は，個々の子どもの思いや個性をしっかりと掴み，さらに，その子が所属する集団のありようを視野に入れ，かかわりが日々の生活に馴染まないような，変に突出したかかわりにならないよう，注意を喚起している．

筆者は，日々のよい変化がどれほど小さくても，お便り帳に記入し，養育者へわが子のよき育ちを伝えることを推奨している．園での生活ぶりは養育者には見えない．悪い噂や聞きたくないような情報よりも，養育者は，どれだけ小さくてもよいから，わが子の笑顔と達成感を，お便り帳から読み解きたいのである．こうした心を砕いたかかわりをし続ける保育士を，園の管理者は適宜褒め，労う必要がある．専門職としての保育士

として，自分のかかわりを認められ褒められることは自信にもつながり，また明日のかかわりの原動力にもなる．

ADHDのある子どもと親，そしてその関係者も常に褒められ，認められることで，勇気づけられるのである．

4. 学齢期の子どもと養育者への支援

学齢期になると，子どもの生活場面は拡大し，学習のつまずきや友人関係における課題が浮上する．この時期には，学校生活の安定と家庭における生活リズムの構築が重要で，特に学習意欲を低下させないことに配慮したい．時に薬物療法も試みられる．

ADHDのある子どもたちは，不注意，多動性，衝動性といった生活で表面化する言動により，学校や，教室で，とにかく毎日叱責，注意をされやすい．時にその内容が家庭へ連絡されると，帰宅してからも叱られ，注意され続けることになる．

図2-1に示したように，周囲からの叱責と失敗体験の積み重ねは，子どもの自己評価を下げ，前向きなやる気をなくさせる．さらに小学4年生ごろからは周囲から無視され，直接名指しでからかわれやすく，孤立しやすく，学習に取り組めず投げやりになるといった状況に追い詰められやすい．

こうした状況に対して，Du Paulら[20]は，教師に以下のような調整方法を提案している．

①物理的スペースを見直す（気が散りそうなものを隠すなど，身近な環境整理）
②活動の準備を，1つずつ順を追って行う（一度に説明しない）
③毎日のスケジュールと活動の切り替えの様子を評価して，修正を検討する
④多彩なカリキュラムで飽きさせない
⑤指示は一人ひとりに明確に与える
⑥支援する大人の配置数を増やす

同時に保育士への助言と同様に，「介入方法を選ぶ際は，子どものニーズをなによりも優先する」，「介入方法は個別に作成」し，「画一的なアプローチを取ってはいけない」とも述べている．

この支援の成果，子どもの言動が変化したかどうかの判定に，前述した行動評価ツール，ADHD-RS[7]が有用となる．DuPaulら[20]は，教室での介入で大切にするのは，「子どもの破壊的行動を減らすのではなく，適切な行動の頻度や持続期間を増やす」ことだと強調している．つまり，問題行動を減らそうとするとそこばかりが注目され，結局叱責や罰を与え続けてしまうことになりやすい．厳しい対応が奏効するには，褒められる達成感といった，正の強化がより豊かに存在しなければならない．つまり1つ叱ったときは，2つ褒めておくということである．

褒め方のコツは，

①子どもの行動を褒める（みえない気持ちを斟酌するより，一目瞭然の行動を評価）
②褒めるタイミングは，行いの最中か直後（ADHDの特性から，今すぐにが理想的）
③子どもの目を見て，子どもの背丈に合わせて（かがみ込み，注意をそらせない）
④笑顔で，喜びを表す声の調子で（盛大に褒めよう！）
⑤子どもが最も喜ぶ褒め方で（子どもの心に届くために）
⑥できるだけわかりやすく，短いことばで（単刀直入に）
⑦皮肉を交えず，当然叱責もせずに（余計なことはいわない）

といったところであろう．これは，この時期のすべての子どもたちに有用なかかわり方といえよう．

また，ADHDには慢性的な学習不振や限局性学習症/限局性学習障害（specific learning disorder；SLD）が20〜40%程度重なる[20]が，①SLDがあるのでADHD的行動が出現する，②ADHDの主症状のために二次的に学習不振が生じる，③SLDとADHDの2つが併存している，という3つのタイプを想定し，それぞれに有効な対応を図るべきである．

①，③の場合は，なによりもSLDの程度をきちんと査定する必要がある．以下は②を対象にしたかかわりの紹介である．

DuPaulら[21]は，学生同士による学びあい（peer tutoring）を推奨している．これは2人で協力して学習活動を行うもので，1人が相手に対して援助，指導，フィードバックを与える指導法である．この指導法は，ADHDのある生徒の注意集中力を増強させるといわれている．また，Greenwoodら[22]は，ADHDのある生徒を含む一般学級を対象としたクラス規模での仲間による指導（class wide peer tutoring）を提唱している．

Greenwoodら[22]の方法は，以下の手順を踏む行動療法的アプローチである．

①クラスを2つに分ける
②ペアを作る
③順番に相手を指導する
④指導する生徒には，教師からの学習内容のメモが渡されている
⑤正解すれば，褒められてポイントが与えられる
⑥間違ってもすぐに修正され，正解への機会が与えられる
⑦教師は各ペアを観察し，手順どおりに出来ているペアにはボーナス点を与える
⑧修了するごとにポイントを計算する．

この方法により，ADHDのある生徒の規則を守らないといった言動が減少し，学習に積極的な取り組みを示し，数学と書字の成績が向上したという報告や，学習の取り組みに4倍近く積極的になったという報告があったという．

筆者も，実際に学校現場に向かい，教室の様子を見せていただくことがある．そこで

感じるのは，教室の雰囲気である．それは教師による教室作りの結果といえる．入っただけでほっとする，教師の声がキビキビしていて注意が喚起される，全体に積極性に満ちている教室は，生徒個々の課題が浮上しにくい．逆に，教室全体に覇気が感じられない場合は，多くの生徒の注意集中が落ちているという印象を抱く．そこには教師の疲弊感がにじみ出ていることもある．園でのかかわり同様，教師もまた，上司，同僚から認められ，管理職から褒められるべきである．職員室がそうした温かい情緒交流の場であってほしい．

◆ペアレントトレーニング

養育者へ働きかけとしては，ペアレント・トレーニングが有効であろう．種々の方法があるが，おおよそ10回1クールとし，1グループを親5～6名で構成し，1セッションを90分程度にしているところが多い．

子どもの行動を観察したうえで，以下の3つに分類して行動リストを作る．

①よい行動なので，今後も継続してほしい
②し続けてほしくない行動なので，止めさせたい
③危険性もあり今すぐにでも禁止したい行動

最初は①のよい行動に注目し，子どもがその行動を示したときに，すかさず褒めることで行動の強化を図り，次第に②，③の行動に対する関わり方を学び，実践していく．褒め方の練習に加え，親子で過ごす時間の楽しみ方，行動療法や薬物療法，学校連携のレクチャーなどを盛り込む場合もある．

ペアレント・トレーニングにより，子どもを肯定的に注目することや，注意するときに冷静に落ち着いて穏やかにかかわることで，親がわが子を愛おしく思えたり，かかわりに自信を取り戻すことを期待している．また同じ悩みをもつ親同士のグループであるため，個人として責められたり，1人で重荷を背負うといった雰囲気が少ない．そのため孤立しないで自助グループ独特の安心感を得ることができることにも意義がある．

実施に際しての留意点として，Chronisら[23]は，こうした養育者への行動療法は，訓練過程，養育者の精神病理，家族環境などと，幼児に素行障害や反抗挑発症の共存の有無といった多数の因子を含めたうえで，慎重に有効性の検討を行うべきであると主張している．筆者の経験でも，親や家族がさまざまな事情で不安定なときは，無理にペアレント・トレーニングを実施すべきではないと思っている．

筆者は少ない経験ではあるが，ペアレント・トレーニングとは，日々の子育てに寄り添い，大きく乖離しないなかで，日々の子育てに当たり前に希望している無償の行為に対する，目に見える達成感の獲得を目標とするものと考えている．まさにペアレント・トレーニングは，日常のわが子にかかわることで小さな成功体験をリアルに実感することにある．そのかかわりは，支援者によって得た成功ではなく，養育者自身の行為によって得られた点が大きい．親としての主体性の復権とも呼べるものかもしれない．

Parentを，「養育する」という意味で捉えると，ペアレント・トレーニングとは，親が子どもを育てる技法の伝授を超えて，親が親になっていく，親として育まれる課程も意味している．もちろん，状況によっては，ペアレント・トレーニングと別に，あるいは並行して養育者への積極的な個人精神療法が求められることもある．

◆ **薬物療法**

薬物療法に関しては，わが国で使用可能なFirst Line（第1選択）である中枢神経刺激薬（メチルフェニデート塩酸塩徐放剤，商品名：コンサータ®）と非中枢神経刺激薬（アトモキセチン塩酸塩，商品名：ストラテラ®）は，いずれも6歳以上から成人に対する処方が認可されているが，その適切な使い分けには一定の見解はまだない．林[24]は，triple pathway modelとモノアミン代謝からみたコンサータ®とストラテラ®に期待できる効果を考察し，両者の対象症状の使い分けを試みている．それによると，コンサータ®は実行機能障害と遅延報酬障害に効果が期待でき，ストラテラ®は，実行機能障害と時間処理障害に効果が期待できるという．今後，その妥当性の検討が求められる．なお，この両者は併用注意とされている．

使用に際しては，作用機序や特徴，および副作用について養育者への十分な説明と，経過観察が必須である．

臨床的には有用で生活改善に至る場合も少なくないが，薬物の効果が得られにくい場合もある．筆者の経験では70％前後で有用と感じている．これは，ADHDのある子どもへ薬物療法を行っても，少なくとも10～25％は薬物効果が期待できない状況にあることを指摘したSmithら[25]の見解とほぼ一致する．

5. 思春期の子どもと養育者への支援

一般に，思春期の子どもたちの心は大人への異議申し立てであふれている．すると，これまで認められ，褒められることが少なく，集団場面から外されるような経験が多い子どもほど，規律やルールに対する反発は強く，時に学習不振から意欲の低下，無気力を示しやすくなるかもしれない．当然，ADHDのある子どもたちは，こうした負の様相を強く示しやすい可能性があるといえよう．この時期ADHDのある子どもは，思春期心性も加わり，衝動性や集中困難が強く認められることも少なくない．そのため疾風怒濤と呼ばれるこの時期には，これまで述べてきたような対応だけではうまくいかず「注意が必要である」[20]という．

この時期有効な支援の1つに，一対一のコーチングがある．思春期の子どもが自分で選んだ目標を達成できるような働きかけをしてくれる大人は，おそらく尊敬に値する．その子の主体性が尊重され，同時に，コーチする人を人生のモデルとすることにもなるので，学童期に欠落した親友体験のやり直しの意味も含め，その後の人生に大きく影響を与えることになるモデル（role model）になるかもしれない．

思春期では，自尊感情の低下，抑うつ気分として認められる情緒的問題や，かんしゃく，怒り，暴力，非行などといった二次的問題への対応も求められる．

この時期には個別のカウンセリングが有効な場合もある．学校や家庭環境の調整役として，医療者がソーシャルワーカー的な生活調整を図ることも求められる．

　Barkleyら[26]は，ADHDと反抗挑発症のある12～18歳の子どもの61家族を対象に，行動マネジメントトレーニングを20家族，問題解決およびコミュニケーション訓練を21家族，さらに構造的家族療法を20家族と，ランダムに配置して実践したところ，この3つの取り組みすべてで家庭内の口論や対立が軽減したと報告している．しかし，直接的な観察では対立場面の改善は乏しく，一部の母親には，子どもの行動に対する誤った思い込みが悪化した点も指摘され，本人および家族への個別的な支持的精神療法が求められたという．

　高校生活では退学する者も出てくる．川俣[27]は，ADHDのある生徒への高校生活を支援するには，ADHDの症状への対応以上に，「登校し続けるための支援，学習支援，進路指導」といった校内生活の保障と出口に向けての励ましを学校機能がもつべきであると述べた．特に川俣が強調した登校し続けるという生活の保障には，成長目標となるモデル（role model）が必須となる．

6. 青年期以降の支援

　青年期以降は，不注意と衝動性に加え，二次的問題が最大の焦点となる．よく知られているのは，仕事が長く続かない，精神的な不調感を訴えやすい，アルコールその他の薬物を濫用しやすい，ギャンブルにはまりやすい，整理整頓ができない，忘れっぽい，計画自体を失敗しやすい，物を無くしやすい，計画の変更ができない，時間の管理ができないといった事柄により，当然，社会や職場からの信用を失いやすくなり，解雇や辞職につながることもある．

　Barkley[28]によれば，小児期にADHDと診断された子どもの78％が青年期にも症状が継続しているという．一般に，多動性は減少しても，不注意と衝動性は持続するともいわれている．この時期の支援対象は，ADHDの主症状だけでなく，共存する障害や生活の改善に対してとなる．

　この時期の治療は，①二次的問題を抱きつつもあくまでもADHDの症状特性から生きにくさを感じている場合と，②二次的問題が最大のテーマとなっている場合に分けて標的症状を明確にした支援の提供が求められる．

　①では表面にある二次的問題に配慮しつつも，ギリギリまで取り組もうとしない傾向，不満耐性の低さ，気分の不安定感，挫折感，自尊心の低さといった影の特性に留意して，支持的精神療法や薬物療法のほか，本人に適切な職業の選択を一緒に検討するといった生活面の応援を行う．就労に至る過程では，職業との相性や仕事で失敗しないように適宜相談に乗ってくれる人，仕事に就いてからも随時助言してもらえる人といった，ライフサポーター，ジョブコーチに期待したい．当然就労後も，仕事上の優先順位や時間管理へ助言，予定の書き出し方から実行に移す指導，達成レベルの確認などで動機づけを低下させない支援といった生活アドバイザーの働きかけが求められよう．そして，

こうした日々の生活支援は，確実に身に付くまで，丁寧に継続し続ける必要がある．

②の二次的問題に対して，精神科的支援が求められる場合，狭義の医療的治療（薬物・精神療法）をより積極的に検討する．

成人期に至ると，支援する人たちが子ども時代に比べ圧倒的に少なくなる．少ない人的資源に加え，それまでの人生で失望感が強い場合は，デイケアや入院治療といった，一人になる時間を極力少なくした支援体制も有効である．時には自立支援医療や精神障害者保健福祉手帳を申請し，福祉・経済的なサービスを受け，新たな人生選択を再検討することが有用となる場合もある．

青年期以降の養育者は，すでに高齢に達している．したがって養育者に対してはこれまでの労を何度もねぎらうくらいしかないだろう．それであってもその養育者が，心から安堵するときはないかもしれない．

III おわりに

生涯続く ADHD という特性との付き合いのなかで，生まれてきてよかったと思える瞬間をたくさん提示したい．そのために人生のあちこちで多職種の応援が必須となる．

大切なことはそれぞれの支援者が孤立しないこと，衝突しないことである．山住とエンゲストローム[29]は，多くの行為者が活動の対象を部分的に共有しながら影響を与え合っている分かち合われた場において，互いにその活動を協調させる必要のあるとき，生産的な活動を組織し遂行するやり方の1つとして「ノットワーキング（knotworking）」という言葉を創造した．

本論で述べてきた ADHD の年齢ごとの支援のポイントには，その時々にさまざまな関係者を必要とする．ノットワーキングで結ばれる人々は，それぞれがもつ差異性のうえに立つ．チームというような誰かをトップにおいての連携ではなく，越境した対話を常に必要とする．

筆者がこれまで実践してきた支援は，

①互いの職場に足を運ぶ．そこここの仕事の内容・職場の雰囲気・大変さに身と心を寄せ，できるだけ理解しておく（差異性に近づく）．
②ここで自分が，この仕事に就いた場合を想定してみる（差異性に身を置く）．
③話をするときには，それぞれの職場での専門用語を使用しないように注意し，できるだけ日常のことばでのやりとりを心がける（差異性を縮小する）．
④出会ったときには「ご苦労様．お互い，大変ですね」と声をかけ，相手をねぎらうことを忘れない．くれぐれも，苦言・提言からは会話を始めない（差異性を越えて認めあう）．
⑤関係者の助け合い・支え合いは，養育者と子どもを支えるもとになると考えておく

(役立ち感を自覚する).

⑥それぞれの専門性を尊重し,尊敬する(他者の役立ち感を尊重する).

⑦最も大切にしたいのは,子どもの「今の心」であり,「未来へ向かう育ち」である(不確実性を楽しむ).

という過程であった.改めてADHDのある方とその家族,関係者に対する年齢ごとの支援のポイントは,個別的なノットワーキングのうえに成り立つといえる.

　DuPaulら[20]は画一的なアプローチではなく,個別的であるべきだと再三指摘した.そこには,支援方法よりも,支援を受ける方への温かいまなざしの存在がうかがえる.Furman[30]は,ADHDという診断それ自体の存在に疑問を投げかけ,単純化したアプローチに警鐘を鳴らし,ADHDという「境界線の曖昧な世界で区分けすることなく,個々人の心理・精神病理と,教育状況と,家族の必要性に立ち返るべき」だと指摘した.この言葉以上の理念はない.

● 文献

1) American Psychiatric Association : Diagnostic and Statistical Manual of Mental Disorders, 4th ed, Text Revision(DSM-Ⅳ-TR). American Psychiatric Association, Washington DC, 2000〔髙橋三郎,他(訳):DSM-Ⅳ-TR 精神疾患の診断・統計マニュアル.医学書院,2003〕

2) American Psychiatric association : Diagnostic and Statistical Manual of Mental Disorders, 5th ed. American Psychiatric Association, Washington DC, USA, 2013〔日本精神神経学会(日本語版用語監修),髙橋三郎,他(監訳),染矢俊幸,他(訳):DSM-5 精神疾患の診断・統計マニュアル.医学書院,2014〕

3) 厚生労働省.
http://law.e-gov.go.jp/cgi-bin/idxselect.cgi?IDX_OPT=4&H_NAME=&H_NAME_YOMI=%82%a0&H_NO_GENGO=H&H_NO_YEAR=&H_NO_TYPE=2&H_NO_NO=&H_FILE_NAME=H16HO167&H_RYAKU=1&H_CTG=47&H_YOMI_GUN=1&H_CTG_GUN=1(参照 2016-5-8)

4) Barkley RA(ed) : Attention-deficit hyperactivity diosorder : A handbook for diagnosis and treatment, 3rd ed. Guilford Press, New York, 2006

5) Still GF : Some abnormal psychical conditions in children. *Lancet* i : 1008-1012, 1077-1082, 1163-1168, 1902

6) Still GF : Some abnormal psychical conditions in children : excerpts from three lectures. *J Atten Disord* 10 : 126-136, 2006

7) DuPaul GJ, et al : ADHD Rating Scale-Ⅳ : Checklist, Norms, and Clinical Interpretation. Guilford Press, New York, 1998〔市川宏伸,他(監訳),坂本　律(訳):診断・対応のための ADHD 評価スケール ADHD-RS(DSM 準拠)チェックリスト,標準値とその臨床的解釈.明石書店,2008〕

8) Conners CK : Conners 3rd edition manual. Multi-Health Systems. Toronto, Ontario, Canada, 2008〔田中康雄(監修),坂本　律(訳):Conners 3 日本語版マニュアル.金子書房,2011〕

9) Conners CK, et al : Conners' Adult ADHD Rating Scales, CAARS. Multi-Health Systems, Toronto Canada, 2012〔中村和彦(監修),染木史緒,他(監訳):CAARS™ 日本語版.金子書房,2012〕

10) Sonuga-Barke E, et al : Beyond the dual pathway model : evidence for the dissociation of timing inhibitory, and delay-related impairments in attention-deficit/hyperactivity disorder. *J Am Acad Child Adolesc Psychiatry* 49 : 345-355, 2010

11) van den Bergh BR, et al : ADHD deficit as measured in adolescent boys with a continuous performance task is related to antenatal maternal anxiety. *Pedia Res* 59 : 78-82, 2005

12) Langley K, et al : Maternal smoking during pregnancy as an environmental risk factor for attention deficit hyperactivity disorder behaviour. A review. *Minerva Pediat* 57 : 359-371, 2005

13) 田中康雄：多動性障害と虐待．本間博彰，他（編）：虐待と思春期．岩崎学術出版社，pp41-58，2001
14) Ellison A：An overview of childhood and adolescent ADHD：Understanding the complexities of development into the adult years. In：Goldstein S, et al(eds)：Clinician's Guide to Adult ADHD assessment and intervention. Academic Press, 2002
15) Greydanus DE：Pharmacologic treatment of attention-deficit hyperactivity disorder. *Indian J Pediatr* **72**：953-960, 2005
16) Biederman J, et al：Young adult outcome of attention deficit hyperactivity disorder：a controlled 10-year follow-up study. *Psychol Med* **36**：167-179, 2006
17) Cantwell DP：Hyperactive children have grown up：What have we learned about what happens to them? *Arch Gen Psychiatry* **42**：1026-1028, 1985
18) 田中康雄：生活障害の視点からみた成人期のADHD．精神科治療学 **28**，259-265，2013
19) Posner K：ADHD in preschool children. In：Brown TE(ed)：ADHD comorbidities：handbook for ADHD complications in children and adults. pp37-53, American Psychiatric Publishing, Washington DC, 2009
20) DuPaul GJ, et al：ADHD in the schools；Assessment and intervention strategies, 2nd ed, New York, Guiford press, 2003〔森田由美(訳)，田中康雄(監修)：学校のなかのADHDアセスメント・介入方法の理論と実践．明石書店，2005〕
21) DuPaul GJ, et al：Peer tutoring for children with attention deficit hyperactivity disorder：effects on classroom behavior and academic performance. *J Appl Behav Anal* **31**：579-592, 1998
22) Greenwood CR, et al：Classwide peer tutoring programs. In：Shinn MR, et al(eds)：Interventions for academic and behavior problems, Ⅱ：Preventive and remedial approaches. pp611-649, Natioal Association of School Psychology, 2002
23) Chronis AM, et al：Enhancements to the behavioral parent training paradigm for families of children with ADHD：review and future directions. *Clin Child Fam Psychol Rev* **7**：1-27, 2004
24) 林　隆：Triple pathway modelとDefault mode network理論からみたADHDの薬物療法．小児の精神と神経 **53**：119-124，2013
25) Smith BH, et al：Attention-Deficit Hyperactivity Disorder. In：Mash EJ, et al(eds)：Assessment of childhood disorders, pp53-131, Guilfod Press, London, 2007
26) Barkley RA, et al：A comparison of three family therapy programs for treating family conflicts in adolescents with attention-deficit hyperactivity disorder. *J Consult Clin Psychol* **60**：450-462, 1992
27) 川俣智路：登校し続けることができる高校へ―『教育困難校』の実践から．こころの科学 **145**：29-34，日本評論社，2009
28) Barkley RA：Attention-deficit hyperactivity diosorder A handbook for diagnosis and treatment 3rd ed. guilford Press, New York, 2006
29) 山住勝広，他(編)：ノットワーキング Knotworking 結び合う人間活動の創造へ．新曜社，2008
30) Furman L：What is attention-deficit hyperactivity disorder(ADHD)？ *J Child Neurol* **20**：994-1003, 2005

● 参考文献

1) 田中康雄：第Ⅱ部さまざまな子どもの病態への対応．第2章 注意欠如・多動症．傳田健三，他(編著)：子どもの精神医学入門セミナー．岩崎学術出版社，2016

（田中康雄）

4 LD

I 障害の概要

　学習障害(learning disorder；LD)は，知能から予測できない学業達成の困難として学童期初期に明らかになる．学習障害のなかでも読字障害は，正確にそして流暢に単語を発音することに苦労し，したがってテキストから意味を抽出することに失敗する[1]．LDは，医学的定義では，読字障害，書字障害，算数障害から構成される．LDのなかで病態解明が進んでいるものとして，読字障害(発達性ディスレクシア)が挙げられる．本項では読字障害を中心に，論を進める．

1. 疫学

　読字障害は，古くには19世紀後半に"word blindness"として記述された．読字障害は，人口の5〜12％に発現し，女児より男児に多くみられる[1]．日本では，細川がスクリーニング用の通常学級担任教師用質問紙を開発し，人口約150万人の政令指定都市の公立小学校の全児童を母集団とする標本調査を実施して，読字障害(疑い)児の推定有病率を算出した．その結果，日本における読字障害は人口の0.7〜2.2％と推定した．また，性差については，約3：1であり，男児の割合が高いという結果であった[2]．

2. 病態

1) 病理の仮説

　欧米では代表的な仮説として，次の6つの仮説が挙げられている[3]．①音韻処理障害説(音素の認知と分割に困難をもち，その結果，音素と書記素の対応づけの習得が困難になる)，②急速聴覚処理障害説(急速に変化する音の認知機能に障害)，③小脳障害説(小脳の障害に起因する自動化や運動統制機能の障害)，④二重障害説(音韻処理と素早い認知処理の障害)，⑤視覚障害説(視覚的困難)，⑥大細胞障害説(視覚系の大細胞系処理経路の機能異常)．読字障害児は一様ではなく，おのおのの仮説に対応するサブグループが存在する可能性がある[3]．

　これらの仮説のほかに，認知神経心理学に基づく仮説がある．認知神経心理学は，「人の認知機能は構成に従い乖離する」という考えに基づく．Temple[4]は，子どもでは，明瞭な脳損傷をもたなくても認知障害が生じるので，障害部位と関連させた検討が難しいことを指摘した．

読字障害(ディスレクシア,dyslexia)は,後天性(獲得性)ディスレクシアと発達性ディスレクシアに分けられる.後天性ディスレクシアでは,表層性ディスレクシア(音を介して読むディスレクシアとも呼ばれ,綴りと音の対応に基づいて読む),音韻性ディスレクシア(綴りと音との対応によってほとんど読むことができず,視覚性語彙を用いて読んでいると考えられる),深層性ディスレクシア〔綴りと音との対応規則があっても実在しない語(非単語)を読むことができないが,さらに意味的誤りを多く示す〕に区別される.発達性ディスレクシアのなかには,後天性ディスレクシアに相似するタイプがある[4].

2) fMRI 知見

読字には,左頭頂側頭移行部(音韻処理),左下後頭側頭回(単語形態認識),および左下前頭回(発語・文法処理・補助的音韻処理)がかかわることが指摘されている[5].一連の先行研究から,以下の知見が指摘された[5].読字障害児では,左頭頂側頭移行部と左下後頭側頭回の活動が弱いが,この点について,音韻処理にかかわる左頭頂側頭移行部の活動が不良であり,左下後頭側頭回を用いた流暢な読みの習得が難しいと考えられる.下前頭回や右半球は,年長の読字障害児でより強い活動を認めたことから,代償的経路が指摘された.関・小枝[5]は,ひらがな単語の黙読課題により磁気共鳴機能画像法(functional magnetic resonance imaging;fMRI)研究を行った.その結果,ひらがな文字の課題より判定された読字障害群では,左下後頭側頭回の活動が不良であることを報告した.

3) 読字障害関連遺伝子

読字障害は家族性の場合があり,遺伝性疾患と考えられる.双子研究では,読みスコアと読みスキルの要素成分が,遺伝によって強く影響を受けることを明らかにした[6].またフィンランド人家系で有意な変異を特定した読字障害候補遺伝子が報告された.日本の読字障害に関しては,杉田[6]は,*DYX1C1*遺伝子変異スクリーニング検査の現況を概観し,遺伝子解析と教育支援をカップリングした研究体制の有効性を指摘した.

3. LD の種類

1) 医学的定義に基づく LD

WHO の ICD-10 では,LD は,学習能力の特異的発達障害(F81)に分類されている.さらにそれは,「特異的読字障害」,「特異的書字障害」,「特異的算数能力障害」,「混合性障害」に分類されている.ICD-10 の「特異的読字障害」は書字障害を伴う場合を含んでいる.米国精神医学会の DSM-5 では,「限局性学習症/限局性学習障害(specific learning disorder;SLD)」は,「読字障害」,「書字表出障害」,「算数障害」から構成されている.

国際ディスレクシア協会によるディスレクシアの定義には,以下の項目を含んでいる.すなわち,神経生物学的原因を有すること。正確かつ/または流暢な単語認識の困難と,poor な綴り(スペリング)とデコーディングによって特徴づけられること。これ

らの困難は，言語の音韻的成分の障害によるものであること，ほかの認知能力の存在や効果的な教室指導が提供されても，それらから予期できないこと，二次的な結果には，読解の問題や読む経験の減少を含むこと．それは語彙の発達やその基礎となる知識の増大を妨げ得ることを挙げた．

国際ディスレクシア協会の定義のなかに，語彙の発達や知識の低下は二次的に生じるので，それを回避すべきであるという趣旨が指摘されている．また読解の問題が，ディスレクシアでは生じる場合があることを指摘している．

Frith[7]は，障害の発生に関して，環境，生物的レベル，認知レベル，行動レベルの4つの要素から成るモデルを示した．教育的介入は行動レベルの関与であり，障害の軽減や回避につながる[7]．

稲垣ら[8]は，日本の（特異的）読字障害の診断手順として，ひらがなの読み検査課題を中心とした手順を示した．以下は，その手続きである．はじめに，問診および診察で，発達歴，養育歴，教育歴，家族歴，病歴などを詳細に聴取し，知的障害や聴覚障害，視覚障害がなく，家庭環境，教育の機会に阻害要因が認められないことを確認する．次いで知能検査により，全般的知能が正常であることを確認する．さらに読み検査課題を行う．読み検査課題には，次の4種類がある．①単音連続読み検査（ひらがな50文字を連続して音読），②有意味単語速読検査（30語の連続音読課題），③無意味単語速読検査（30語の連続音読課題），④単文音読検査（3つの単文の音読課題）である．いずれの課題も，音読に要する時間（音読時間）と読み誤りなどのエラーを計測する．基準値の＋2SD（標準偏差）を超える所見が2種類以上の検査でみられる場合には，「異常」ととらえる．なお，症状チェック表により読み（書き）についての項目で該当する項目数を調べ，項目数が規定の個数を超え，読み検査課題2つに異常がみられる場合には，読み能力の障害のなかの読字障害（発達性ディスレクシア）を判定する．読み能力の障害は，注意欠如・多動症/注意欠如・多動性障害（attention deficit/hyperactivity disorder；ADHD）や広汎性発達障害（pervasive developmental disorder；PDD）などでみられることがあり，併存症の診断にも十分配慮しなければならないことを，稲垣ら[8]は指摘した．

2）教育的定義に基づくLD

教育的定義の代表的なものに，日本の文部科学省の定義がある．1999年に「学習障害児に対する指導について」という報告書が出された．そのなかでLDの特徴として，以下の点が挙げられた．

①全般的な知的発達に遅れはない．
②聞く，話す，読む，書く，計算する，推論する能力のうち，特定のものの習得と使用に著しい困難を示す．
③障害の原因として，中枢神経系に何らかの機能障害が推定される．
④視覚障害，聴覚障害，知的障害，情緒障害などの障害が直接の原因ではない．
⑤環境的な要因によるものではない．

行動の自己調整（集中や多動），対人関係などの社会的適応性の問題については，中核

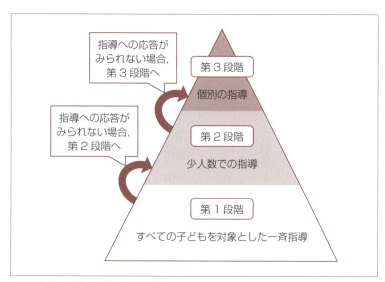

■ 図 2-3　RTI モデルの模式図

症状から外された．教育指導については，①担任の配慮による指導，②チーム・ティーチングによる指導，③授業時間以外の個別指導，④特別な場での指導（通級による指導）の 4 点が挙げられている．

教育的定義と医学的定義の大きな違いは，教育定義では，「聞く」「話す」「推論する」という項目を含むことである．「聞く」「話す」「推論する」に困難がある場合には，文字の読みが良好であっても，文章の要点理解が困難になる（読解障害）．したがって，教育的定義は，読解障害を含むことを指摘できる．

小池ら[9]は，LD の教育指導に関する研究を概観し，LD 児のうちで音韻に困難を示す事例と，視覚認知ならびに視覚記憶に困難を示す事例とでは，それぞれ特色のある指導方法が用いられることを指摘した．音韻の困難は，音韻意識の困難とともに，音韻保持としての言語性ワーキングメモリの弱さを含む．言語性ワーキングメモリーの容量は，言語学習の成績や学業成績に強く関与することが認知心理学において明らかにされた[10]．

3) ディスクレパンシーモデルによらない LD

上述の医学定義と教育的定義は，学業成績と IQ（知能指数）との間に 2SD 以上の乖離があること（ディスクレパンシーモデル）に基づく．米国におけるディスクレパンシーモデルによる判定には，以下のような問題が指摘されてきた．①ディスクレパンシーの算定方式が多様であり，州の間で LD の発症率に差が生じた．②LD の認定基準に至るまで教育介入が遅れる．③学業未達成の原因は多様であるが，LD と誤認定する．米国では，2014 年の障害者教育改革法によって，教育的介入に対する応答（response to intervention；RTI）をもとに LD を判定する方法を採用できることになった．

RTI モデルでは 3 層構造の介入が用いられている（図 2-3）．第 1 段階の指導は，通常教育のなかですべての児童を対象に行われる．第 2 段階の指導では，第 1 段階の指導で反応の乏しい児童を対象として，小集団による指導を通常教育の一部として実施する．

第3段階では，それでも反応が乏しい児童を対象に，集中的に個別的介入が実施される．第2段階の支援的指導を受ける児童は全体の約20％，第3段階の支援的指導を受ける児童は約5％とする報告が多くなされている．

　Vaughnら[11]は，RTIモデルの問題として，以下を指摘した．①RTIモデルで判定したLDは，真のLDか？　②介入モデルとその指標は，介入の妥当性を保証するのか？　③介入に対する不適切な応答のみで，LDを判定してよいのか？　④介入の強度や時期の妥当性は？　などである．Vaughnら[11]はまた，RTIモデルが，障害モデルではなくリスクモデルであると指摘し，高学年での算数やスペリングなどの学業領域についても，妥当性のある評価測度が必要であることを指摘した．

4) 日本におけるRTIモデル関連のアプローチ

　日本では，RTIモデルは，LDを含む学習困難に対する早期予防的支援との関連で注目されている．RTIモデルによる支援に関しては，特殊音節単語の読み書きの未達成を指標とした支援[12]，ひらがな音読の未達成を指標とした支援[13]が挙げられる．海津ら[12]は，特殊音節指導パッケージを提案した．このパッケージは，音韻認識と特殊音節のルール理解を促す課題，視覚的かたまりとして読める語を増やす課題，語彙の拡大と使用を促す課題から構成された．小枝ら[13]は，2段階方式による音読指導を導入することにより，小学1年生の段階でLDの早期発見と効果的支援につながることを指摘した．2段階方式の指導は，ひらがな文字のデコーディングの指導と，まとまりとして単語や語句を音読させる指導から構成された．

　日本の読み書き学習の特徴として，学齢期を通して，ひらがな，カタカナ，漢字，ローマ字，英語など，複数の種類の文字が指導されることを指摘できる．また日本の読字障害や書字障害の児童は，それぞれの文字種で強い習得困難を示すことを推測できる．RTIモデルは，読み書き学習の未達成を手がかりとした支援モデルであることを指摘できる．読み書き学習の未達成には，基礎スキルの習得不全が関与する．この点については，読み書き未達成の背景にあるリスク要因を，オッズ比の算出に基づき評価することができる．読み書きの達成不全を認めた学習初期の段階で，基礎スキルの評価を行うことにより，習得すべき基礎スキルを明らかにできる．これにより，基礎スキルの形成を通して，読み書き困難の予防・回避に対する妥当性のある介入を提供できる．

　中ら[14]とOndaら[15]は，2・3年生では，ひらがな単語の流暢な読みや特殊表記の低成績（10パーセンタイル以下の成績）は，漢字読字困難（5パーセンタイル以下の成績）のリスク要因になること，また，高学年では，言語性ワーキングメモリの弱さは，リスク要因になることを報告した．銘苅ら[16]は，中学生の英単語の綴り困難（10パーセンタイル以下の成績）のリスク要因を検討した．その結果，学年が上がると，低成績の背景が複雑化し，リスク要因が増えることを指摘した．漢字読字，漢字書字，長文読解，英単語の綴りに関して，通常学級の児童を対象とした一連の研究から，リスク要因が明らかにされてきた．リスク要因には，言語性ワーキングメモリも含まれるが，学習基礎スキルについてまとめると，**表2-2**になる．漢字の書字に関しては中ら[14]，読解に関しては

■ 表 2-2　学習内容に応じた学習基礎スキル

学習課題	学習基礎スキル
小学生の漢字の読み書き	ひらがな単語の流暢な読み，特殊音節単語の読み書き，部首や筆順の知識
小学生の読解	指示語・接続詞の理解，論理的思考
中学生の英単語綴り	ローマ字の読み書き，フォニックスの知識

Sato ら[17]の報告に基づいている．読み書きの低成績を示す事例のリスク要因を評価し，これらのスキル形成を図ることは，日本における LD の予防・回避のための効果的な介入であることを指摘できる．

II　障害へのアプローチ

1. 年齢ごとのアプローチ

　就学前にスクリーニングできる要因としては，音韻意識が挙げられる．音韻意識とは，語の音韻の系列を分析し，音韻の順序や構成を知る行為・技能である．構音機能や，音声と運動の協応に困難がみられる幼児の場合，音韻意識の発達にも遅れや困難が生じることを予見できる．そのような幼児を把握し，音韻意識の発達を支援することが，就学後のスムーズな読み書き習得を促すために重要である．

　小学校入学後は，本格的に文字の読み書き学習が開始され，特に漢字の読み書き学習が中心的課題となる．中ら[14]，Onda ら[15]は漢字読字困難のリスク要因について検討し，小学校低学年では，拗音・促音・長音などの特殊音節表記の読み書きや，ひらがな単語の流暢な読みの不全が漢字読字困難の生起に影響を及ぼすことを報告した．

　また，Naka ら[18]は，小学校高学年においては，ひらがな読み書きの影響が弱まり，言語性短期記憶の不全が漢字読字困難のリスク要因となることを報告した．これは，高学年になると，学習する漢字が抽象的になり，児童になじみのない発音や意味を，言語性短期記憶を利用して繰り返し学習する必要が出てくるためだと考えられる．熊澤ら[19]は，ひらがな読みに強い困難を示す読字障害児は，高心像性の漢字単語よりも，低心像性の漢字単語の読みに，強い困難を示すことを報告した．このため，言語性短期記憶に弱さをもつ児童を早期に同定し，特に，漢字単語の読み学習に適切な支援を提供する必要がある．漢字学習は，文字の形態という視覚的情報と，発音や意味といった言語情報を連合させる必要があるため，視覚認知に偏りがある場合，うまく学習が進まない．

　さらに，漢字の読み書きに困難を示さなくても，文章の読解に困難を示す児童がいる．読解困難に関しては，読み書き困難の有無や，併存する障害特性などを考慮し介入していく．

　中学生以降では，英語が，LD の新たな学習困難となる．銘苅ら[16]は，中学 1 年生で

はローマ字と言語性ワーキングメモリが，2・3 年生では英単語の流暢な視覚的探索や，不規則な正書法に基づく音韻意識が，英単語綴り困難の生起に関するリスク要因となることを報告した．

　学習支援以外に，大学進学や就労に向け，進路選択・決定にかかわる支援も実施する必要がある．センター試験では，2011 年から試験時間の延長が認められている．また，日本学生支援機構[20]の『教職員のための障害学生修学支援ガイド』には，入試の際に障害を抱えた学生に対して行うべき支援例が示されており，LD などの障害を抱えた学生を対象とした支援体制は整備されてきている[20]．進路選択・決定にかかわるこれらの支援を受けるためには，根拠となる資料や診断書などが求められるため，学校での学習・生活指導を通して本人の得意・不得意な点や，必要な支援について明らかにすることが重要である．

　LD などの発達障害をもつ人々にとって，学校を卒業した後，どのように自立の道を確保していくかは大きな課題となる．2005 年から施行された発達障害者支援法によると，就労支援については「発達障害者の就労を支援するための必要な体制の整備」や「関係機関及び民間団体相互の連携を確保」すること，「特性に応じた適切な就労の機会の確保」などが定められた．高等教育機関へ進学する発達障害者の数も年々増えており[20]，大学および高等専門学校にも，学生の障害の状態に応じ，適切な教育上の配慮をする義務が示された．通常学級の措置になることが多い LD の場合，障害の受容が不十分であったり，特別な支援を受けてこなかった場合があり，進路選択に際して，「本人の特性に合わない希望を出す」，「必要な支援を明らかにすることができない」，などの問題を抱えている可能性を推測できる．本人および保護者の障害受容・理解の促進を含め，本人の困難の実態や適性を見極め，適切な進路選択を行う必要がある．

2. アプローチのポイント

1）就学前のリスク要因への対処

　構音の問題や，リズム運動などの音と運動の協応の困難は，音韻意識の発達不全に関与することが示された．音韻意識に困難を示した幼児には，ブロックやおはじきなどを用いて音韻意識のトレーニングを実施することが効果的であり，文字の読み書きのスムーズな習得につながると考えられる．

◆ 音韻意識トレーニングの例
- おはじきやブロックを語の音の数だけ置かせる（音韻分解）
- 音の数だけ置かせたブロックなどを 1 つ指さし，該当する音を答えさせる（音韻抽出）
- ブロックなどを 1 つ削除して，残りのすべてのブロックなどに該当する音を答えさせる（音韻削除）
- →ブロックなどでうまく操作できない場合，支援者が語の音を区切って発音することに合わせて手を叩かせたり，足踏みをさせたりした後に実施する．

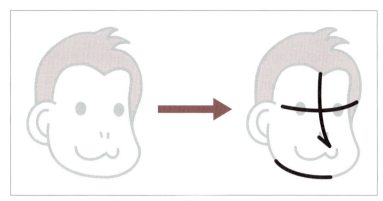
■図 2-4　イラストを用いたひらがな読み書き支援の例

2）就学前後の読み書き支援—言語性ワーキングメモリの弱さを示す児童への支援

　言語性ワーキングメモリの弱さをもつ児童への，ひらがなの読み書き習得に関する支援に関しては，相対的に強いと考えられる視覚認知を利用した方法が有効である．例として，指導するひらがな文字から始まるイラストと，文字を重ねて提示する（図 2-4）などがある．指導方法の手順を以下に示す．

◆ イラストを用いたひらがな読み書き支援の例（図 2-4）

① 「さ」という文字を「さる」のイラストに重ねて提示し，この文字が「さる」の「さ」であることを確認する．

② どの線分が「さる」の顔のどの部分に書かれているかを確認する．

③ イラストカード＋文字カードで読む練習をする．イラストカードの上に文字カードを重ねる．徐々に，イラストの面積が小さくなるよう，文字カードをずらして置く．これにより，手がかりを減らして，難易度を少しずつ上げていきながら読ませることで，文字形態と発音の連合形成をはかる．

④ 読みを習得できたら，文字の線分とイラストの位置関係を確認したうえで，イラストの上に文字を書かせる．徐々にイラストを薄くするなど，難易度を少しずつ上げ，最終的にはイラストなしで書けるようにする．

3）就学前後の読み書き支援—視覚認知，形態の記憶に困難をもつ児童への支援

　視覚認知に困難がある場合，文字形態の弁別や記憶，筆順の記憶が困難になる．ひらがなの読みでは，似た形の文字を混同する誤りがみられることが多い．支援にあたっては，相対的に聴覚的な記憶が強いことが想定されるため，言語的手がかりを用いた読み書き支援が有効である．以下に，大石[21]によって報告された指導方法を参考に，支援の手順の例示す．

◆ ことばによる手がかりを用いたひらがな読み書き支援の例

① 例として，「の」は「上から下にいってそのまま丸い屋根を作る」など，文字形態の特徴をことばによって説明する．

② 支援者が言語的手がかりをいいながら児童に書かせたり，逆に大人が書くときに児童

に手がかりをいわせたりすることで，文字形態と言語的手がかりを結びつける．

③児童自身に，言語的手がかりをいわせながら書かせる．→似た形の字の混同がみられる場合，字の相違点を言語によって説明させることも有効であると考えられる．

4) 学童期のひらがな文の読み書き支援

小学校低学年では，ひらがな文字の読み困難やひらがな単語の流暢な読み困難，特殊音節表記の読み書きの不全が生じやすい．またこれらの困難は，漢字読字困難のリスク要因となり[14, 15]，教科書文章の音読や読解に困難をもたらす．授業理解を促進するという目的で，介入することが求められる．

◆ 単語の読み促進に基づくひらがな文の音読支援の例

・読ませたい教科書文章中のひらがな単語について単語カードを作成する．

・ひらがな単語カードを提示し，すばやく読む練習をする．

・ひらがな単語の一部(例：真ん中の一文字)を隠して提示する．児童には単語を完成させて読むように指示する(単語完成課題)．

・単語の意味を音声提示し，ひらがな単語カードをかるたの要領で取らせる．

・無意味な文字列の中から，ターゲットのひらがな単語を探して丸をつける(単語検索課題)．

・上述の練習により，練習した単語を含む文について，音読の改善が生じる．

この支援は，教科書中の単語を対象として行うことにより，授業での音読を改善できる(表2-3)．

◆ 特殊音節表記の読み書き支援の例

拗音，撥音，促音などの特殊音節表記の習得については，特殊音節表記の種類ごとに形の異なるブロックや記号を用い，それらを組み合わせて単語を完成させる指導が有効である[22]．例として，清音＝□，促音＝△，長音＝■とした場合，「ほっかいどう」を「□△□□■」と表す．ブロックによって音節の言語的自覚の形成を促したあと，表記について指導を行う．以下に，音節の言語的自覚の形成を促す指導例を示す．

・特殊音節を含む単語と含まない単語のモデルを提示し，違いを比べる
　例：マチ(町)＝□□とマッチ□△□

・特定の特殊音節にあたるブロックを抽出させたり，発音させたりする

・音節の数をマス目やすべて同じ種類のブロックで示し，特殊音節にあたる箇所を答えさせる

・音声提示させた単語を，ブロックによって構成させる

5) 学童期の漢字読み書き支援―言語性ワーキングメモリの弱さを示す児童への支援

言語性ワーキングメモリの弱さを示す児童の場合，相対的に強いと考えられる視覚認知の力を用いた支援が有効である(表2-3, 2-4)．漢字の場合，部品の位置関係や線分の重なりが複雑であることや，複数の読み方があることに配慮する必要がある．特に抽象的な漢字については，言語性ワーキングメモリに弱さがある場合，その読み方や意味を理解することに困難が生じると考えられるため，読み指導の際は，イラストなどを用

■ 表 2-3　教科書準拠の学習支援の例

　学童期のひらがなと漢字の読み書き支援では，教科書準拠の教材が効果的である．1つの例として，NPO法人スマイルプラネットが開発・提供している教材がある．この教材は，ウェブサイト(https://smileplanet.net/specialty/smilekanji/)から無料でプリント教材をダウンロードできる(図2-5)．1～6年生教科書の単元中のひらがなと漢字の代表的単語について，単語完成課題と単語検索課題を提供している．これにより，教科書文章の読みの流暢性と漢字の読みの促進・定着を目的としている．あわせて，漢字の部品組み立てによる書字プリントを提供している．ダウンロードのたびに，単語の配列が異なるプリントを利用できるので，反復指導が可能である．児童に対してチャレンジを求める課題なので，ネガティブな学習態度の児童でも，動機付けの点で良好な取り組みを期待できる．

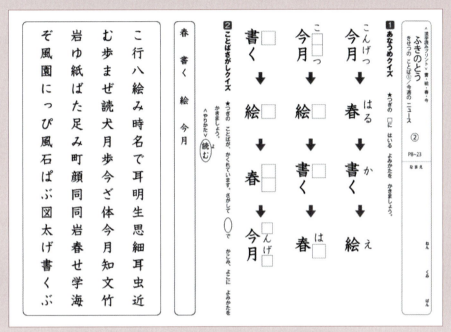

■ 図 2-5　教科書中の単語についての音読促進のための支援課題

いて意味も同時に指導することが重要である(表2-4).

6) 学童期の漢字読み書き支援—視覚認知の弱さを示す児童への支援

　視覚認知の弱さを示す児童の場合，相対的に強いと考えられる言語処理を用いた支援が有効である．表2-5に読み書き支援の例を示したが，言語処理が強い児童の場合，語彙が豊富である，読字には困難がないなど，困難が書字のみに顕著に現れることがある．

7) 学童期の文章読解のリスク要因への対処(表2-6)

　Satoら[17]は，文章読解困難に関するリスク要因について検討し，漢字の読み，指示語・接続詞の理解，単文の間の因果関係の理解を要することを指摘した．また，文章の可逆的操作が困難である場合，読解困難が生起しやすくなることを報告した．このことから，文章読解に困難を示す児童のなかには，漢字や単文をうまく読むことができず，読解困難が生じている児童と，文の因果関係の理解などに代表される「複数の小さな命題の関係を理解し中心的命題を把握すること」の困難から読解困難が生じている児童が

■ 表 2-4　視覚的手がかりを用いた漢字読み書き支援の例

	困難の現れ方・提案される支援	教材・支援の例
漢字読み支援	・漢字の読みや意味といった言語情報の記憶に困難があるため，漢字読みの学習が困難である． ・特に抽象的な漢字単語で，読みの困難が顕著である．	・漢字単語の意味を表すイラストを提示することで，漢字単語のイメージ性を高める（例：不安・図2-6参照） →文字からイラストを想起する，イラストから読みを想起する，文字から読みを想起するなど ・児童自身の経験や既有知識を用いて，漢字単語の意味を説明させる →エピソードから漢字の読みを想起させる，読みからエピソードを想起させる，漢字からエピソードを想起させるなど ■図2-6　イラストによる漢字のイメージ付加
漢字書き支援	・漢字の読みに困難がある場合，漢字の発音から正しい形態を想起できないため，書くことができない ・漢字を全体的・視覚的にとらえるため，漢字の細部に誤りが生じたり，実在しない漢字を書く	・漢字の部品をイラストに置き換える（例：晴・図2-7参照） →字からイラストを想起させる，イラストのヒントをみて書かせる ・漢字部品を視覚的に組み立てさせる（例：強・図2-8参照） →透明なカードに部品を印刷し，組み合わせる →部品を印刷したトランプを作り，ババ抜きの要領で漢字を完成させる ■図2-7　晴のイラスト例　　■図2-8　部品の組み合わせによる漢字完成

■ 表 2-5　言語的手がかりを用いた漢字読み書き支援の例

	困難の現れ方・提案される支援	教材・支援の例
漢字読み支援	・漢字形態の弁別が困難で，似た形の漢字と読み間違える ・複数の漢字がある場合に，単語としてとらえられない	・漢字同士の違いを言語によって説明させる ・部首などから漢字自体の意味を理解させる ・漢字単語の視覚的イメージを形成し，単語読みの流暢性を高める
漢字書き支援	・漢字の形態の想起が困難で，同音異字の誤りがみられる ・漢字部品の位置関係を誤る	・漢字部品を言語的手がかりに置き換える 　（例：晴・お日さま出てきて十二月の晴れた空） →言語的手がかりを示して書かせる，漢字から手がかりを想起させる，部品ごとに手がかりを想起させるなど ・部首や部品に関する知識を習得させる

■表 2-6　文章読解のリスク要因への対処の例

抱えているリスク要因	教材・支援の例
・漢字の読みが困難	・認知特性や漢字の属性を考慮し，文章中に出てくる漢字単語の指導を行う（「5）学童期の漢字読み書き支援」を参照）
・指示語の理解が困難 ・接続詞の理解が困難	・イラストで人物と事物の距離感を示し，適切な指示語を選択させる ・文章中で指示語の指す内容を探す ・文頭を（　）で示し，あてはまる接続詞を答えさせる
・複数の小さな命題の関係を理解し，中心的命題を把握することが困難	・文章を抜き出し，時系列や因果関係を踏まえて並べ替える練習を行う（図 2-9） ・複数の文章から，共通する事柄を抜き出す練習を行う

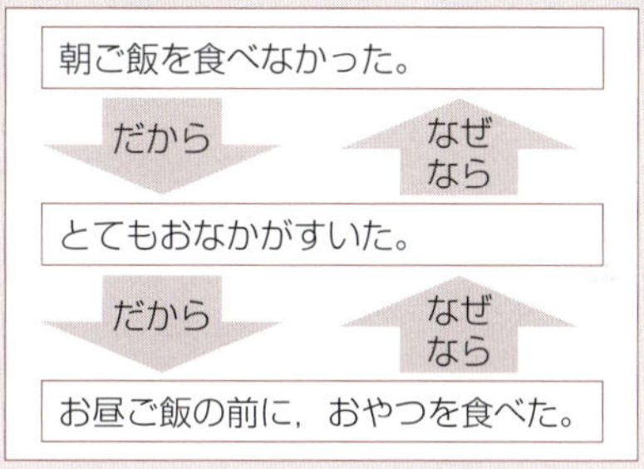

```
朝ご飯を食べなかった。
    ↓だから    ↑なぜなら
とてもおなかがすいた。
    ↓だから    ↑なぜなら
お昼ご飯の前に，おやつを食べた。
```

■図 2-9　時系列や因果関係の把握

■表 2-7　障害特性に応じた読解困難への対処の例（文献 9）を参考に作成）

障害のタイプ	困難の背景・現れ方	教材・支援の例
LD	・複数の小さな命題の関係を理解し，中心的命題を把握することが困難 ・内容の保持が困難	・文章を抜き出し，時系列や因果関係を踏まえて並べ替える ・複数の文章から，共通する事柄を抜き出す ・文章中の場面をイラストで示し，内容の把握を促進する ・段落ごとに要旨をまとめながら読む
ADHD が併存する場合	・文章を読むための注意の維持が困難	・文章を短い段落に区切って取り組む
ASD が併存する場合	・気持ちの理解や，社会的文脈の読解が困難	・文章中の，感情を表すことばを抜き出す ・感情に対応させた表情シールや色シール（怒り＝赤，悲しみ＝青など）を文章中に貼って読む
軽度知的障害	・語彙の発達や概念の理解に遅れがある	・文章中に出てくる単語を抜き出し，読みや意味を学習する

いることを推測できる．

8) **障害特性に応じた読解困難への対処**（表 2-7）

　文章読解に関しては，リスク要因を擁している場合に加え，LD と併存するほかの障害特性によって，文章の読解に多様な困難が生じる可能性がある[9]．リスク要因と児童の特性の双方を考慮し，児童の抱えている困難の背景を注意深く把握することが必要である．

■表 2-8　英単語綴り困難のリスク要因への対処に基づく支援の例

	教材・支援の例
ローマ字に困難がある場合	①フォニックス指導などを実施し，アルファベットの文字-音対応の習得を促す ②文字-音対応に基づき，文字(音)の合成や分解により，規則単語を構成する 　（言語性ワーキングメモリの弱さなどがあり，音声のみの提示では文字-音の連合形成が困難である場合は，カタカナを補助的に用いることも有効である）
英単語の流暢な視覚的探索に困難がある場合	①フラッシュカードを用いて，すばやく読む練習をする ②かるたの要領で，意味や発音の音声提示等に基づいてカードを取る ③一部綴りを変えたダミーカードを混ぜるなどして，難度を上げる
不規則な正書法に基づく音韻意識に困難がある場合	・視覚的な情報処理や記憶に困難がある場合 →不規則な綴りをもつ部分を穴埋めにしたプリント教材等を用い，穴埋め部分を口頭もしくは筆記で完成させて回答する(例：ei□□t, b□□d) ・聴覚的な情報処理や記憶に困難がある場合 →単語を区切ったカードを組み立てて単語を完成させる(例：ei/gh/t, b/ir/d) ・その他：同じ綴りをもつ単語をまとめて学習する(例：action, tradition, station)

9) 英語の支援について

ローマ字・英単語の流暢な視覚的探索や英語の不規則な正書法知識(eight, bird などの，文字-音対応の規則から外れる綴りに関する知識)に基づく音韻意識は，英単語を学習する際の方略となる．銘苅ら[16]は，これらの不全がリスク要因となり，英単語綴り困難が生起することを指摘した．これより，リスク要因に対処し，英単語の学習方略を身に付けることが，英単語綴り困難を改善する支援として有効であると考えられる．**表 2-8** に英単語綴り困難の背景の不全に対応した支援の例を示す．

10) 入試における配慮について

センター試験を受験する際は，受験上の配慮申請書や診断書などの提出が必要となる．これらの書類には，志願者が希望する配慮の内容やその理由，心理・認知検査や行動評定，高等学校などで受けてきた配慮の有無を記入する必要がある．センター試験の際受けられる配慮は以下のとおりである(独立行政法人大学入試センターホームページ[23]より抜粋)．

・試験時間の延長
・チェック解答
・拡大文字問題冊子の配布
・注意事項などの文書による伝達
・別室の設定
・試験室入口までの付添者の同伴

11) 就労を目指す場合

就労を目指す場合，LD などの発達障害をもつ人々にとって，職業リハビリテーションを利用した移行支援が有効である．職業リハビリテーションとは，「障害者が適当な

雇用に就き，それを継続し，かつ，それにおいて向上することができるようにすること，ならびに，それにより障害者の社会への統合または再統合を促進すること」[24]と定義されており，職業評価や職業指導，職業準備訓練からの紹介，就職後のフォローアップなどの諸活動を含むものである．公共職業安定所や障害者職業能力開発校などで受けることができる．就労に向けて関係機関と連携をとりながら，以下のような具体的支援を実施していく．

◆ 学校での取り組み
・日常生活場面の指導(身だしなみ・あいさつなど)
・職業学習での指導(作業中の態度や報告・連絡・相談など)
・保護者との連携(手帳の取得，職業リハビリテーション利用，雇用形態のアドバイス)

◆ 障害者職業センターなどでの取り組み
・職業評価の実施(職業リハビリテーション計画の策定・職業準備訓練の実施)
・インターンシップ
・障害者雇用(ハローワークとの連携，求職活動)

12) 大学に進学した場合

高等教育機関で実施される具体的な支援例は，日本学生支援機構[20]の『教職員のための障害学生修学支援ガイド』や，国立特別支援教育総合研究所ホームページの合理的配慮に関するモデル事業などで参照できる．以下に，『教職員のための障害学生修学支援ガイド』から，LDに関する支援例を抜粋する．(無)は障害の根拠資料や診断書などがない場合，(有)はある場合を示す．

◆ 学習支援(授業)
・文字を読むのが困難である→(無)読み上げソフトの紹介，(有)資料のデータ提供
・文字を書くのが困難である→(無)パソコンの持ち込み許可，(有)ノートテイク
・(実験・実習など)手順を理解できない→(有)手順説明資料の配布，ティーチング・アシスタント(TA)の利用
・(実験・実習など)注意力の問題がある→(有)チェックリストを配布，TAの利用

◆ 学習評価
・文字を読むのが困難である→(有)試験時間延長，問題文の電子化・読み上げソフト利用
・文字を書くのが困難である→(有)口頭試問など解答手段変更，パソコンでの解答
・試験日時や会場，レポート提出日などを間違える→(無)自己管理スキル指導，(有)個別注意喚起・伝達

● 文献

1) Eden GF, et al：Developmental dyslexia. In：Nelson CA, et al(eds)：Handbook of Developmental Cognitive Neuroscience, 2nd ed. pp739-754, The MIT Press, 2008
2) 細川　徹：仙台市の小学校児童におけるSRD有病率の推定．稲垣真澄(編集代表)：特異的発達障害—診断・治療のための実践ガイドライン．pp36-37，診断と治療社，2010

3) 稲垣真澄，他：発生機序の仮説．稲垣真澄（編集代表）特異的発達障害―診断・治療のための実践ガイドライン．pp26-27, 診断と治療社，2010
4) Temple CM：Developmental Cognitive Neuropsychology. Psychology Press, 1997
5) 関あゆみ，他：機能障害部位．稲垣真澄（編集代表）：特異的発達障害―診断・治療のための実践ガイドライン．pp29-32, 診断と治療社，2010
6) 杉田克生：読字障害関連遺伝子．稲垣真澄（編集代表）：特異的発達障害―診断・治療のための実践ガイドライン．pp27-29, 診断と治療社，2010
7) Frith U：Paradoxes in the definition of dyslexia. *Dyslexia* **5**：192-214, 1999
8) 稲垣真澄，他：診断手順．稲垣真澄（編集代表）：特異的発達障害―診断・治療のための実践ガイドライン．pp2-23, 診断と治療社，2010
9) 小池敏英，他（編著）：遊び活用型読み書き支援プログラム：学習評価と教材作成ソフトに基づく統合的支援の展開．pp26-27, 図書文化，2013
10) 佐々木尚：言語学習における作動記憶の役割―健常者・児を対象とした研究の展望を中心に．社会学研究科紀要 **59**：13-27, 2004
11) Vaughn S, et al：Redefining learning disabilities as inadequate response to instruction：The promise and potential problems. *Learn Dis Res Pract* **18**：137-146, 2003
12) 海津亜希子，他：通常の学級における多層指導モデル（MIM）の効果―小学1年生に対する特殊音節表記の読み書きの指導を通じて．教育心理学研究 **56**：534-547, 2004
13) 小枝達也，他：治療的介入．稲垣真澄（編集代表）特異的発達障害―診断・治療のための実践ガイドライン．pp50-54, 診断と治療社，2010
14) 中知華穂，他：小学2年における漢字読字・書字困難のリスク要因に関する研究―CHAID分析によるリスク要因評価に基づく検討．特殊教育学研究 **52**：1-12, 2014
15) Onda S, et al：Risk factors for kanji word-reading difficulty in Japanese elementary school children: Effects of the imageability of kanji words. *J Spec Educ Res* **3**：23-34, 2015
16) 銘苅実土，他：中学生における英単語の綴り習得困難のリスク要因に関する研究―綴りの基礎スキルテストと言語性ワーキングメモリテストの低成績に基づく検討．特殊教育学研究 **53**：15-24, 2015
17) Sato K：Risk factors for difficulty in reading comprehension of multiple-paragraph expository text at Grade 3 to 6 of Japanese elementary schools. *J Spec Educ Res.*（印刷中）
18) Naka C, et al：Combined risk factors in first school term predicts Kanji reading difficulty in third term among Japanese second-graders. *J Spec Educ Res* **3**：1-9, 2014
19) 熊澤 綾，他：ひらがな文の読み障害をともなうLD児における漢字単語の読みの特徴：―漢字単語の属性効果に基づく検討．特殊教育学研究 **49**：117-126, 2011
20) 日本学生支援機構：教職員のための障害学生修学支援ガイド，2014
   http://www.jasso.go.jp/gakusei/tokubetsu_shien/guide_kyouzai/guide/index.html
21) 大石敬子：子どもの文字言語の発達とその障害．飯高京子，他（編）：講座 言語障害児の診断と指導2 ことばの発達とその障害．pp211-233, 学苑社，1988
22) 天野 清：学習障害児に対する言語教育プログラム．聴能言語学研究 **10**：183-189, 1993
23) 独立行政法人大学入試センター：受験上の配慮案内．
   http://www.dnc.ac.jp/albums/abm.php?f=abm00005269.pdf&n=28_hairyoannai_0400.pdf
24) ILO：職業リハビリテーション及び雇用（障害者）条約（第59号）．
   http://www.ilo.org/tokyo/standards/list-of-conventions/WCMS_239020/lang--ja/index.htm

（銘苅実土・小池敏英）

第2章 各障害へのアプローチ

5 DCD

I DCDの概要

「協調運動（coordination）」とは，視知覚・触覚・固有覚・位置覚などさまざまな感覚入力を統合し，運動意図に基づき運動計画を生成，運動として出力，その結果のフィードバックに基づき修正を行うという一連の脳機能である．いわゆる運動やスポーツに限らず，「協調運動」は，嚥下・構音・発話から，食事，排泄，着衣などの日常生活，描画・書字，文具・道具・楽器の操作，バランスや姿勢制御，タイミング，指先での細かい操作を必要とする遊びなど，ほとんどの日常生活面に深く関係している．

この「協調運動」という脳機能の発達の問題が，DSM-5[1]における神経発達障害のうち，運動障害群（motor disorders）のなかの「発達性協調運動症/発達性協調運動障害（developmental coordination disorder；DCD）」に該当する．DCDの頻度は5〜6％と非常に高く，また，発達障害者支援法にもその対象として規定されているなど決して目新しい神経発達障害ではないのだが，わが国では，子育て・保育・教育の現場はもとより，医療・療育現場においても，極端な「不器用」が脳機能である「協調運動」の発達の問題であるDCDの可能性が高いという理解や認知が低い状況が長く続いていた．その結果，「ぶきっちょ」，「運動音痴」，「練習・努力不足」，「指導力不足」などとされ，嘲笑やいじめ，叱責や過剰な反復練習，不適切な養育態度につながってしまっている．

1. 診断

DSM-5[1]におけるDCDの診断基準はA〜Dの4つに定義され，診断は「病歴（発達的，医学的），身体検査，学校または職場からの報告，および心理測定的に妥当性があり文化的に適切な標準化された検査を用いてなされた個別的評価を臨床的に総合判断することによって下される」とされている．

基準Aのためには，DSM-5以外にもICD-10[2]では「標準化された微細または粗大な協調運動の検査における評点が，その小児の暦年齢をもとにして期待される水準から，少なくとも2標準偏差以下」，European Academy for Childhood Disability（EACD）の国際ガイドライン[3]でも「適切で信頼性・妥当性のある標準的な検査を行う」と定義されている．しかし，わが国では標準化された国際的な系統的診断・評価方法はなかったため，閉眼片足起立，継ぎ足歩行，回内・回外運動など変換運動と随伴運動，指鼻試験，指先接触試験，指対立試験，2点間同時触覚刺激などのいわゆる微細神経学的徴候（soft neurological signs；SNSs），Touwen & Prechtl らの診察手技，Garfield の閉眼持続，舌挺出，開口維持など Motor Impersistence Test を組み合わせ，総合的に評価していた[4]．近年，2歳9か月～6歳2か月の就学前幼児を対象に，協調運動以外に，感覚運動，言語，非言語的認知能力など発達全般を評価する日本版ミラー幼児発達スクリーニング検査(Japanese version of Miller Assessment for Preschoolers；JMAP)，4～10歳の姿勢・平衡機能，体性感覚，視知覚・目と手の協調，行為機能を評価する JPAN 感覚処理・行為機能検査(Japanese Playful Assessment for Neuropshychological Abilities；JPAN)が発表された[5]が，いずれも年齢幅が限定されていること，DCD の診断に特化したエビデンスに乏しいこと，また，JPAN は実施時間が3時間にわたることなど，臨床上の課題も多い．現在，Movement Assessment Battery for Children 第2版(M-ABC2)日本語版の開発・標準化が中井らにより進行中である[6]．M-ABC2 は対象年齢が3歳～16歳11か月と幅広く，実施時間も20～40分程度と比較的短いなどの利点から世界的に最も広く使われ，エビデンスも豊富なことから国際ガイドライン[3]でも推奨されている．

　基準 B においては，DCD による日常生活への影響の程度を標準的，客観的に評価することが必要である．そのためには，ほかの神経発達障害と同様に，国際的アセスメントツールの日本語版が有用だが，わが国では DCD に関する国際的評価尺度が存在していなかった．この点についても，中井らにより，国際ガイドラインでも推奨されている Developmental Coordination Disorder Questionnaire(DCDQ)をはじめ，M-ABC2 チェックリスト，保育士・教師用の Motor Observation Questionnaire for Teachers (MOQ-T)，3～4歳を対象とする Little Developmental Coordination Disorder Questionnaire(Little DCDQ)，青年・成人を対象とする Adult Developmental Co-ordination Disorders/Dyspraxia Checklist(ADC)の日本語版の開発が行われている[4]．

　基準 C のためには，ほかの神経発達障害と同様に，発達障害の家族歴，妊娠中や早産，仮死など周産期異常，乳幼児期の発達歴など詳細な問診が必要である．

　基準 D の知的能力障害の除外のために，知的レベルを評価することが重要だが，個別の発達検査におけるいくつかの項目も協調や知覚運動機能の要素によって構成されている点には十分に留意すべきである．脳性麻痺，筋ジストロフィー，先天性ミオパチー，遺伝性ニューロパチー，変性疾患など一般的な身体疾患や神経・筋疾患の除外を行うことは当然である．DSM-5 において臨床上，また病態生理学的にも非常に重要な改定点として，「DCD と自閉症スペクトラム(autistic spectrum disorder；ASD)をともに発症することはよくある．どちらの診断基準も共に満たしている場合，両方の診断を下すことができる」と，DSM-Ⅳ-TR までは認められていなかった ASD と DCD の併存が認められたことである．

2. 病態生理

　DCD の病態は未だ明らかでないが，DCD は，文化，人種，および社会経済状況にかかわらず世界的に一定の頻度でみられ，男女比は2：1～7：1とされており[1]，何らか

の遺伝的要因が推定される．その病態生理としては，①感覚統合の障害，②ボディスキーム（身体図式）の障害，③運動の内部モデルの障害，④模倣などミラーニューロンの障害，⑤タイミング・同調などリズム障害，などいくつかの仮説が想定されている[7]．また，関連する神経基盤としては，近年の脳機能画像研究から，機能的 MRI では，小脳，頭頂葉，基底核の異常が，拡散テンソル画像（diffusion tensor imaging；DTI）では，運動-感覚野の経路の異常，小脳半球と右上頭頂小葉との関連などが示唆されている[7]．

3. サブタイプ

　病態生理に関するいくつかの仮説からも，DCD は単一の障害でなく，いわゆる症候群であり，いくつかのサブタイプの存在が推測される[7]．DSM-5[1]では「特に下位分類が用意されていないが，主に粗大な運動技能が損なわれる人，または主に書字能力を含む細かな運動技能が損なわれたりする人がいるかもしれない」とされており，ICD-10 における運動機能の特異的発達障害（Specific Developmental Disorder of Motor Function；SDDMF）では，F82.0 粗大運動機能障害（gross motor dysfunction）と F82.1 微細運動機能障害（fine motor dysfunction）の 2 つに分類されており[2]，メル・レヴィーンは，協調運動機能を粗大運動機能，微細運動機能，書字運動機能，音楽運動機能，口腔運動機能の 5 つに分類している[7]．中井らによる検討では，協調運動得意群・苦手群，微細運動得意群・苦手群の 4 つのクラスターが示された[7]．また，Hadders-Algra らは，姿勢・筋緊張障害型，軽度のディスキネジア型，微細運動障害型，過度の随伴運動を伴う型，軽度の脳神経障害型，感覚機能不全型など 8 つのサブタイプに分類している[7]．以上のような，さまざまな報告や仮説などから，中井は DCD のサブタイプや構成要素を，①筋緊張，②感覚の統合，③ボディスキーム・ボディイメージ，④内部モデル（運動計画・運動イメージ・運動学習を含む），⑤粗大運動のスキル，⑥微細運動のスキル，⑦書字のスキル，⑧模倣，⑨タイミング・同調などリズム，⑩脳神経を巻き込むもののどれか，あるいはいくつかの組み合わせを提唱している[7]．また，ASD や注意欠如・多動症/注意欠如・多動性障害（attention deficit/hyperactivity disorder；ADHD），限局性学習症/限局性学習障害（specific learning disorder；SLD）などほかの神経発達障害との併存ではそれぞれ病因・病態が異なる可能性についても示唆している[7]．

4. ほかの神経発達障害との関係

　DCD は ADHD の 30〜50％，SLD の 50％，特異的言語障害の 30％に併存する．なかでも，DCD と ADHD の併存は，DAMP 症候群（Deficit in Attention, Motor control and Perception）として知られている．DCD と ASD との併存に関しては，DSM-Ⅳ-TR までは DCD と広汎性発達障害（pervasive developmental disorders；PDD）の併存は認められていなかったが，ASD の約 3/4 に姿勢制御，低緊張，微細運動，協調運動，過剰な随伴運動など軽微な運動障害（minor neurological dysfunction）が存在するなど，ASD に DCD が多く併存することは臨床的によく知られた事実である．重症 DAMP 症

候群と呼ばれる状態はASDを含むPDDの診断をほぼ同時に満たすことが知られており，中井らの検討においても，日本人高機能PDD男児の約40％に協調運動の問題を認め，コミュニケーション障害と協調運動障害の相関，ASDにおけるADHD特性と協調運動の問題の程度の関連，ASD特性と手先の巧緻性・微細運動の相関など，協調運動とほかの神経発達障害の中核症状とよばれる特性が深く関連していることが明らかとなった[7]．近年の脳機能イメージング研究や構成論的アプローチなどさまざまな学際的研究から，感覚や協調運動など「身体性」と環境との相互作用が高次脳機能の発達，そしてその障害としての神経発達障害の進展に重要な役割を果たしていることが強く示唆されてきている．

II DCDへのアプローチ

1. アプローチの考え方

DCDの子どもに対する運動面への介入について，文献的にさまざまなプログラムが報告されているが，システマティックレビューによれば，それぞれが個別のプログラムとなるため，現在明らかにエビデンスのある方法はない．ただし，DCDと診断されたすべての子どもにおいて運動面へ介入することの有効性が謳われている[3]．

DCDの介入アプローチは歴史的に，障害指向型（deficit-oriented）または過程指向型（process-oriented）アプローチと課題指向型（task-oriented）アプローチの2つに大別される．

障害指向型，過程指向型アプローチは運動遂行の困難さを脳や運動器などの発達の機能的障害とし，その問題に焦点を当てて基礎的な要素を積み上げていくもので「ボトムアップ」的な介入方法といわれる．各種筋力トレーニング，体幹トレーニングまたはストレッチなど機能的訓練や，わが国では主に作業療法士や教育関係者によってなされている感覚統合療法（sensory integration therapy；SIT）[8]がその代表である．SITについては短期間では効果が検証しにくく，近年はAyresの治療理論やDCDに対するSITの有効性について消極的な意見もある．しかし最近になり「感覚統合」から「感覚処理」（sensory processing）へと概念が拡大したことによって，発達障害児者の感覚・運動の特性を捉えながら介入していく方法も紹介されている[9]．SITを受けるなかで，身体を使って楽しく遊ぶことから得られる達成感や，他者との関係を育くんでいくことは，心理・社会面への大きな影響もあると考えられる．感覚の問題を具体的な生活行為と関連づけて整理しつつ，より今日的なアプローチへの展開が期待される．

課題指向型アプローチは子どもの日常生活の文脈に沿った意味のある具体的な課題を取り上げてそれを改善する介入方法である．取り上げる課題としては日常生活活動（activities of daily living；ADL），学習活動，スポーツやダンスなどの身体的活動など，

すべての生活行為が介入対象となる．子どもが遂行しよう，したいという課題を選択し，子どもや家族とともに目標設定し，子ども自身が主体的に取り組めるようなプログラムを実施していく方法である．特に注目されているアプローチとして，2つのアプローチがある．カナダの作業療法士らが始めた Cognitive Orientation to Daily Occupational Performance（CO-OP）[10]は，子どもを中心として Goal, Plan, Do, Check の4つのステップに沿った問題解決戦略に沿ってプログラムを進めるアプローチである．またオランダの理学療法士らによる Neuromotor Task Training（NTT）[11]は，子どもの目標となる課題を分析し，セラピストによる効果的な教示により動機付けられつつ，必要なスキルを楽しみながら課題に取り組んでいくものである．これらの課題指向型アプローチは有効性も多く報告されており，介入する子どもの認知能力や言語能力の発達に合わせ，幼少期には NTT が，学童期以上では CO-OP が有用といわれている[12]．課題指向型アプローチは認知心理学，モーターコントロール，システム論などの影響を受けながら発展してきているが，神経発達学的治療（neuro developmental treatment；NDT）や SIT などの高度な専門コースを受講しなくても比較的容易に取り組みやすいことも利点であり，医療，福祉，教育の各分野の領域を超えて実施できるものと思われる．

国際ガイドライン[3]では，課題指向型アプローチが有効であるとされているが，一方，微細運動への介入を行う際にも，姿勢制御や姿勢保持，上肢の安定性など粗大運動が微細運動を支えているという視点が必要である．これらより，トップダウン的な課題指向型アプローチとボトムアップ的な障害指向型，過程指向型アプローチを適切に組み合わせながら行うことが有効と考えられる．また，家庭や学校など日々の生活の場面で行われること，保護者や教師など，子どもにかかわる重要な人物と協働しながら進めることなどが推奨されている．

M-ABC2 の介入マニュアル[13]では，介入とは子どもと環境との相互作用であるとして，認知-運動アプローチ（cognitive-motor approach）を基本とした ecological intervention（EI）という概念を提唱している．さらに，介入を効果的に行うには，子どもとの信頼関係，動機づけ，励まし，楽観性，自尊感情が重要とされている．一方，わが国におけるDCDへの課題指向型アプローチによる介入に関する報告はほとんどなかったが，多辺田らは，DCDを併存するASD小児に対し，認知指向型・家族参加型のグループリハビリテーションを行い，子どものみならず，家族に対しても一定の効果を得ることができたとしている[14]．

2. 年齢ごとのアプローチ

1）乳児期：0～1歳

DSM-5[1]のDCDの診断基準には「症状の始まりは発達段階早期である」，またその診断的特徴として「幼い子どもでは，運動の里程標（例：座る，這う，歩く）に到達することが遅れていることがある」とされている．また，この時期にみられる赤ちゃんの姿勢・運動パターンにはある程度定型的なマイルストーンはあるが，その現れ方には個人

差がある．座位と這い這いの獲得順序の違いや，這い這いでの移動の代わりにいざり移動するシャフラーの存在など，定型の運動発達にはある程度幅がある．しかし一見，定型発達とみられる子どもであっても，バランス機能の未成熟，筋緊張の低下，手足の感覚過敏など，種々の感覚・運動面の特性が背景にあり，特徴的な姿勢・運動や行動を示している場合がある．脳性麻痺のように原始反射の残存や各種姿勢反応の異常，腱反射亢進や筋緊張異常などの錐体路症状を示す場合は，定型発達との差が比較的明確であるが，わずかな運動発達の遅れや差異は見過ごされる可能性がある．見た目の運動面だけでなく感覚・知覚の受け入れ方や認知面，対人面などに関連する行動特性も合わせて観察する必要がある．例えば生後9か月ごろから社会的な相互行動が活発になってくるが，玩具や食べ物など物のやりとりをする際の指差し，交互凝視，物の受け渡しといった活動は一般に共同注意の働きが重要視される．しかし共同注意の発現以前に物や人に定位するための筋力・筋緊張を含めた頭部・体幹の姿勢保持，示指のみを立てるための掌内の橈尺分離，物への共同注視と相手とのアイコンタクトを交互に変換させる衝動性眼球運動，物へのリーチ・把持・リリースなど上肢操作の協調運動といったさまざまな姿勢・運動要素の獲得が前提となっている．近年，ASDの乳児期早期には粗大運動や協調運動，感覚など身体機能の問題がむしろ大きいことが注目され，協調運動と感覚の問題はASD発見の早期徴候としての有用性も提唱されており，今後わが国の乳幼児健診における精度にも関係するものと考えられる[7]．

2) 幼児期：1〜6歳（就学前）

基本的な移動能力や手の操作性を獲得した子どもは，次第に養育者の元から離れ，より広い世界への探索活動を深めていく．そして，多様性のある感覚・運動学習を通じて粗大運動や手指の巧緻性など協調運動を向上させ，さまざまな場面や環境に適応できる運動能力を主体的に身につけていく．この時期の子どもの2つの大きな目標として，食事・排泄・更衣などのセルフケアをはじめとするADLを自立させること，基本的な学習能力や社会性の獲得を含めた就学への準備をすることがある．

養育者は日常の生活習慣に従って子どもの自律的な活動を支援していくが，そこには必ず常に何らかの協調運動が伴うことになる．その意味でADLを自立させるということは，本人の意識づけとともに環境への適応行動としての粗大・巧緻動作を発達させることと考えることができる．ADLのなかで最も高い巧緻性を求められる活動に歯ブラシ操作と食事で用いるスプーン，フォーク，箸など食具の操作があるが，さらにこれらの道具の操作性と同一線上に就学準備に不可欠な協調運動である描画や書字といった筆記具の操作がある．また，三輪車や自転車に乗ったり，遊具で遊ぶことで基礎的な体づくりをするとともに，友達との関係を広げながら対人関係スキルや自己効力感を高めていくことが，基本的な学習能力や社会性を獲得する基礎となるのである．

DSM-5[1]では，幼児期では運動技能の獲得にかなりの個人差があり，評価が安定せず，また各国の医療経済状況を含め，筋ジストロフィーや変性疾患など，運動発達の遅れとは別の原因が十分に明らかにされているとは限らないため，DCDについては5歳より前

に診断することは典型的ではないとされている．しかし，実臨床では乳幼児期からDCDを強く疑わせる子どもたちは多く存在する．DCDの子どもは，友達との関係や集団での活動に馴染みにくいことがある．特に比較的重度のDCDの子どもでは集団での活動に対しては慎重に介入すべきで，この年齢では個別介入が望ましいとされている[3]．

3）学童期：7～12歳（学童期）

学童期になると，より高度で幅の広いスキルが求められることになるが，DCDのある子どもたちは，学校の集団生活のなかで個人の協調運動の拙劣さはより顕在化されやすくなる．教室での机上課題においては授業中の姿勢の崩れとともに，字が汚い，筆圧が強すぎる・弱すぎる，板書の書き取りに時間がかかる，ハサミや定規，コンパスなど文具がうまく使えない，リコーダーや鍵盤など楽器操作が苦手，粗大運動ではブランコやジャングルジムに乗ることができない，体育での球技，マット運動や鉄棒，縄跳びが苦手，などといった症状で協調運動の拙劣さが示される．

また周囲の反応も幼児期よりも厳しくなり，教室で姿勢が悪いことは体幹機能の問題ではなく，態度や社会性の低さとみなされてしまう．体育の授業ではどうしてもできない種目があると，練習・努力が足りないというように精神論の問題になりがちである．そして協調運動スキルの質的な問題は，繰り返し練習するという量的な方法論で解決すべくその努力を強いられる．しかし，努力しても改善しない児童の自己効力感は低くなるばかりである．求められる協調運動が難しいばかりでなく，ドッジボールなど集団の球技などではボールスキルの拙劣さとともに目まぐるしく変化していく周囲の状況をうまく捉えることができずに，友達とのやりとりからも取り残されてしまう．低学年ではまだ抑えられている嘲笑やいじめは，学年が上がるにつれ厳しい状況となり，自尊感情や学業成績の低下から不登校や問題行動，身体活動の減少から体力の低下や肥満などの二次的な障害が生じる．

4）思春期・青年期・成人期

DSM-5[1]にも「長い期間においては改善がみられるかもしれないが，50～70％の子どもで協調運動の問題が青年期になっても続いていると見積もられている」とあるように，青年期・成人でもDCDがかなりの頻度で存在し，青年期・成人期特有の協調運動を必要とする課題の困難から，自尊感情や社会参加の低下，職業選択にも影響し，うつ病や不安障害などの精神障害，肥満，糖尿病，高血圧などの生活習慣病から心血管障害などにつながることが多く報告されている．

◆ 思春期・青年期 13～18歳（中・高校生）

学童期に現れていた協調運動の問題に対し，適切な気付きや介入がないまま見過ごされると，中・高校生になっても，それらはそのまま引き継がれることになる．この年代になっても「靴ひもを結べない」，「体をきれいに洗えない」などADLが自立していないこともあるが，周囲からはできているものと思われている場合，問題が放置されてしまっていることもある．学校生活でも書字が拙劣，文具をうまく操作できない，体育での種々の競技が苦手などの様子がありながらも，問題として扱われず，あるいは回避さ

れながら，潜在化してしまっていることも少なくない．

ADLが自立していないなど個人的なスキルに問題がみつかった場合は，個別的な介入によって改善を目指すべきである．体育競技やスポーツ科目など集団内で求められるスキルに問題がある場合は，周囲の配慮，環境調整が必要であり，集団参加，社会参加を促し，二次的な問題を予防していく働きかけが必要になる．

◆ 成人期

成人期においては，これまでの種々の協調運動の問題，例えば長い時間きちんと座っていられない，早く正確に書きとることができないなど学童期から続く問題に加えて，より多様な場面において問題が生じる可能性がある．自動車の運転や女性の化粧，男性の髭剃り，ネクタイ結びなどの整容，キーボード操作などは就労や社会活動においても影響を及ぼし，ハンディを負うことになる．また，料理，洗濯，買い物（金銭の操作）などの家事や，安全で適切な子どもの抱き方など子どもの養育に必要なほとんどのスキルも協調運動によるものであり，家庭生活を自立して営むことにも影響が現れる．

この年齢においては，ワープロやタブレット，音声入力やデジタルカメラの使用，各種調理器具，小銭の代わりにICカードを使うなどさまざまな便利グッズや支援技術，代替手段の利用の提案や方法を提示することも，この時期のDCDへの重要な支援である．

3. アプローチのポイント—各症状への対応

1）食事

食事は，①先行期：食べ物の認知，②準備期：口への取り込み，③口腔期：咀嚼・食塊形成，④咽頭期：嚥下などとされる過程からなり，どの過程において問題があるのかを評価する必要がある．食形態については液体・固形のほかにゼリー，ペースト，きざみ，一口大など細分化されるが，食材や料理法による食感，匂い，色の好き嫌いなど偏食の影響も受けやすい．また，姿勢の影響を受けやすいため，各過程に応じた椅子，テーブルの設置環境は基本である．道具の操作性の問題もあるため食器，食具の選択も重要である．さらに，食事は栄養摂取のためにひとりで食べるだけでなく，家族や仲間など集団内で摂るなど社会的活動となることもあり，動作の改善とともにマナーへの意識付けも必要となる．

◆ 症状

・コップを持ち上げたり置いたりするときにこぼしてしまう．
・コップでミルクを飲むとき口元からこぼしてしまう．

アプローチのポイント

液体の入った食器を持つときはその角度調整が不可欠である．特に食器を持ち上げるときと置くときは不安定になりやすくこぼしやすい．基本的には遊びのなかで行う積み木や入れ子（玩具）の積み上げなどが上手にできるスキルが必要である．特に持った物をリリース（手放す）して置くときの瞬間にどれだけ静的に姿勢保持できるかが重要であ

る．実際の食事においては，液体の量を増減することでこぼさない範囲の角度を調整することができる．また，食器を両手で持つか片手で持つかによっても子どもの意識が変わり，片手だと雑であるが両手だと姿勢が対称になり丁寧にできる子どももいるかもしれない．

　飲み物を口元でこぼさずに取り込むには，手で持った食器を徐々に傾けながらその角度に応じて姿勢を伸展方向に起こしていくという複合的な協調性が求められる．このとき姿勢保持の難しい子どもは早く飲もうとするあまり，食器の角度を急いで傾けようとして飲み物を口元からこぼしてしまうかもしれない．食器を傾けるスピードの抑制とともに頭部・体幹の伸展を促すような手と姿勢の両面の動作介入が必要であろう．また，食器に接触している口唇の状態も見る必要があるかもしれない．

◆ 症状
・フォークでおかずをうまく刺すことができない
・スプーンで最後まで残さずに食べることができない

アプローチのポイント

　スプーンやフォークをうまく使うためには手の巧緻性や道具操作の発達段階[15]をみながら進めていくことが望ましい．道具操作の発達は，手掌回内握り→手指回内握り→静的3指握り→動的3指握りといった道具の把持形態の発達に応じて促され，次第に細かな調整ができるようになる．例えばミートボールなど不安定なおかずをフォークを用いて食べる場合には，おかずの重心位置を狙ってフォークを刺す位置を探っていく必要がある．手掌回内握りの段階では細かな調整ができないため，おかずが固定されやすい皿を選んだり，フォークの持ち方を3指握りに修正していくなどの働きかけが必要になってくる．

　食事の最後に皿に残ったおかずをスプーンでかき集めていくときも，同様に手首や指の動きを引き出す3指握りへの移行を促す必要がある．なお，幼稚園・保育園では年少期から箸使用を促す傾向があるが，動的3指握りが未獲得の状態で無理に箸を使わせることで箸の持ち方に誤学習が生じている子どももいる．

2) 更衣動作

　更衣は身体を保護したり，体温調整をするなど健康面の維持をすることと同時に，他者に見せる，見られるという社会的活動でもある．上衣，下衣，上着，下着，長袖，半袖，かぶり，前開きなどの特徴や，靴ひも，ボタン，スナップやホック，ジッパー，スカーフ，ネクタイなど特別なスキルを求められるものもある．また姿勢の影響も受けやすく，何を着脱するかによって環境調整が必要になることもある．

◆ 症状
・服を着るのに混乱する
・ボタンやホックが留められない

アプローチのポイント

　服を着るためには，服の3次元的な視空間認知と自分の身体認知とのマッチングが不可欠である．つまり，自分の体の部位の認識と服の部位が正しくわかることが必要である．どのような服の状態から始めて，どこにどのような手順で頭や腕を通すかといったパターン化された反復練習が必要になる．上衣はかぶりシャツの着脱ができてからボタン付き前開きシャツへ移行する，下衣は座って落ち着いてできるようになってから立位でできるような段階付けもあるだろう．体幹の支持性が低いと伸展優位の姿勢となりがちで下方への注視がしにくい．

　身ごろを整えたりボタンを留めたりする際には後方から姿勢を支えてあげることで下を向きやすくなるかもしれない．ビーズに糸や紐を通す遊びの延長にボタンを留めるというスキルアップされた両手の協調操作があり，視空間認知と両手の協調動作が求められる．

3）机上での学習活動

　学習活動での基本となる書字をはじめ，消しゴム操作，定規，コンパス，分度器など各種の文具の使用には両手を用いた高度なスキルが要求される．消しゴムや定規などは利き手と非利き手とが拮抗する力の掛け方が必要であるが，紙が破れたりシワにならないように適度な筋出力コントロールも求められる．適切な感覚フィードバックが入るためには力をどれだけ抜くことができるかが重要であるが，そのためには適度な体幹の支持性により安定した姿勢が確保されなければならない．また，両手活動については支援者が片手の役割を担い，子どもがまずは片手のみのスキルを練習するなどの段階付けも有効かもしれない．将来の就労にもかかわりやすい重要なスキルであるが，どうしてもできないときは代替手段の活用など合理的配慮も考慮する必要がある．

◆ 症状

・うまく絵が描けない

・字が汚い

アプローチのポイント

　鉛筆の操作は食事での道具使用と同様に，道具の把持形態と合わせて発達段階を考慮する必要がある．回内握りまたは静的3指握りで描きなぐることができ，その後，簡単な線や形を真似て描くためにはより巧緻的な鉛筆操作と模写の機能が求められる．垂直線から水平線，次いで曲線や円を描き，手首を固定して指の動きを使う動的3指握りができるようになってからより細かな図形や文字へと段階付けられていく．姿勢調整とともに視覚的な手がかりを与えることや，図形や文字を描くための記憶や認知面へのかかわりも重要になってくる．模写は眼球運動と手の道具操作による複合的な素早い協調運動スキルが求められる．そしてこれは，将来ノートの書き取りスキルに移行する重要な活動である．

4) ボールスキル

　保育所や幼稚園など集団生活への適応に向けて社会的な相互作用の基礎となるコミュニケーション・スキルの獲得が必要である．ことばを介した言語的コミュニケーションはよく「ことばのキャッチボール」として比喩的に用いられる．しかし実際にボールを使った身体活動として行うキャッチボールは乳児期から始まるやりとり遊びの延長線上にあり，これもまた身体的コミュニケーションとして社会性の発達には不可欠な運動である．のちの学童期での体育や，中高生が集団で行う球技活動だけでなく，成人期のレクリエーション活動でも行われることがあり，個人的な活動というよりも社会的活動としての意味も大きく，スキルの向上が望まれる活動のひとつである．

◆ 症状

・ボールをうまく投げられない，捕ることができない．
・動いているボールを蹴ることができない．

アプローチのポイント

　投球：体幹が弱いと中間姿勢をとりにくく下から投げることは難しい．直立で上から投げ降ろしてバウンドさせるほうがボールをスムーズにやりとりさせることができる．両手投げから片手投げに移行する際には手掌や手指の感覚フィードバックによるボールのコントロールが必要になってくる．

　捕球：捕球準備としての両手を広げる構えを促し，大きなボールを両手で捕ることから始める．ボールは徐々に小さく，相手との距離は徐々に広げていくよう段階づける．

　蹴る：動いているボールはタイミングがつかみにくいため，ボールを静止させてから蹴るようにすると比較的コントロールしやすくなる．ただし動いているボールをとめるときは蹴るときと同様に安定した片脚立ちができなければならない．片脚立ちの練習は壁に手をついて支えたり，野球バットなどを杖代わりに支えとして使いながら段階付けていく方法もある．

III その他，多職種連携における重要な視点

　DCDとADHDの併存，いわゆるDAMP症候群ではメチルフェニデート徐放剤やアトモキセチンによる薬物療法が可能である．メチルフェニデートに関してはADHDの中核症状に対する効果以外に，協調運動に対する有効性が報告されている．アトモキセチンに関して現時点でまとまった報告はないが，自験例でも協調運動の改善が認められている[7]．

　子育て支援や保育・教育の現場では，このようなDCD特性のある子どもの理解と，いわゆる運動・体育のみならず，楽器操作など音楽，道具・文具の使用など図工・美術，技術・家庭科，正確な操作を必要とする理科実験などはもとより，書字，着替え，食事，

姿勢保持などすべての教科や生活場面においてDCDという視点からの支援が必要である．その際，年齢や性別，さらに粗大運動，書字・微細運動，姿勢保持など，どの下位尺度を苦手としているかなどの適切なアセスメントに基づく支援が必要である．カナダのCanChild[16]の取り組みや，わが国でもすでに一部の地域で行われている，学校作業療法士(School OT)などの普及や制度化が望まれる．さらに，例えば，書字の困難に対する音声入力など支援技術の開発やその積極的な利用など，障害者差別解消法にも謳われている合理的配慮の推進も重要な課題である．

今後，DCDの神経基盤の解明，ニューロリハビリテーション方法，薬物療法のエビデンスの構築と，それらに基づく科学的介入方法の開発が望まれる．

謝辞：本研究の一部は，科学研究費補助金，および厚生労働科学研究費補助金「障害者対策総合研究事業」により行った．DCDQ，M-ABC2など国際的アセスメントツールの日本語版の研究用使用，共同研究については，筆者までご連絡いただければ幸いである．

●文献

1) American Psychiatric Association: Diagnostic and Statistical Manual of Mental Disorders, 5th ed. American Psychiatric Association, Washington DC, 2013〔日本精神神経学会(日本語版用語監修)，髙橋三郎，他(監訳)，染矢俊幸，他(訳)：DSM-5 精神疾患の診断・統計マニュアル．医学書院，2014〕
2) World Health Organization：The ICD-10 Classification of Mental and Behavioural Disorders. World Health Organization, Geneva, 1992〔融 道男，他(監訳)：ICD-10 精神および行動の障害，臨床記述と診断ガイドライン，新訂版．医学書院，2005〕
3) Blank R, et al：European Academy for Childhood Disability. European Academy for Childhood Disability(EACD) Recommendations on the definition, diagnosis and intervention of developmental coordination disorder(long version). Dev Med Child Neurol 54：54-93, 2012
4) 中井昭夫：アセスメントツールの活用の仕方：発達性協調運動障害(Developmental Coordination Disorder：DCD)．辻井正次(監)：発達障害児者支援とアセスメントのガイドライン．金子書房，pp290-296, 2014
5) 岩永竜一郎：感覚と運動のアセスメント—JMAPとJPAN．辻井正次(監)：発達障害児者支援とアセスメントのガイドライン．pp265-271, 金子書房，2014
6) 中井昭夫：発達障害領域でよく使用されるアセスメントツール；協調運動機能のアセスメント；DCDQ-R, Movement-ABC2(M-ABC2)．辻井正次(監)：発達障害児者支援とアセスメントのガイドライン．pp257-264, 金子書房，2014
7) 中井昭夫：協調運動から見た神経発達障害．日本児童研究所(監)：児童心理学の進歩，vol.55. 金子書房，2016
8) Ayres AJ：子どもの発達と感覚統合．協同医書出版社，1982
9) 岩永竜一郎：自閉症スペクトラムの子どもへの感覚・運動アプローチ入門．東京書籍，2010
10) Missiuna C, et al：Cognitive orientation to daily occupational performance(CO-OP) part I-theoretical foundations. Phys occup ther pediatr 20：69-81, 2001
11) Niemeijer AS：Neuromotor Task Training：physiotherapy for children with DCD. Pearson, 2007
12) Smits-Engelsman BC, et al：Efficacy of interventions to improve motor performance in children with developmental coordination disorder: a combined systematic review and meta-analysis. Dev Med Child Neurol 55：229-237, 2013
13) Henderson SE, et al：Movement Assessment Battery for Children, second edition(Movement ABC-2)：examiner's manual. Harcourt Assessment, London, 2007
14) 多辺田俊平，他：自閉症スペクトラム障害児の不器用さに対する認知指向型・家族参加型グループリハビリテーションの試み～しまはちチャレンジグループの有効性と課題．作業療法 34：307-

316, 2015
15) Erhardt RP(著),紀伊克昌(訳):手の発達機能障害. 医歯薬出版, 1988
16) CanChild : https://www.canchild.ca

(中井昭夫・若林秀昭・阿部佳奈)

第2章　各障害へのアプローチ

6 高次脳機能障害

I 高次脳機能障害の概要

　わが国では，2001年から5年間「高次脳機能障害支援モデル事業」が行われ，高次脳機能障害の診断基準が策定された．「高次脳機能障害診断基準」において，高次脳機能障害は，脳損傷に起因する認知障害全般を指し，このなかにはいわゆる巣症状としての失語，失行，失認のほか，記憶障害，注意障害，遂行機能障害，社会的行動障害が含まれている．一方で，先天性疾患，周産期による脳損傷，発達障害，進行性疾患を原因とするものは除外されている．

　一方で，「発達障害者支援法」によると，「発達障害とは，自閉症，アスペルガー症候群その他の広汎性発達障害，学習障害，注意欠陥多動性障害その他これに類する脳機能の障害であってその症状が通常低年齢において発現するもの」と定義されている．そして，てんかんなどの中枢神経系の疾患，脳外傷や脳血管障害の後遺症が，上記の障害を伴う場合においても法の対象としている．

　つまり，行政的には，小児の高次脳機能障害は「発達障害者支援法」のなかに含まれているが，「高次脳機能障害診断基準」では発達障害は除外されているという，紛らわしい実情がある．

　いずれにせよ，医学的には，生まれつきの高次脳機能の問題を発達障害とよび，後天性の高次脳機能の問題を高次脳機能障害とよぶことに異論はないであろう．

　高次脳機能障害(higher brain dysfunction)という用語は日本で生まれた言葉であり，同義語として，神経心理学的障害(neuropsychological disorder)，認知障害(cognitive disorder)，ICD-10では器質性精神障害(organic mental disorder)(F-04, 06, 07)，DSM-5では神経認知障害(neurocognitive disorder)などともよばれている．

1. 疫学と病態

　成人における高次脳機能障害の実態調査によると，高次脳機能障害推計患者数は全国で30万～50万人であると報告されている．栗原ら[1]は，小学校の児童の調査を行い，後天性高次脳機能障害をもつ小児の最低数は，神奈川県で3,491人，全国で49,920人と推計している．

　成人の高次脳機能障害の原因は，圧倒的に脳血管障害が多いのとは違い，小児の高次脳機能障害の原因は，急性脳症，頭部外傷，低酸素虚血性脳症，脳血管障害，脳腫瘍な

■表2-9 脳外傷の重症度分類

受傷時の意識障害	重症	中等症	軽症
GCS	3～8	9～12	13～15
JCS	100以上	10～30	3以下
意識障害の期間	6時間以上		30分以下

GCS：Glasgow Coma Scale，JCS：Japan Coma Scale

ど多岐にわたる．

1）急性脳症

急性脳症とは，非炎症性の浮腫による中枢神経系の機能障害が急激に生じる病態の総称であり，乳幼児期の感染症に続発して発症することが多い．外的要因で多いのは，インフルエンザ，突発性発疹（ヒトヘルペスウイルス6型），水痘などのウイルス感染である．臨床病理学的特徴により急性壊死性脳症やけいれん重積型脳症に分類され，前者は両側対称性視床病変を，後者は両側前頭葉皮質病変や一側大脳半球皮質病変をきたすことが特徴的である．

2）頭部外傷・脳外傷

小児の脳損傷で多い症状は，嘔吐，けいれん発作である．小児の頭部外傷の重症度はGlasgow Coma Scale（GCS）を用いることが多く，GCS 13～15を軽症頭部外傷，GCS 9～12を中等症頭部外傷，GCS 8以下を重症頭部外傷としている（表2-9）．

びまん性軸索損傷（diffuse axonal injury；DAI）では，脳に回転加速度が加わり，脳組織全体に及ぶ歪みが生じ，白質（神経線維・軸索）の離断が生じる（shearing injury）．また脳の正中付近に小出血や外傷性くも膜下出血，傍矢状部の皮質下白質の挫傷（gliding contusion）を伴いやすい．DAIは学童期以降の小児にみられやすく，症状は，受傷直後から重篤な意識障害をきたし，遷延性意識障害になりやすい．意識障害から回復後も，麻痺や失調，高次脳機能障害がみられることが多い．

3）低酸素虚血性脳症（HIE）

新生児期の低酸素虚血性脳症（hypoxic ischemic encephalopathy；HIE）は乳児期以降の死亡の原因となり，脳性麻痺，精神遅滞，てんかん，広汎性発達障害（pervasive developmental disorder；PDD），視覚認知障害などの後遺症の原因として重要である．正期産児の場合には出産前あるいは出産時に発生することが多い．一方で早産児の場合には，HIEは出産前，出産時だけでなく，未熟性に起因する出生後の全身状態（呼吸窮迫症候群，動脈管開存症，無呼吸，黄疸，慢性肺疾患など）も大きく影響する．

4）脳血管障害

小児の脳血管障害は成人に比べまれである．

◆ 脳梗塞

もやもや病，先天性心疾患，凝固系異常，血管炎，外傷などの病因や，血行力学的な

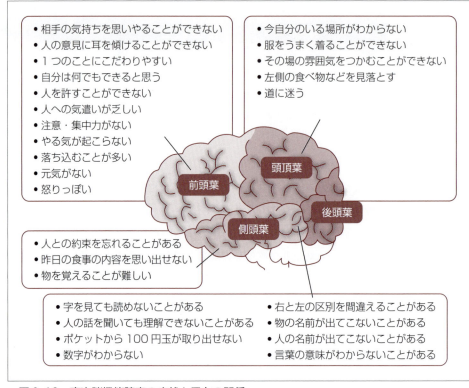

■図2-10　高次脳機能障害の症状と局在の関係

原因による脳梗塞が多いのが特徴である．

◆ もやもや病（Willis動脈輪閉塞症）

わが国で発見された疾患で，日本語の「もやもや」が"moyamoya disease"という正式病名として世界的に認知されており，両側の内頸動脈が同時に障害されるのが特徴である．

◆ 脳出血

1歳以上の脳出血の原因では，脳動静脈奇形（arteriovenous malformation；AVM）が多い．AVMは先天性の血管奇形（流入動脈，ナイダス，流出静脈）で，若年性の脳出血やてんかん発作で発症することが多い．

5) 脳腫瘍

小児腫瘍のなかで白血病に次いで第2位を占め，固形癌のなかでは最も多い．小児の原発性脳腫瘍で頻度の高い腫瘍は，星細胞腫，髄芽腫，胚細胞腫瘍，頭蓋咽頭腫である．

2. 症状・サインと診断

高次脳機能障害の症状・サインと脳の局在の対応を記したチェックリストを図2-10に示した．

1) 画像診断

CT，MRI画像においては向かって右側を左脳，左側を右脳とする．

◆ CT

単純CTでは急性期の脳出血，くも膜下出血や脳外傷に対して有効である．出血のある部位は高吸収域に描出される．また脳腫瘍では，石灰化や脂肪などの診断が容易である．

◆ MRI

CTに比べ骨のアーチファクトがなく，分解能にすぐれ，また脳幹部や後頭蓋窩の情報が得られやすい．

拡散強調画像では，T2強調画像より早期に脳梗塞の診断が可能である．FLAIR画像では脳脊髄液が低信号を呈するので上衣下の病変を検出することが容易である．T2*（スター）強調画像は，慢性期のヘモジデリンの検出に有効で，通常のMRIで検出困難な脳外傷や海綿状血管腫による小出血の診断に有効である．MR angiography（MRA）では脳動脈瘤以外にも，脳静脈奇形やもやもや病の診断も容易である．

◆ SPECT（single photon emission computed tomography）

CT，MRIでは検出困難な局所の血流低下を描出しうる．さらに画像解析法のeasy Z-score imaging system（eZIS）は正常画像データベースの比較により相対的な血流低下部位が容易に描出可能である．

2）発達検査・神経心理学的検査

小児の高次脳機能障害の診断に有用な発達検査・神経心理学的検査の一覧を**表2-10**に示した．高次脳機能障害は，脳損傷に起因する認知機能障害全般として捉え，症状と画像と神経心理学的検査の結果が一致しているかどうか確認する．診断の手順は以下のとおりである．

①高次脳機能障害が疑われる症状を聴取する．
②高次脳機能障害の存在の根拠となる脳損傷の存在を，画像によって確認する．
③神経心理学的検査の結果が，症状や画像によって説明できるかどうか確認する．

3. 種類

1）易疲労性（神経疲労，精神疲労）

身体的にも精神的にも，特に認知が要求される課題を行うと生じる疲労のこと．児に自覚がない場合も多い．急性期の意識障害のある時期などではこの傾向が著明である．

2）発動性の低下

何事も自分から始めることができない，あるいは，始める意欲がもてない状態．

3）脱抑制

何事にも抑制がきかず，感情や行動をコントロールできない状態．衝動的な行動や場にそぐわない発言を繰り返してしまう．

4）注意・集中力の低下

覚醒し，注意を向け，集中し，それを維持することができない状態．

5）情報処理能力の低下

五感から情報を受け取り，それを理解し，反応することがうまくできない状態．読

■ 表2-10 小児の高次脳機能障害の診断に用いる神経心理学的検査

測定する能力	検査名	適用年齢	把握すべき項目	標準値と評価の考え方
全般的発達	新版K式発達検査	0歳(生後3か月)～18歳以上	運動・姿勢(P-M)，認知・適応(C-A)，言語・社会性(L-S)の発達年齢(DA)と発達指数(DQ)	10歳未満：DQの標準偏差(SD)は10前後，10歳以上：SD 15～22，大まかな目安として，DQ 70未満が明らかな発達遅滞
知的機能	田中ビネー知能検査	2歳～成人	精神年齢(MA)，知能指数(IQ) 14歳以上では結晶性，流動性，記憶，論理推理の4分野について偏差知能指数(DIQ)を算出可能	田中ビネー知能検査Vにおいては，2～13歳は従来どおり精神年齢(MA)から知能指数(IQ)を算出する．IQの値ではなく，当事者の精神年齢を把握することが重要．
知的機能	ウェクスラー児童用知能検査第4版(Wechsler Intelligence Scale for Children-Forth Edition；WISC-Ⅳ)	5～16歳	FSIQ(全検査IQ)，VCI(言語理解指標)，PRI(知覚推理指標)，WMI(ワーキングメモリ指標)，PSI(処理速度指標)	4つの標準指数と全検査IQともに，130～非常に高い，120～129：高い，110～119：平均の上，90～109：平均，80～89：平均の下，70～79：低い，～69：非常に低い．
知的機能	K-ABC心理・教育アセスメントバッテリーⅡ(Kaufman Assessment Battery for Children)	2歳6か月～18歳11か月	長期記憶と検索(学習)，短期記憶(継次)，視覚処理(同時)，流動性推理(計画)，結晶性能力(語彙)，量的知識(算数)，読み書き(読みと書き)の7尺度，7尺度を統合したものとしてCHC指標	Cattell-Horn-Carroll(CHC)モデルの7尺度．CHC指標も，WISC-Ⅳ同様，平均100，標準偏差15の標準得点で表される．
視知覚認知	フロスティッグ視知覚発達検査	4歳～7歳11か月	視覚と運動の協応，図形と素地，形の恒常性，空間における位置，空間関係の知覚年齢(PA)と知覚指数(PQ)	各下位項目の知覚年齢から，児の視知覚認知における発達年齢を把握する．
遂行(実行)機能	DN-CAS(Das Naglieri Cognitive Assessment System)	5歳0か月～17歳11か月	プランニング，注意，同時処理，経時的処理，全検査の標準得点	いずれも，WISC-Ⅳ同様，平均100，標準偏差15の標準得点で表される．
言語機能	LCSA学齢版言語・コミュニケーション発達スケール(Language and Communication Developmental Scale for School-Age Children)	小学校1～4年生	文や文章の聴覚的理解，語彙や定型句の知識，発話表現，柔軟性，リテラシーの評価点，LCSA指数，リテラシー指数	LCSA指数：言語・コミュニケーション発達レベル，リテラシー指数：文字や読みの習得に関する能力，ともに平均100，標準偏差15である．

む，書く，聞く，話す，のいずれかの機能の障害．

6) 記憶障害

新しい情報を記銘，保持し，そして，必要な時に引き出すことができない状態．脳損傷

の前の記憶は比較的保たれているが，脳損傷の後の新しい記憶がなかなか保持されない．

7) 遂行(実行)機能障害

物事を計画し，それを実行に移す過程の障害．論理的に考えたり，問題を解決したり，推察したりすることができない．

8) 視空間認知障害

左側の空間を認識できない．物や人との適切な距離感を保てない．

9) 失見当識

時間と場所の感覚がない．

10) 現実感の欠如

自分自身の障害に気づいておらず，それについて説明できない状態のこと．自分の直面している問題について現実感がない．

II 高次脳機能障害へのアプローチ

1. アプローチの順番

脳損傷者のリハビリテーションで整えるべき順番は，呼吸・循環→食事・睡眠・情動→高次脳機能という順番が好ましい．全身状態が整って初めて安定した睡眠や食事，感情のコントロールが可能となる．そして，身体的耐久力が養われて初めて高次脳機能が整う前提ができあがる．

このような脳の回復過程は，①乳幼児期の基本的身体機能の安定→②幼児期の生活リズムの安定→③児童期の自主性の獲得→④学童期の社会性の獲得→⑤思春期・青年期における自己への気づき，などと類似している．

図2-11に，小児の高次脳機能を支えるリハビリテーションピラミッドを示した．

高次脳機能障害のリハビリテーションにかかわる人々は，児のライフステージごとに，ピラミッドに示したより優先度の高い項目を意識してアプローチすることが望ましい[2]．

2. 年齢ごとのアプローチ

以下に示す対応は，生活年齢ではなく，あくまでも高次脳機能障害児の発達年齢や精神年齢に応じて行われるべきである．

1) 乳児期(0〜2歳)→基本的身体機能の安定を目指す

この時期は，通常発達においても高次脳機能は未成熟であり，呼吸・循環，感覚，運動・姿勢など，すべて人間が無意識に行っている身体機能を整えることが肝要である．

五感に働きかける刺激は過度でもいけないし無刺激でもいけない．児の特性に合った適度な環境整備，情報入力が望まれる．

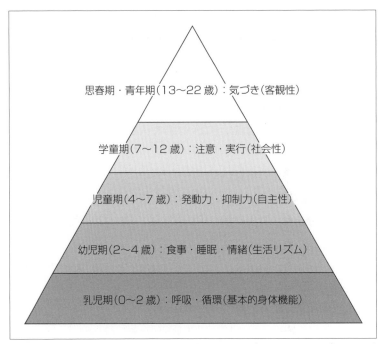

■図 2-11　小児の高次脳機能障害を支えるリハビリテーションピラミッド

2) 幼児期(2〜4歳)→生活のリズムの安定を目指す

食事については，たとえば離乳食が進まない，食欲が不十分であるという状況でも，周囲の事情で，決して食事を無理やり押し込んではいけない．睡眠のリズムについても，日中に前述の身体機能の充実を図ることで昼間の覚醒が上がり，結果として夜も安眠できる．食事や睡眠が整うことで，情緒の安定が期待できる．

3) 児童期(4〜7歳)→自主性の獲得を目指す

生活リズムが整い，情緒が安定すると，物事に意欲的にチャレンジしようとする発動性が出てくる．この発動性を養うためには，この時期，何よりも遊ぶことが重要である．自分からやりたいと思ったことを実現できたという成功体験は，また次に同様の体験をしたいという欲求につながり，結果として，それを実現するためのルールを守るといった抑制力につながる．

4) 学童期(7〜12歳)→社会性の獲得を目指す

注意障害や遂行機能の障害は，主に前部帯状回や前頭前野の損傷などで起こる．この時期に友達といきいきと遊ぶ，遊びながら友達からたくさんのことを教えられる．遊び合うことが大切である．リハビリテーションの臨床現場でも，セラピストと患者の1対1の個別訓練よりも，集団のリハビリテーションのほうが，前述の前頭前野の活動が増加することが確認されている．

5) 思春期・青年期(13〜22歳)→自己への気づきを促す

脳損傷になると，自分を客観的にみつめることが苦手になり，何事も主観的になる．こ

の時期になると自分を客観的にみられるようになってくる．しかし，無理に障害を自覚させたり受容させたりするアプローチは避けるべきである．児が離れようとしているから子離れするという視点ではなく，これまでの過程で獲得してきた「できること」を見て取ること，つまり「認め」，与えることが必要である．与えるだけのことを与えて，はじめて give up，「明らかに見る」つまり，いい意味で「あきらめる」ことができるのである．

6）成人期（23歳〜）→自尊心に留意する

高次脳機能障害と発達障害の決定的な違いは，生まれつきであるか，後天性であるかである．生まれつきの発達障害と異なり，中途障害である高次脳機能障害は，当事者，家族ともに病前のキャラクターや能力，イメージを捨てることができにくい．結果として，代償手段や援助の受け入れが悪く，社会参加につながらないケースも多い．

成人期の高次脳機能障害者への接し方のポイントは，あくまでも敬意をもって接することである．病気や受傷の前まで，普通に暮らしていた当事者・家族が，ある日突然，高次脳機能障害に直面している事実に留意し，もともと持ち合わせている自尊心（プライド）を傷つけてはならない．

7）就労支援→何ができて，何ができないかを明確にする

高次脳機能障害者の就労支援における課題として，周囲の人々が，当事者の問題点や「できないこと」ばかりに目を向けてしまうことが挙げられる．知能検査の結果から「言語機能が低下している」という評価ばかりをするのではなく，「単純指示や写真や絵による理解はよい」などのように，下位項目を見て，できることの評価をしっかり行うことが重要である．また，生まれつきの発達障害の人々と異なり，後天性脳損傷による高次脳機能障害者は，病気や受傷前の人格や能力へのこだわりがあり，配慮を要する．

高次脳機能障害は，精神保健福祉手帳の取得が可能であるが，言語障害や麻痺を合併している症例については，身体障害者手帳の取得も可能であり，受け入れ側のニーズに沿った支援を柔軟に行う必要がある．

3. アプローチのポイント—各症状への対応

1）易疲労性（神経疲労，精神疲労）

易疲労性の原因として，課題を行っているときに脳に十分な酸素が行き届いていないことが考えられる．対応法のポイントは，いかに脳に酸素を供給するかである．

近年の研究から，疲労に対する対応として，疲れた時には休息を取るという対応から，むしろ，疲れた時こそ運動をする「アクティブレスト」が有効とされる考え方にシフトしている．

具体的には，通常歩行や早歩きぐらいの有酸素運動を1回30分以上，週2，3回以上といったレベルが推奨される．

症状・サイン	対応法
・すぐに姿勢がくずれる． ・長い間座っていられない． ・あくびばかりする． ・ふらふらと不安定に歩く． ・頭が痛くなる．	・背中をさする． ・本人が疲れていることに周囲が気付く． ・外の空気を吸ってリフレッシュする． ・姿勢をただして深呼吸，ストレッチ． ・緑の中をお散歩． ・薬の副作用かどうか専門家に相談する．

2）発動性の低下

前頭葉損傷の結果として起こる，自分からは始められないという症状であり，対応法のポイントは，始められるきっかけを与えることである．

高次脳機能障害における発動性の低下は，脳損傷後のうつ症状と密接にかかわりがあり，成人の場合は脳卒中後のうつ，脳外傷後のうつとして診断されることが多い．小児期のうつと高次脳機能障害との関連は，いまだ明らかではないが，成人同様の対応が望まれる．

症状・サイン	対応法
・いつもぼーっとしている． ・何事も自分から始められない． ・表情がかたい． ・いつもやる気がない． ・何事にもやる気がない．	・いくつかの選択肢を与えて，自分で選ばせる． ・始められるきっかけを与える（手をたたいたり，チャイムをならしたり）． ・なるべく短く（5～7秒以内）ポジティブに語りかける． ・チェックリスト（箇条書きにして書き出す）

3）脱抑制

前頭葉損傷の結果として，何事にも抑制がきかなくなる．対応としては，本人のプライドを尊重し，何事も否定的ではなく，肯定的に接することがポイントである．

小児では，見た目の症状が注意欠如・多動症/注意欠如・多動性障害（attention deficit hyperactivity disorder；ADHD）による多動や衝動性と似ており，脳損傷による高次脳機能障害ではなく，発達障害としてのADHDと診断されることも多い．

症状・サイン	対応法
・急に怒りだす． ・ちょっとしたことにすぐ腹を立てて，忘れられない． ・何事も待てない． ・大声を出す． ・場所をわきまえず泣き叫ぶ．	・周囲が怒ってはいけない（感情的にならない）． ・何事も行動前にひと呼吸置いてから行う． ・怒るスイッチを入れない． ・「～はダメ」ではなく「次から～してみては」とうように提案型で接する． ・怒ったらその場から立ち去る． ・相性の悪い人とは無理に交わらない．

4）注意・集中力の低下

覚醒の低下，もしくはワーキングメモリの低下によって，注意がそれやすく，長続き

しない．物的環境，人的環境の影響を受けやすいので，まずは環境刺激を制限もしくは整えることがポイント．

注意集中力の低下については，脳損傷急性期の場合，覚醒の低下や易疲労性の結果として現れることが多い．生活指導の前に，薬の副作用ではないかどうかの確認も必要である．また，興味の隔たりや好き嫌いの結果として，注意・集中力の低下をきたすこともあり，背景に発達障害の存在がないかどうかも確認する．

症状・サイン	対応法
・注意が散漫である． ・ひとつの場所にとどまっていられない． ・食事中でも動作が中断される． ・課題を続けることができない． ・話を最後まで聴いていられない．	・環境刺激を少なくする（部屋を片付ける）． ・椅子が合っているかどうか確認する． ・5秒以内のキーワードで語りかける． ・何でも書き出す． ・急かさない．

5）情報処理能力の低下

読む，書く，聞く，話すの障害であり，小児失語症の場合もある．言語表出に比べ，言語理解の改善のほうが早い．無理に表出を促すのではなく，非言語コミュニケーションなどを用いて緊張を軽減することがポイントである．

高次脳機能における言語能力は，必ずしも知能の低下を伴わないこともあるので，例えば知能検査で正常でも，コミュニケーションに困難をきたすこともよくある．したがって，当事者と周囲の本当の意味でのコミュニケーションが成立しているのかどうかを確認する．

症状・サイン	対応法
・指示が入らない． ・言葉の意味が理解できない． ・会話のキャッチボールができない． ・字が読めない，書けない． ・言葉がなかなか出てこない． ・あーうー，など擬音しか発することができない．	・言葉が出ない場合も，どんどん助け舟を出す． ・言語以外のコミュニケーション法を用いる（ジェスチャーやモデリングなど）． ・タッチケアなどでリラックスさせる． ・はい，いいえ，で答えられる会話をする．

6）記憶障害

脳損傷による記憶障害の特徴は，病前の記憶は比較的保たれるのに比較して，病後の新しい記憶が覚えられないことである．言語を用いた丸暗記の記憶ではなく，成功体験になるような経験の記憶を伸ばすことがポイントである．

小児の記憶障害を検出するための，標準化された神経心理学的検査がなく，生活レベルでどのような記憶の問題があるのかを確認する必要がある．

症状・サイン	対応法
・さっき言ったことを忘れる. ・さっき言われたことを忘れる. ・人や物の名前が覚えられない. ・昨日のことをまったく思い出せない. ・単語や数字が覚えられない.	・何事もオウム返しに復唱する. ・成功体験になるように，何事もポジティブに接するようにする. ・何でも書き出す. ・1度に2つ以上の指示をしない. ・暗記ではなく，身体で覚えるように心がける. ・大事なものはいつも同じ場所に置く. ・わからなくなったら，質問できる人を作っておく（ホットライン）.

7) 遂行（実行）機能障害

物事を計画して実行する，そして必要に応じて修正する能力であり，社会的能力との関連が深い．学年が上がるにつれ必要になる能力である．対応の基本は，何事も計画通りに実行できるような配慮をすることである

記憶障害やコミュニケーション同様，小児において，遂行機能障害を検出できる標準化された神経心理学的検査が少なく，高次脳機能障害の場合，知能が正常であっても遂行機能の問題をきたすことが多いことに注意する．

症状・サイン	対応法
・予期できないことが起きるとパニックになる. ・1度に2つ以上のことができない. ・何事も段取りよく進めることができない. ・手順が複雑になると対応できない.	・何でも書き出す. ・指示は具体的に，1つひとつする. ・なるべく予定は変更しない. ・時間に余裕をもつ.

8) 視空間認知障害

主に右半球損傷や頭頂葉・後頭葉の損傷による視空間認知障害をきたすことがあり，脳損傷と対応している症状かどうかの確認を要する．

脳損傷者の場合，明らかな麻痺がなくても運動失調や手先の巧緻性の低下をきたしていることが多く，それらも手伝って，バランス能力の低下や，人との距離感のとりづらさとなって表れることもある．したがって，視空間認知障害は運動機能障害との関連が深いことを念頭に置いてアプローチする．

症状・サイン	対応法
・相手との距離感を保てない. ・左側のおかずを残す. ・人や物にぶつかる. ・道に迷う.	・座る場所や立つ場所にテープを貼る. ・声に出して確認するクセをつける. ・指を指して確認する.

9) 失見当識

時間や場所の感覚がなく，現実感がない．季節感や現実感がもてるような自然や遊

び，芸術などを織り交ぜるとよい．乳幼児の場合，失見当識の存在の確認は難しく，睡眠や生活リズムが崩れるなどとして表れる場合もある．日付や場所を直接訊ねるなど，通り一遍の対応ではなく，何かしらの成功体験と日時・時間・場所などが結びつけられることが望ましい．

症状・サイン	対応法
・今，自分がどこにいるかわからない． ・季節感がない． ・日付や時間がわからない．	・季節のあいさつを意識的にする． ・外をお散歩する． ・カレンダーを食卓に貼る． ・日記をつける．

10) 現実感の欠如

脳損傷者に対して，障害の受容を無理やり促すことをしてはいけない．無理に障害をわからせようとするとますます障害を否定することになる．できないことを責めるのではなく，できることをほめる．

脳損傷者の場合，重症であればあるほど，自己認識が低く，逆に軽症であるほどかえって訴えが多いこともある．当事者と周囲の能力評価のギャップに注目するとよい．

症状・サイン	対応法
・障害を否定する． ・何事も自分ではなく周囲のせいだと思っている． ・治療やリハビリテーションを拒否する．	・集団療法が有効である． ・人の振り見てわが振りなおせ． ・何ができないかではなく，何ができるかを明確に伝える．

4. 上手な療育者と下手な療育者

筆者が考える，上手な療育者と下手な療育者の特徴を表2-11にまとめた．高次脳機能障害児にみられるよい特徴として，①真面目である，②約束を守ろうとする，③人をだましたりしない，などがある．

他方で，①融通がきかない，②頑固である，③2つ以上の作業を同時にできない，などの問題がある．

それらの特徴を理解せずに対応しようとすると，「あれもできない」「これもできない」と否定的に評価し，「～はダメ」「～はしてはいけない」といった指示をしてしまう．このような否定的な指示は，高次脳機能障害児には向いていない．なるべく「できないこと」ばかりを責めるのではなく，「できること」を認めてあげる．「～はしてはいけない」ではなく，「～してはどうだろうか」「～してみるといいよ」などというような提案型の支援が好ましい．

■表2-11　上手な療育者と下手な療育者の特徴

上手な療育者	下手な療育者
・短くシンプルに指示する ・肯定的である ・他人のせいにしない ・「できること」に目を向け，それを伸ばそうとする	・口数が多い ・否定的である ・他人のせいにする ・「できないこと」ばかりに目を向け，無理やりそれをさせようとする

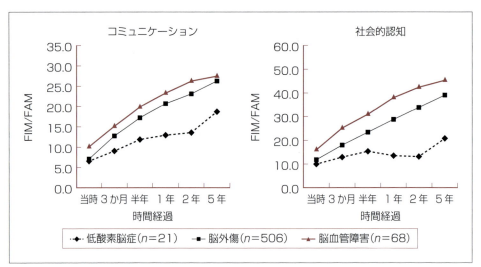

■図2-12　高次脳機能障害の長期経過

5. 社会支援

　高次脳機能障害は，原則として精神障害として認定され，医師は，精神障害者保健福祉手帳の診断書を記入する必要がある．一方で，失語症に代表されるような言語障害をきたす高次脳機能障害は，従来身体障害者手帳の3級，4級として認定がなされてきた．

1) 精神障害者保健福祉手帳

　精神保健の分野では，高次脳機能障害は「器質性精神障害」という診断名のなかに包括されてきた．器質性精神障害とは脳そのものの病変（例：脳血管障害や脳外傷など），または脳以外の身体疾患（例：アルコール依存や栄養失調）のために，脳が二次的に損傷を受けて何らかの精神障害を起こすことを指す．精神障害者保健福祉手帳用の診断書はICD-10を用いて診断され，高次脳機能障害は「器質性健忘症候群，アルコールその他の精神作用物質によらないもの（F04）」「脳の損傷および機能不全ならびに身体疾患によるその他の精神障害（F06）」「脳の疾患，損傷および機能不全による人格および行動の障害（F07）」にあてはまる．精神障害にかかる初診日から6か月を経過した日以後の日に作成され，作成日が申請日から3か月以内のものが必要である．

2) 身体障害者手帳（言語障害）

　前述のように，失語症に代表されるような言語障害をきたす高次脳機能障害は，従来

身体障害の3級，4級として認定が可能である．身体障害者診断書・意見書(聴覚・平衡機能，言語またはそしゃく機能障害用)では，「発声はあるが，ほとんど肉親との会話の用をなさない」場合は3級，「肉親との会話は可能であるが，他人には通じない」場合は4級となる．原則として，受傷や発症から6か月経過した症例で記入が可能である．

3) 後遺症認定の症状固定について

　2004年に行われた東京医科歯科大学の調査(n=779)によると，FIM(Functional Independence Measure)/FAM(Functional Assessment Measure)を用いた日常生活自立度は低酸素脳症，脳血管障害，脳外傷のいずれの原因による高次脳機能障害も，受傷・発症から2年，5年と改善を認めていることがわかる(図2-12)．

　この結果からもわかるように，特に若年の高次脳機能障害者の日常生活能力は2年，5年と改善が見込める．しかしながら，医学的症状の固定時期と生活能力の固定時期とは異なることが多く，あまり長い時間が経過してしまうと，どこまでが脳損傷による後遺障害で，どこからがその他の要因によるものかの判断がますます難しくなる．

　筆者の考えでは，自賠責保険の後遺症認定や訴訟の絡んだ後遺症認定は，できれば，原則として受傷後1.5～2年以内に行うことが望ましい．

● 文献

1) 栗原まな：小児高次脳機能障害の実態調査．小児科診療 **73**：1622-1627, 2010
2) 五十嵐 隆(監)，橋本圭司，他(編著)：リハビリテーションにつなげる発達障害支援のための脳解剖ポイント整理ノート．診断と治療社，2014

● 参考文献

1) 橋本圭司：高次脳機能障害—診断・治療・支援のコツ．診断と治療社，2011
2) 橋本圭司：小児高次脳機能障害に対する評価．臨床リハ **24**：864-868, 2015
3) 橋本圭司：リハビリテーション入門 失われた機能をいかに補うか．PHP新書，2010
4) 国立障害者リハビリテーションセンターホームページ．
   HP：http://www.rehab.go.jp/ri/brain_fukyu/handankizyun.html
5) 辻井正次(監)，明翫光宜(編)：発達障害児支援とアセスメントのガイドライン．金子書房，2014

〈橋本圭司〉

第3章
多職種アプローチ

第3章 多職種アプローチ

1 セラピストによる実践
1）作業療法

I 発達障害児支援における作業療法士の役割

1. 発達障害作業療法の概念とその目標

　　　　人が健康な生活を営み社会に適応するためには，食べ物や飲み物は欠かせない．食べ物や飲み物と同様に，人間はいつも何か（以下，作業）をしている生き物であり，作業は人にとって欠かせないものである．作業療法（Occupational Therapy）は，人が当たり前に日々行っている種々の作業をセラピーの一手段として活用し，その効果を検証しながら実践する．作業療法の概念は，「年代に応じた種々の作業を用いてセラピーを行い，療法としての効果を示すこと」にある．

　　発達障害作業療法の「作業」は，「日々の行動や活動と大好きな遊び」である．「療法」とは，「作業療法士が児の自発性を促すために，外部から適切な刺激（以下，OT対応）を与え，児が行動や活動，遊びを能動的に操作（楽しむ，快適になる）できるようにする」対応方法である．作業療法士は，病院や施設の作業療法室でセラピーを行うのみでなく，家庭や児が生活する環境でも，セラピーが応用できるようにしている．そのためには，児と関係する人々と交流し，児が快適に過ごせるよう，相互理解を深めて対応していかなければならない．

　　発達障害の作業療法では，ADLで作業や行動に支障が生じたとき，以下のa～eの支援を行う．

　a．児の潜在能力を最大限に引き出す．
　b．睡眠・覚醒リズムの安定をもとに，日常の生活習慣を身につける．
　c．安心感のもてる対人交流を育む．
　d．個別および集団での遊びや活動に意欲的に取り組める．
　e．休息や余暇活動を大切にし，その提供で安らぎを体験する．

養育者や家族に対する目標は，以下のa～cである．

　a．養育者が思う困り感を的確に理解し，日常生活を安泰に過ごす．
　b．同胞がいる場合，同胞を含めた育児が安心して行える．
　c．休息や余暇時間が確保でき，落ち着いて児と接することができる．

対象児が所属する施設や機関との連携における目標は，以下のa～cである．

　a．児の気になる行動は，的確な理解で児を混乱させないで対応することができる．

b. 保健・医療・教育・就労・福祉の面から，児のライフステージを考慮し，多職種連携で情報の共有をはかり，適切な対応ができる．
　　c. 多職種間連携を継続し，フォローアップ体制を根づかせる．

2. 作業療法士の役割

　作業療法士は，児の自立を促進するために，身体，精神，社会的側面に焦点をあててセラピーを行う．児と養育者のニーズを把握し，自分なりに生きていけるよう，自律の精神を育み，セラピー内容を工夫し実践する．「自立」は，依存しないで人生を自分なりに生きていくことであるが，依存することや人のルールに従うことの大切さも踏まえ，自立と依存，自律と他律のバランスを判断しセラピーを行う．

　このような作業療法の考えから，作業療法士の役割[1]を大きく分けると以下の1)～3)になる．

1) 児のセラピーにおける役割

　作業療法士は，種々の疾患や障害に対し，身体と精神の両面から，発達促進に直接対応し社会的適応状態に結びつける．

　病院や施設では個別対応となり，一定時間で短期間のセラピーが実施される．作業療法士の対応は，児の適正な反応が促進される（脳内処理がうまくできたと判断）ことに重点をおく．社会性は，セラピー実践のときや場の対人関係で促していく．

　発達障害児に対する作業療法実践内容は，基本的な心身状態に関しては，主に感覚統合理論や運動制御理論を活用している傾向にある．感覚系の脳内処理の不十分さに関しては，フォーマルおよびインフォーマル検査を行う．主に活用している検査は後述する．検査結果は，身体的因子や環境因子から生じる現象と照らし合わせて主訴の困り感を解釈し，セラピー計画を立てる．困り感の解釈には，作業療法の独自性が発揮される．セラピー効果は，生活環境で児に対する困り感の減弱と作業療法再評価結果の検証で判定できる．

　セラピーの実際は，児に個人差があるので個別支援計画となる（「Ⅴ 事例の紹介」参照）．

2) 養育者，家族，地域への対応における役割

　児は，養育者と家族や関係する諸機関のなかで育てられる．母子関係や家族関係は，子どもの発達促進の要である．発達促進が他児のように進んでいない不安は，育児が思うようにできない心情を生んでしまう．笑顔の少ない養育者の家庭環境は，児をありのままに受け入れられず，児の存在や行動を否定した育児対応になりかねない．発達途上にある児が，失敗と成功を繰り返して成長するとは考えない．

　2012年の児童福祉法の改正，障害者総合支援法の制定で，病院や施設のみでなく地域の療育支援が重要視されてきた．地域支援内容は多職種連携の集団療育になっているが，児により作業療法の視点の個別支援が必要な場合もある[2,3]．児が発達促進の重要な時期にある場合は，特に個別対応は重要となる．この場合，目的を明確にした作業療

法を実践し，それを応用する方法を他職種と話し合い，家族を含めた支援につなげる．家族が児の状態を処理できない場合，養育者の負担感が多大になる．作業療法士は養育者に，地域サービス情報を提供し，社会資源の活用を促し，活用状態をフォローアップし支援計画を練っていく．法律改正後の地域支援では，各職種が連携し，それぞれの特殊性を生かして療育に携わっている．作業療法の特殊性は，児の評価結果をもとに困り感の解釈を示し，療育計画を練ることにある．セラピーを行うのみでなく，他職種も応用できるような遊び方や対応する際の観点を伝えることで，多職種間の連携が効果的となり，社会で生活していく児を支えることになる．

3) 関連職種や関連機関との連携およびコンサルテーションにおける役割

児の生活の場は，年齢とともに家庭から地域に移っていき，児は幼児教育者に委ねられることになる．幼児教育者は，養育者の育児姿勢を的確に把握することが重要となる．養育者と幼児教育者との育児姿勢のすれ違いは，双方の信頼関係を薄れさせる．作業療法士は双方から相談されることもあり，養育者からの相談は，幼児教育者の知識と対応の不十分さ，教育者からの相談は，養育者の障害受容がなされにくいという視点のものが多い．作業療法士は情報を収集し，妥当な捉え方を双方に伝えなければならない．妥当な捉え方とは，教育機関の主目的や教育信念が養育者の目的や信念と合っているかどうか，教育者は教育機関の信念を的確に把握しているかになる．養育者に適切な情報の提供を行うためには，作業療法の限界を知り，不足分は他職種に助けてもらい，多職種間の連携を強化することが重要である．

II 作業療法評価の実際

作業療法実践にあたり，実践過程とその内容について表3-1に示す．発達障害の作業療法領域で独自に開発したフォーマル検査としては，感覚統合領域の各種検査（表3-2）がある．インフォーマル検査としては，soft-neurological sign〔臨床観察（clinical observation；CO）〕があり，脳内現象を把握するには重要な検査であると感じている．他職種が開発した種々の検査も活用し，発達状態を把握している．

1. 情報収集

児の情報収集においては，初回面接時までの経緯を把握することが重要である．特に主訴の把握により，養育者の児に対する困り感やセラピーの期待感がわかる．

2. 初回評価

初回評価では，今後経過を追っていくにあたり，必要となる検査の選択が求められる．対象児の症状の予後予測を判断して，検査領域の選択が行われる．発達障害児の作業療法臨床現場で主に活用されている検査を以下に示す．

領域	検査
発達特性領域	・日本版 PEP3（Psychoeducational Profile 3rd edition） ・自閉症・発達障害児教育診断検査 ・自閉症スクリーニング質問紙 ・KIDS 乳幼児発達スケール（Kinder Infant Development Scale） ・DENVER Ⅱ
セルフケア領域	・PEDI（Pediatric Evaluation of Disability Inventory） ・WeeFIM（Functional Independent Measure for Children） ・S-M 社会生活能力検査（Social-Maturity Scale）第3版
行動領域	・子どもの行動チェックリスト（親用）（Child Behavior Checklist；CBCL） ・子どもの行動チェックリスト（教師用）（Teacher's Rating Form；TRF） ・コナーズ評定尺度
感覚統合領域	・日本版ミラー幼児発達スクリーニング検査（Miller Assessment for Pre-schooler；JMAP） ・南カリフォルニア感覚統合検査（Southern California Sensory Integration Test；SCSIT） ・臨床観察（Clinical Observation；CO） ・JPAN 感覚処理・行為機能検査（Japanese Playful Assessment for Neuropsychological Abilities；JPAN） ・日本感覚インベントリー（感覚発達チェックリスト）改訂版（Japanese Sensory Inventory Revised；JSI-R）
視知覚領域	・フロスティグ視知覚検査（Developmental Test of Visual Perception；DTVP）
認知領域	・WPPSI 知能診断検査（Wechsler Preschool and Primary Scale of Intelligence） ・日本版ウェクスラー児童用知能検査（Wechsler Intelligence Scale for Children；WISC-Ⅳ） ・K-ABC 心理・教育アセスメントバッテリー（Kaufman Assessment Battery for Children） ・DN-CAS 認知評価システム（Das-Naglieri Cognitive Assessment System） ・グッドイナフ人物画知能検査（Goodenough Draw a Man Test；DAM）
学習領域	・小学生の読み書きスクリーニング検査（Screening Test of Reading and Writing for Japanese；STRAW） ・絵画語い発達検査（Picture Vocabulary Test-Revised；PVT-R）
心の領域	・心の理論課題検査

■表 3-1　発達障害作業療法実践過程と実践内容

情報収集	紹介資料 親子面接 児の観察 ＊これまでの経緯の聴き取り ＊家庭環境 ＊療育状況 ＊ニーズ把握 ＊児の新環境内での行動観察

（つづく）

■ 表 3-1 発達障害作業療法実践過程と実践内容（つづき）

初回評価	情報収集から考える検査表と検査項目の選択（ニーズ解決） 選択した検査の実施と総括 ＊感覚運動機能 ＊ADL実施状況 ＊社会生活能力 ＊育児負担
OT目標	短期目標（6か月後）と長期目標（1年後）の設定
OT	遊び，活動を用いた身体，精神，情動，生活自立セラピー
再評価	6か月後初回評価に行った検査表と検査項目を実施
再目標設定	再評価結果と養育者のニーズをもとに再目標設定
OT継続	OT実践の継続
フォローアップ	一時終了後，相談支援および発達支援事業所と連携

■ 表 3-2 感覚統合領域の各種検査

- 南カリフォルニア感覚統合検査（Southern California Sensory Integration Tests；SCSIT）
- 南カリフォルニア回転後眼振検査（Southern California Postrotary Nystagmus Test；SCPNT）
- Sensory Integration and Praxis Tests（SIPT）
- 日本版ミラー幼児発達スクリーニング検査（Japanese version of Miller Assessment for Preschoolers；JMAP）
- 日本感覚インベントリー（Japanese Sensory Inventory Revised；JSI-R）
- JPAN感覚処理・行為機能検査（Japanese Playful Assessment for Neuropsychological Abilities）

3. 作業療法目標

　　作業療法目標は，病院や施設においては，入院期間や外来通院期間により，独自性がある．地域支援においては，6か月後の短期目標，1年後の長期目標を立案する．複数の短期目標が達成されて長期目標の達成につながる仕組みになる．

4. セラピー

　　セラピーは，セラピー計画に則って実施される．セラピー時の児の遊びは「好きな遊び」なので，観察しながら作業療法士がかかわれるタイミングを外さないように介入し，目的を達成させていく．児の遊び場面の観察を通して，タイミングを見出すことが重要な鍵となる．

5. 再評価

　　再評価は，初回評価後6か月後と1年後に行い，効果検証を行い，フォローアップし

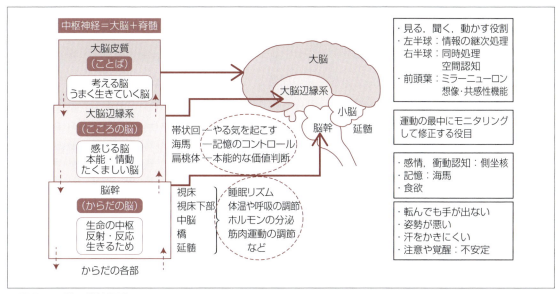

■図3-1　脳の機能概略

ていく．

　作業療法士は，表3-1の一連の過程を繰り返し，セラピーと同時進行で検査を行っている．

III　困り感へのアプローチのポイント

　困り感の症状で，作業療法士が行うセラピーで貢献可能な主な点は，感覚系の問題が行動やADLの場面に影響を与えている点に対するアプローチである．注意してかかわっている点を以下に挙げる．

1. 質のよい睡眠状態で，覚醒水準を安定させる

　児を観察していると，覚醒状態が一定水準で保たれていないと，遊びが中途半端な状態になり生活に必要な動作もやる気になれず，セラピーも困難な状態になる．Ayres[4,5]やDunn[6,7]は，覚醒状態は情動反応や生活に影響を及ぼしていると述べている．問題点を軽減するには，質のよい睡眠状態を確保し，覚醒水準を一定に保てることが行動意欲につながり，うまく生きていくことにもつながる（図3-1）．睡眠状態に関しては，養育者にお願いして，1日の生活状態を1～2週間ぐらいの間，時間を追って記載してもらっている．養育者と話し合いながら就寝時間や起床時間をおおよそ決めて，実行結果を報告してもらいながら適切な睡眠状態を検討している．

2. 感覚系の問題とADL行動の困り感との関係に着目

セラピーは，児の得意な遊びから始まり，苦手な行動の軽減を図ることを目的に介入している．作業療法士は感覚系の問題とADL行動の困り感との関係に注目し，遊びの場面で外的刺激を受け入れられそうなときに感覚閾値を考慮した刺激の導入を行い，苦手な感覚に対する適応能力を高めていく．それにより心身ともに負担にならず苦手感が軽減されるようで，セラピーを楽しんでくれる．繰り返し行うことで感覚閾値を健常に近い状態にし，ADL環境に適応していく．

3. 児の遊びをセラピーの目的に誘導するタイミングを逸しない

児が自分の好きな遊びだけに終始するのではなく，興味をもって遊べる新たな遊びに誘導することでセラピー効果を発揮できる．このとき覚醒水準が一定であると，活発に遊べて，介入しやすいタイミングの機会にも恵まれる．

児には自分のやりたいことがあり，方法も個性的である．作業療法では児の自発性を重んじ，行っている行動を肯定的，共感的に捉えてかかわる．その方法だけではなく別な方法を児の視野内で示しながら興味をひきつけ，自発的に遊ぶ方向に導く．このように作業療法士が意図するセラピーに引き寄せて，目的の達成を試みる誘導を行っている．

4. 顕在化している困り感と二次的障害との関係を把握する

表面に現れている精神的・社会的な困り感は，二次的要因で生じていることもある．種々の環境で児の行動を観察し，他職種と連携して児の情報を収集することで，多面的側面からの情報が得られる．多職種で対応する療育ゆえに，職種間がオーバーラップしている領域は広く，作業療法が独自に考えられる側面を提示していくことは，連携のポイントになる．

5. 養育者の児理解を深められるよう，養育者に寄り添い考え方を伝える

児の育児は，種々の方法を試みても養育者の思うようにはならない．一般的な躾をしようとしても困難な状態である．児の発達過程を追いながら，感覚系から生じる現象を踏まえて話し合っていくと，養育者は「やっとわかってくれる人に出会えた」と思うようである．養育者に寄り添いながら，育児環境や方法を聴き，ともに理解を深めていくことは，児の発達を促すだけでなく，育児環境もよい方向に向かわせるようである．

Ⅳ 年齢ごとのアプローチとそのポイント

脳の可塑性を考えると，乳幼児期のアプローチが重要であると個人的には感じている．学童期のように，環境に大きく左右されることが少ない点においても乳幼児期のア

プローチのメリットがある．

下記に年齢ごとの作業療法アプローチのポイントを述べる．

1. 乳児期（約0〜1歳）

近年，乳児期の発達における動きの不自然さが注目されている．Teitelbaumは後方視的研究から，生後6か月前後に動きに不自然さがみられると述べている[8]．原始反射が減弱し，姿勢反応が優位に出現し，頭の状態を正中線上に維持しながら，体幹を滑らかに回旋しながら寝返りを行っている時期である．また，体幹の動きとともに，上下肢が体幹に協調する動きや，注視や追視の眼球運動のスムーズさもみられる．ポイントは，立ち直り反応の出現の遅れや体幹の回旋運動を伴わない反応で，反応速度も遅い場合は，協調運動に何らかの遅れが生じる疑いをもって動作分析を行うことである．眼球運動の観察や反射・反応検査を精密に行い，フォローアップを考慮する．

作業療法アプローチは，検査をしながら潜在能力を引き出し，体幹・上下肢の運動や動作に結びつける．児が興味をもつ遊び道具や音の出る玩具を用い，知的能力の発達促進も心がける．体幹の回旋運動を促すためには，骨盤帯を操作する．その意味は，体幹の安定性と可動性の筋活動学習のためと，効果器として働く上下肢の自由度を確保するためである．体幹回旋運動は，正中線を越えた上下肢運動を促す．これは幼児期に必要とされるADL諸動作が，協調的で器用に行うためでもある．

2. 幼児期前期（約1〜3歳）

身体移動が確立する時期で，児は活発に動きたいかまたは動くことが怖いかのどちらかの状態を示す．視覚的，聴覚的にも外部からの刺激を多大に受けやすく，感覚が過敏または鈍感であったり，感覚間の調整がうまくできなかったりする．この現象により，遊びの場面では，人を寄せ付けない，人と接触することを嫌う，一人遊びにふける行動など，ADL環境では，極端な偏食，洗顔・洗体・洗髪を嫌う，過覚醒状態で睡眠時間が短い，決まった衣服しか着ないなど，発達障害児特有の症状が顕在化してくる．

この時期は，対象児に寄り添いながらありのままを受け入れていく．セラピーのポイントは，検査結果により児が苦手でも順応しやすいと思われる遊びや運動へとさりげなくアプローチを加え，児の反応を観察しながら誘導していく点にある．児が拒否することを無理に行うのではなく，許可を求めながら行っていく．許可を求めることで，今後フラッシュバック現象が起こらないように注意をしている．また，小集団での経験が可能になるように誘導する．養育者は，訓練をすることに必死になる時期であるので，予後予測を立てて，今後のセラピーに関する説明を行う必要性がある．養育者に寄り添って，ともに子育てをしていく姿勢が求められる．

3. 幼児期後期（約3〜6歳）

子どもたちは集団生活を営み，仲間との交流が盛んになる時期である．ゆえに可能な

限り幼児教育の集団体験ができるよう，幼児教育者と連携しながらセラピーを行う．養育者がセラピー依存になりやすい時期なので，検査結果を養育者に説明し作業療法の対応を解説する．児には，児の状態を配慮した社会的ルールの修得を促す．身体的には平衡反応が促進され，運動や活動が活発になるが，協調的な操作の拙劣さが目立つ時期である．粗大運動にゲームを加味した内容の遊びを行う．

4. 学童期前期（約6〜9歳）

学校教員との連携，特に担任と頻繁に交流し，養育者を交えた話し合いも必要である．作業療法士は児の行動を，改善が可能な行動と容認しなければならない行動に分けて，教員や養育者に説明する．学習の停滞に対しては児の得意な学習方法の説明，ストレスに対しては欲求不満解消の方法，余暇時間の過ごし方として趣味の開発などの紹介と実践を行う．

5. 学童期後期（9〜12歳）

学業が主となる時期で思春期の葛藤も生じるため，スポーツや楽器演奏，陶芸，工作，パソコンを駆使して家族のために貢献するような課題などの特化した活動で自信をつけさせる．課題は児と話し合い，興味・関心の高いものを選択し，児が選択することで継続性が確保できる．さらに就労前の自己判断のきっかけにもなる．

セラピー実践で大切な点は，児の自発性である．自ら進んで行う意識が育たないと，ADLは依存しやすく，遊びは発展せず，身体活動や知的側面の発達促進も進まなくなる．臨床現場は養育者が作業療法を見学しているため，作業療法士は児にかかわり過ぎ，児の発信を見逃し，「○△療法をした」という自己満足に陥りやすい．同時に養育者も「○△療法をやった」と満足する．作業療法の実践内容は根拠をもって養育者に説明し，理解してもらえるように伝えたい．

V 事例の紹介

R君は保育園に通う5歳の男の子である．元気がよすぎて動き回り，着座活動が苦手．恐竜や電車のことを話し続け，家族や友達と話がかみ合わない．ぼんやりして話を聞いていないようなときもあり，集団では次の行動に移れず注意される．日常の生活では，普段と異なった手順や予定変更が生じると泣いて怒り，音や痛みに対する過剰反応もみられた．半年後に就学を控え，保育園担任の勧めで小児科を受診し，自閉スペクトラム症/自閉症スペクトラム症候群（autistic spectrum disorder；ASD）と診断され，作業療法処方された．

1. 作業療法評価

1) 母親からの情報収集と主訴

発達は年齢相応であった．母親の心配は次の4点であった．①保育園で仲間と同じ行動ができない，②落ち着きがない，③ボール投げや縄跳びが苦手，④友達とのかかわりで怒鳴り合うような喧嘩になる．母親は，R君が学校で先生の話を落ち着いて聞き，仲間と一緒に活動に取り組んで欲しいと願っている．

2) 検査結果（表3-3）

① JSI-R

感覚入力と処理に偏りがうかがえた．

②ウェクスラー児童用知能検査(Wechsler Intelligence Scale for Children-Third Edition；WISC-Ⅲ)

ばらつきがうかがえた．下位検査では算数と数唱が最も評価点が低い結果であった．

③眼球運動

全体的に拙劣であった．評価時の姿勢保持が困難であった．

④遊びの行動観察

バランスボード，はしご歩き，ボルスタースイングを嫌うが，ふざけて落下する様子がみられた．トランポリンやボールプールでは勢いよく遊んでいた．

2. 検査結果の解釈と評価の総括

母親の主訴の「落ち着きのなさ」は，触覚・聴覚・視覚刺激に対する過敏さと眼球運動の拙劣さ，ワーキングメモリの苦手さにあると判断した．刺激に易反応性で，特に視覚

■ 表3-3 検査結果

検査名	5歳半時の結果
JSI-R	触覚系・聴覚・視覚系：過敏，固有覚系：鈍感，感覚探求行動
WISC-Ⅲ	FIQ(90)，VIQ(93)，PIQ(90)，言語理解(98)，知覚統合(93)，注意記憶(77)，処理速度(85) 下位検査では算数と数唱が最も低かった
眼球運動	追視：頭部の動きが付随し拙劣 急速眼球運動：上下刺激時の反応が拙劣
遊び行動	足元の不安定な場所での活動を嫌う キャッチボールはタイミングが合わず取り損ねる ボール投げは至近距離で力任せに投げる 苦手な遊びのとき，ふざけたり逃げたりする 困難な行動の場面で，援助希求行動に乏しく諦める

JSI-R：Japanese Sensory Inventory Revised，WISC-Ⅲ：Wechsler Intelligence Scale for Children-Third Edition(ウェクスラー児童用知能検査)，FIQ：全検査IQ，VIQ：言語性IQ，PIQ：動作性IQ

で注意が転導し，話を最後まで聞けない，周囲の音が気になる，気になるものを見ていると自分のするべきことを忘れることが日常的に起こっている．固有覚の鈍さが，よく動き力加減ができない探求行動になりやすい．1対1の場面では言語理解は年齢相応であるが，集団場面では指示に従えないなど潜在能力が発揮されにくい．

以上により月1回の作業療法で，R君には感覚調整を促すセラピーと個室での机上課題を行った．保育園担任と連携して環境調整を検討し，母親にはR君への指示の方法を指導した．

3. セラピー

1) 作業療法士の支援

感覚統合理論に基づき，①快反応を引き出せる刺激(固有覚)の充足と前庭-固有覚の統合，②身体の両側協調運動，③目と手の協調性を伴う運動，④運動企画能力を促せることを目的に活動を行った．

具体的には，平均台・梯子・トランポリン・ボールプール・ラダーウォールなどを組み合わせたサーキット課題(目的：①②③④)，ボルスタースイングに乗りながら的に向かってボールを投げる課題(目的：①②③④)，風船バレーや風船バドミントン(目的：②③④)などを行った．机上課題はパズルやペグ，積み木構成(目的：③④)，箸や鉛筆操作(目的：③④)を中心に行った．その際順番を決めてから行うこと．難しい場合は必ず作業療法士に助けを求めることを伝え実行した．

2) 保育園との連携

保育園には，R君の臨床像とその解釈を説明した．環境調整としては，集団場面で指示に集中しやすく困ったときに発信しやすい最前列の席にした．落ち着かなくなったときに，落ち着ける場所の確保も行った．活動提示の配慮としては，1日の活動の流れを言語指示と絵カード・文字で示すことにした．活動実施時には，具体的な見本を提示するとイメージしやすくなることを説明し実践した．

3) 家庭での工夫

日常生活で活動の切り替え時の方法は，見通しがもてるよう小さな白板にスケジュールを書くようにした．眼球運動の練習は，室内で動く風船を捕える遊びをするよう伝え，帰宅して疲労が蓄積している時間帯は，室内照明を落として休むように伝えた．

4. セラピーの結果

作業療法場面では，目的に応じたサーキット活動により，バランス反応，眼球運動，両側協調運動が改善し，苦手をごまかすふざけた行動が消え，筋緊張を高める活動で動き回る行動が減少した．ホームプログラムの風船キャッチが，道具の操作を伴う風船バドミントンに変化した．スケジュールの視覚化と課題提示の工夫で見通しがもてるようになり，活動の切り替えがスムーズになった．援助希求の頻度が増えたことで，活動を最後まで遂行できるようになった．

5. 就学後の状況

　地元の小学校に入学し通常学級で勉学していたが，2学期になり「クラスがざわざわしていて嫌だ」，「帰ってくると疲れる」などと訴えがあり，家庭で些細なことで泣きわめいたりした．学校での支援方法を検討したほうがよいと判断し連携会議をもち，作業療法の経過からR君の行動が生じる要因を説明し，環境面の配慮をすることになった．具体的には，正面の黒板やその周辺の掲示物は，視覚的に落ち着かなくなり注意が集中しにくくなる，その日の活動内容の順序を黒板に書くと見通しがもてて安心する，最前列の座席にすることで，余分な刺激が入りにくくなり注意が集中しやすくなることであった．通常学級での配慮と同時に支援学級の利用についても検討し，通級制度を利用することで学校生活に対するクレームがなくなった．R君自身は，聴覚の過敏さや視覚転導の対処法を考えられるようになり，環境のつらさを言語化し，狭いスペースの休憩コーナーの活用や明かりの照度を落とすことを，自発的にできるようになっている．

● 文献

1) 福田恵美子，他：発達過程作業療法学，第2版．pp40-42，医学書院，2014
2) 福田恵美子，他：発達過程作業療法学，第2版．pp74-99，医学書院，2014
3) 福田恵美子，他：地域における実践．総合リハ 41：23-28，医学書院，2013
4) Ayres AJ：Sensory integration and the child. Western psychological Services, 1980
5) Ayres AJ, et al：Influence of sensory integration procedures on language development. *Am J Occup Ther* **35**：383-390, 1981
6) Dunn W：The sensorymotor systems: A framework for assessment and intervention. In：Orelove F, et al（eds）：Educating children with multiple disabilities; A transdisciplinary approach, 2nd ed. pp35-78, Brookes, 1991
7) Dunn W：Implementing neuroscience principles to support habilitation and recovery. In：Christiansen C, et al（eds）：Occupational therapy; Enabling function and well being. pp182-232, Slack, Thorofare, NJ, 1997
8) Teitelbaum O, et al：Does Your Baby Have Autism? SQUAREONE, 2008

（福田恵美子・松下雅子）

第3章 多職種アプローチ

1 セラピストによる実践
2) 言語聴覚療法

I 言語聴覚療法の概要

1. 言語聴覚療法の目的

　　言語聴覚療法（speech-language-hearing therapy）の目的は，ことばによるコミュニケーションや嚥下に問題がある人々が，自分らしい生活ができるよう専門的に支援することである．

2. 言語聴覚療法の対象（図3-2）

　　言語聴覚療法の対象は，言語，聴覚，発声・発音，認知などを含めコミュニケーション機能に問題がある，また摂食・嚥下に問題がある子どもや成人で，専門的な検査および評価を実施し，必要に応じて訓練，指導，助言その他の援助を行う[1]．言語聴覚障害の種類は多様で，失語症，言語発達障害，聴覚障害，発声障害，構音障害（発音障害），口蓋裂言語，脳性麻痺言語，吃音，摂食・嚥下障害や高次脳機能障害などがある[2]．
　　言語聴覚士（speech-language-hearing therapist）は病院やリハビリテーションセンターなどの医療機関，デイケアセンター・訪問リハビリテーション事業所などの保健施設，発達支援センター・通園施設などの福祉施設，小中学校・特別支援学校などの教育機関などさまざまな場所で，医師，歯科医師，看護師，理学療法士，作業療法士，心理士，ケースワーカー，教員，保育士など多職種と協働している．

II 発達障害児支援における言語聴覚士の役割

1. 言語のなかみ（言語体系）

　　「言語」はいくつかの要素で成り立っている．①ことばの音である「音韻」，②単語の構造である「形態」，③文の構造である「統語」，④単語や形態から考えられる「意味」，⑤ことばが使われる状況からみた「語用」がある（図3-3）．
　　子どもが道でバスを見て「バス！」と言ったとする．音韻的側面では「バ」「ス」という2つの音である．形態や統語的側面では，文になっていない単語で，語の意味は乗り物の

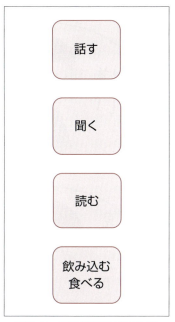
■図3-2　言語聴覚療法の対象

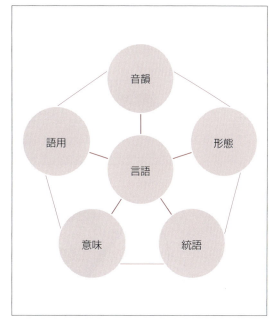
■図3-3　言語の構成要素

「バス」を表す．しかし，語用は状況によって異なる．乗り物が好きで，見て指さして乗りたがるときには「バスに乗りたい！」と表現しているし，乗り物嫌いであれば大嫌い，と言いたいのかもしれない．がらがらの道でやっと乗り物を見つけて「バス見つけた！」かもしれない．その状況に応じて，名称であるバスという意味以上の内容を相手に伝えるのが語用的側面である（図3-4）．

2. 発達障害の言語の問題

自閉スペクトラム症/自閉症スペクトラム障害（autism spectrum disorder；ASD）の認知面の特性は，部分処理特性[3]と実行機能が関連している点であると推定されている．定型発達では，物事をとらえるときには細かな部分よりも全体像をみて要点をとらえる認知バイアスが働くが，ASDでは全体よりも細部や部分に集中する特性をもつとされる[4]．細部への過度な集中は，細部から全体への注意の切り替えの困難さによるものであり，切り替えの困難さは部分への注意集中を抑制するなどの実行機能が関連していると考えられている．すなわちASDは語の知識があり個々の理解はできるのだが，会話全体の要点が読み取りにくかったり，作業全体を見通して優先順位をつけることが難しいことがある．そして上述の言語の要素のうち，語用に困難さがあることが指摘されている．すなわち同じ語でも状況に応じて意味合いが変わる文脈からの読み取りが難しいことがある．例えば，友達に天気を聞かれて「大雨だよ」と答える場合と，母親に買い物を頼まれて「大雨だよ」という場面では，同じ「大雨だよ」でも前者は単に天気を答えているだけだが，後者は暗に天気が悪いから行きたくないとか，行かれないという意味が感じとれる．このように状況や文脈によって意味が変わることの受け取りの困難さを

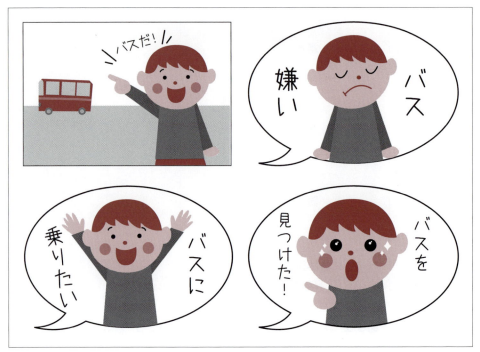

■ 図3-4　語用例1

語用の問題という．しかし，これらは見方を変えれば，ASDの強みにもなる．文脈に左右されない，細かな深い観察が得意であるなどである．問題点としてとらえず，長所として活かす視点が重要だと思われる．

ほかに，低年齢では食べる，食べられるなどの授受文，「行ってきます」，「ただいま」など視点や立場が交代することによる表現の変更学習に時間を要することもある．周囲に合わせた声の大きさの調節や，抑揚の乏しさがみられることもある．運動障害やディスレキシア（下記）を重複することや構音（発音）障害や吃音などさまざまな症状を伴う場合もある（図3-5）．

発達性読み書き障害(developmental dyslexia：ディスレクシア)は，知能が正常であるにもかかわらず読み書きの力が同学年の子どもより低い状態で，家庭環境や教育環境の問題，および視覚，聴覚などの感覚障害の問題はない[5]．読字の困難さは，文字を音に変換するデコーディング(decording：解号)の遅さの結果で，その症状は生涯続くとされる[6]．

3. 言語聴覚士の役割

発達障害児支援において言語聴覚士の役割は2つある．第1は子どもに対して直接行う言語指導で，子どもの発達を促進することと，子どもが心理的に安定しもてる力を発揮できるよう周囲とのよりよいコミュニケーション方法を見つけ出し，用いることができるよう支援することである．第2は環境調整など間接的な支援を行うことである．環

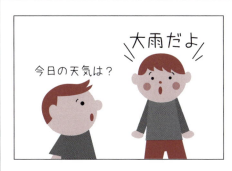
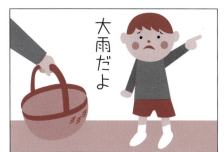
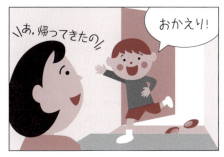

■図 3-5　語用例 2

境調整とは，子どもにとって重要な環境である養育者に対する支援，また子どもを取り巻く環境である療育機関や保育園・幼稚園・学校などと連携して，子どもが十全に力を発揮でき，自己肯定感をもち，周囲とよりよいコミュニケーションをとることができるよう援助することである（表3-4）．

Ⅲ　言語聴覚療法の評価

1. 言語評価の目的

　言語聴覚療法に来談される養育者の動機はさまざまで，明らかな診断がついている場合もあれば，「まわりの子と比べて何となく心配だ」や，所属集団の先生に勧められて来たが養育者からの主訴はないという場合もある．臨床での言語評価の目的は，さまざまな動機で来談した子どもについて，障害の有無と種類を鑑別し，支援の必要性について判定し，予後を推定して指導目標と方針を決定することである．予後を推定するためには言語発達を阻害している要因をできる限り同定することが重要である．阻害要因は単一ではなく重複していることもある（表3-5）[7]．また評価のうえで重要なことは，子どもの問題点の把握のみではなく，良好なところ，得意な側面を見出し指導に活かす視点である．

■ 表 3-4　子どもの発達と言語聴覚士の役割

		発達課題と特徴	現れやすい問題と言語聴覚士の役割
乳幼児期	乳児期	愛着の形成 人に対する基本的信頼感の獲得 指さし，次いで初語が生まれる	未熟児や極低出生体重児，疾患のある児などへの発達促進指導．子どもの環境である養育者や保育園などへの助言・指導．育児不安をもつ養育者へのカウンセリングや支援．哺乳や嚥下の指導など．
	幼児期	自己肯定感の獲得 社会性の芽生え 想像力をもち他者の視点に気がつき相手の気持ちになって考えることができるようになる	ことばの遅れ，発音の問題，集団でのやりとりやコミュニケーションの困難さなどへの指導，養育者への指導・助言．幼稚園・保育園など集団環境の調整・助言など．
学童期	低学年	自分で善悪の判断ができる 言語能力が高まる	授業中，座っていられない．読み書きが困難．読み書き困難に対する指導，支援や環境である学校などと連携し環境調整など．
	高学年	抽象的な思考が可能 発達の個人差が顕著 自己肯定感と自尊感情の低下の両面	相手の理解度に合わせて内容や語を調整することができない．比喩や間接的な表現の理解ができず話についていけない．語彙や読解の指導など．
青年期	中学	自意識と客観的事実の違いに悩み葛藤 仲間からの評価を意識	周囲と違う自分や，うまくいかない自分に悩む．社会的な話し方，伝え方の指導，家族への支援など．

■ 表 3-5　言語発達の阻害要因[7]より改変

1. 聴覚障害
2. 社会的コミュニケーションの障害（ASD）
3. 認知発達の遅れ（知的発達）
4. 言語学習の特異的障害
5. 発声発語器官の運動機能障害
6. 不適切な言語環境（ネグレクト）

2. 何を評価するか

　言語とは，人間が見たり聞いたこと（感覚・知覚），感じたり考えたり思い出したこと（認知・思考・記憶）を，話しことばや文字，手話やジェスチャーなど相手に伝わる「記号」という情報にして，相手に伝え，また受け取り，理解するというコミュニケーションの過程を含めて「言語」という．これらのコミュニケーションが成立するには，情報を伝える送り手，その情報を理解する受け手の両方が必要で，送り手と受け手は，情報が効果的に伝達され，確実に理解されるように，互いのニーズに敏感でなければならない[8]．

　この過程のどこでつまずいているかを評価で明らかにし，指導・支援につなげるのである．

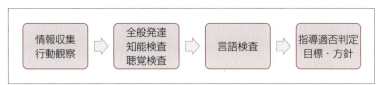

■ 図 3-6　言語評価の流れ

■ 表 3-6　言語聴覚士が面接で聴取するとよい項目

・主訴，生育歴，現病歴，発達歴，（家族歴），養育環境
・指導・相談歴：健診での様子，指導歴がある場合はいつ・施設名・内容・頻度・検査結果などを聴取する．教育歴も同様
・言語面：指さし時期，初語時期，二語文産生時期，ことばの増加の様子，現在の語彙，要求の示し方，拒否の示し方，口腔運動（咀嚼，吸う，吹く）など
・行動面：運動機能，好きな遊び，子どもが関心を示すこと，嫌いなこと，大人とのかかわり，子ども同士のかかわり，生活リズム，食事（偏食の有無と内容）・排泄・更衣，こだわりの有無，新規場面での子どもの様子，場面の切り替え，集団参加の様子など

3. 言語評価の流れ

評価は，情報収集→全般発達や知能の評価→言語評価へと掘り下げる．指導開始後も定期的に再評価を行い，指導効果，方針，方法を検討し見直す（図 3-6）．

1）情報収集

方法は養育者からの聴取，他職種が介入している場合は記録や他機関からの紹介状，母子手帳などから下記情報を収集する．主訴，生育歴，現病歴，発達歴，教育歴，指導・相談歴，家族歴や養育環境で，現在の症状・行動については詳しく聴取する（表 3-6）．

2）行動観察

遊びや行動から，視線や指さしへの反応，音声言語や身振りの理解，コミュニケーションの様子などをみて認知や言語の発達を推定し，選択する検査を検討する．音に対する反応も観察し，必要に応じて聴力検査を行う．聴覚障害の有無を確認することは重要である．軽度・中等度難聴や一側性難聴，高い音だけが聞こえにくい高音急墜型難聴などでは発見が遅れることがあり，発見の遅れはことばの遅れをもたらす．ただし聴覚障害を重複する ASD や他言語領域の障害もあるため阻害要因の確定には注意が必要である．

3）全般発達の評価

子どもの言語発達が，全般発達や知能とつりあっているか評価する．例えばことばが遅れているという場合，全体発達の遅れに伴ってことばが遅れているのか，認知面とことばに差があるのか評価を行う．鑑別評価には標準化され信頼性や妥当性が検討された発達・知能検査を用いる（表 3-7）．検査には子どもに直接施行する検査と養育者から聴取する質問紙検査がある．直接施行する検査は，新版 K 式発達検査 2001，WPPSI 知能診断検査（Wechsler Preschool and Primary Scale of Intelligence），ウェクスラー児童

■表3-7 発達・知能・認知検査

検査名	適用年齢
新版K式発達検査2001	0歳～成人
WISC-Ⅳ知能検査	5歳0か月～16歳11か月
WPPSI知能診断検査	3歳10か月～7歳1か月
K-ABCⅡ心理・教育アセスメントバッテリー	2歳6か月～18歳11か月
DN-CAS認知評価システム	5歳0か月～17歳11か月
田中ビネー知能検査Ⅴ	2歳～成人
乳幼児精神発達質問紙（津守・稲毛式）＊	0歳～7歳
KIDS乳幼児発達スケール＊	0歳～6歳11か月
S-M社会生活能力検査第3版＊	乳幼児～中学生

＊は養育者への質問紙検査

用知能検査第4版(Wechsler Intelligence Scale for Children-Fourth-Edition；WISC-Ⅳ)知能検査，田中ビネー知能検査Ⅴ，認知能力と学力の基礎となる習得度を測定するKuafman Assessment Battery for Children(K-ABC)Ⅱ，言語知識や視覚知識に頼らずに認知活動を評価するDN-CAS(Das-Naglieri Cognitive Assessment Scale)認知評価システムなどである．新版K式のみ発達検査であり0歳から実施でき，姿勢・運動面の評価も含まれる．それぞれ，拠って立つ発達理論，知能観が異なる．養育者から聴取する質問紙検査は，乳幼児精神発達質問紙（津守・稲毛式），KIDS乳幼児発達スケール(Kinder Infant Development Scale)，S-M社会生活能力検査(Social Maturity Scale)があり，年少児の場合，社会面やADL面の発達聴取が重要で，直接施行する検査と，聴取式の検査を組み合わせて施行することが多い．

4) 言語評価（表3-8）

次に言語理解，表出，コミュニケーションなど言語領域内で差の有無や指導方針決定，指導前のベースラインを導く言語評価を行う．

◆ 言語全般評価

LCスケール(Language Communication Developmental Scale)[9]は0～7歳までの総合的な言語・コミュニケーションの評価である．「言語理解」「言語表出」「コミュニケーション」の3領域を評価し，総合および領域別のLC年齢，LC指数を求める．語彙，文法，説明力，音韻意識といった区分ごとに言語特徴を明らかにできる．学齢版言語・コミュニケーション発達スケール(Language and Communication Development Scale for School-Age Children；LCSA)[10]は小学1～4年生の総合的な言語スキルを評価する．「口頭指示の理解」，「聞き取りによる文脈の理解」，「音読」，「文章の読解」，「語彙知識」，「慣用句・心的語彙」，「文表現」，「対人文脈」，「柔軟性」，「音韻意識」といった下位検査で

■ 表3-8 主な言語評価

- LCスケール
- LCSA 学齢版 言語・コミュニケーション発達スケール
- 国リハ式〈S-S法〉言語発達遅滞検査
- PVT-R(絵画語い発達検査)
- SCTAW(標準抽象語彙理解力検査)
- 日本語マッカーサー乳幼児言語発達質問紙
- J-COSS(日本語理解テスト)
- 質問-応答関係検査
- 新版 構音検査
- 口蓋裂言語検査
- 改訂版 随意運動発達検査
- AMSD 標準ディサースリア検査
- 徒手筋力テスト(MMT)
- 特異的発達障害診断・治療のための実践ガイドライン
- STRAW(小学生の読み書きスクリーニング検査)
- 教研式 Reading-Test 読書力診断検査
- グッドイナフ人物画知能検査(DAM)

構成されている。評価点合計からLCSA指数とリテラシー指数が求められる。国リハ式〈S-S法〉言語発達遅滞検査[11]は，言語行動を記号形式-指示内容関係，基礎的プロセス，コミュニケーション態度の3側面からとらえる．

◆ 語彙・構文評価

ことばがどれくらいわかっているかという理解語彙力をみる絵画語い検査(Picture Vocabulary Test；PVT-R)[12](3～10歳)は，実施時間が短く簡便だが，回答形式が絵を指さす四択のため結果の解釈には注意を要する．標準抽象語理解力検査(The Standardized Comprehension Test of Abstract Words；SCTAW)は抽象語の意味理解を評価する検査で，肉声呈示のほか，文字カードがついており文字を読ませて語を選ぶこともできる．日本語マッカーサー乳幼児言語発達質問紙(The Japanese MacArthur Communicative Development Inventory)は乳児期から幼児期のコミュニケーション行動，語彙，文法の発達をチェックする．英語からスペイン語，イタリア語など各国語に翻訳，翻案されている．J-COSS日本語理解テスト(Japanese Test for Comprehension of Syntax and Semantics)は3歳から高齢者まで使用できる．第一部は語彙，第二部は文の理解から構成されている．否定文，受動文，比較表現，格助詞など20種類の文法項目がある．質問-応答関係検査(2～6歳)は，子どもの会話能力の検査である．

◆ 発音

発音(構音)については新版構音検査を用い評価する．声が鼻に抜けているなど鼻咽腔閉鎖機能は口蓋裂言語検査，構音動作については改訂版随意運動発達検査やAMSD(Assessment of Motor Speech for Dysarthria)標準ディサースリア検査，徒手筋力テスト(Manual Muscle Testing；MMT)の顔面口腔運動などを用いて評価する．

◆ 読み書きの評価

学齢以降の読み障害の評価では，音韻認知の発達を評価するために特異的発達障害診断・治療のための実践ガイドラインによるアセスメントを用いる．また書く課題を含むSTRAW小学生の読み書きスクリーニング検査(Screening Test of Reading and Writing for Japanese Primary School Children)，RAN課題(Rapid Automatized Naming Test)，聴覚記銘力，ワーキングメモリをWISC-ⅣやK-ABCⅡなどの聴覚記銘課題を用いて評価する．

小学生〜中学生の語彙・文法・読解力を評価するには教研式Reading-Test読書力診断検査がある．

◆ その他の評価

認知機能などの評価に描画法の知能検査であるグッドイナフ人物画知能検査(Goodenough Draw-A-Man Intelligence Test；DAM)，模写などの描画，Bender Geshtalt Test，Benton視覚記銘検査，記憶検査は各種検査のなかの数唱や短文記銘などを使用する．ウェクスラー記憶検査は成人用なので使用できる年齢は限られる．また標準注意検査法(Clinical Assessment of Attention；CAT)やTrail Making Test(TMT)などの高次脳機能検査も基準が成人用であるが観察のため使用することもある．ほかに筆者はフラストレーション耐性をみる心理検査の絵画欲求不満テスト(Picture-Frustration Study；P-F study)を語用の観察のために流用することもあるが，評価基準はないのであくまで観察として用いている．視知覚能力をフロスティッグで，いずれも子どもの様子をみながら負荷をかけすぎないよう施行には十分に注意する．

Ⅳ 事例の紹介

1. 「ことばがでない」注意欠如・多動症/注意欠如・多動性障害(attention deficit/hyperactivity disorder；ADHD)を伴う3歳のASD

初診時2歳半，意味のある言葉をしゃべらないとのことで相談に来室した．周産期，乳児期特記事項なし．おとなしく手がかからない赤ちゃんだった．運動発達は順調であったが「歩き始めた途端に走り始めた」と養育者が感じるくらい動きが多く，手をつなぐことを嫌がり，制止を振り切ってどんどん行ってしまう子どもであった．母によると，父親は会社と家をまっすぐに往復し，職場の宴会にも参加しない「まじめな人」とのことであった．児は初回面接中も動きは多くじっとしていられないが，好きな新幹線の玩具には集中し，声をかけても反応せず聴こえていないように見えるほどであった．

1) 評価のまとめ

子どもの様子：検査では少しやっては立ち上がろうとし，落ち着かなかった．次々と気を引いて何とか15分程度は座っていられた．一度できないとそれ以上はやろうとせ

ず，自己流に固執してやりとりが困難であった．また気に入ると延々と繰り返そうとした．遊びは物を並べる，電車の図鑑や，電車のDVDを見ることで，好きなDVDの音と比べて，人の声の呼びかけへの反応は少なかった．

　評価：新版K式発達検査2001の結果は姿勢・運動面，認知・適応面ともに正常範囲内であった．言語面では意味のある語はしゃべっておらず遅れが認められた．身の回りの物の名前は理解でき，タイミングが合うと取って相手に渡すことができる．

2) 支援

　言語聴覚療法場面を構造化し，場所と内容が子どもに伝わりやすいように，①言語聴覚療法室では座って課題をする，②別室では体を使って遊ぶ，とした．言語聴覚療法課題は，見通しをもち行う課題が視覚的に確認できるようすべてかごに入れて提示し，順番に行った．課題内容は認知面へのアプローチから開始した．子どもの好きな課題をみつけ，座って課題ができることからはじめ，徐々に課題をみると自分から着席し，はめ板や紐通しなど視覚援助課題を喜んで行うようになった．はめ板やパズルなど正否がはっきりとわかる課題を用いて言語指示，言語課題に移行した．3歳で初語，以降，語と文は順調に増加したが，4歳で入園した幼稚園では，年少時は集団活動時間になっても園庭を走り回るかと思えば何十分でもじっと虫を見続けるなどの行動が目立った．幼稚園と話し合い，毎朝，その日のスケジュールを写真カードで示し，場面転換時にもカードを見せてもらった．その後，児は落ち着き安定して過ごすことができるようになった．文字の読みは早く，すぐに文字でのスケジュールカードが使えるようになった．音声言語が理解できるようになっても，文字や絵でのスケジュール提示は，子ども自身が見返すことができ，心理的に安定できるため有効である．

2. 「ひらがなの読みがたどたどしい」小学1年生のASDを伴う読み障害

　小学1年生の夏休みに「ひらがなの読みがたどたどしい」との主訴で来室．周産期，乳児期特記事項なし．初語は2歳とやや遅く，その後の語の増加もゆっくりであった．幼稚園に入ったころには流暢にしゃべっており，言葉の遅れを心配することはなくなった．幼稚園では，列に並ばない子を厳しく徹底的に注意したり，友達がおかしそうに笑っている話題に入っていけず一人遊びが多かった．集団遊びのルールがわかるようになったのも遅かった．

1) 評価のまとめ

　知能検査ではFSIQ(full scale intelligence quotient)は正常，ワーキングメモリが他領域よりも有意に低下していた．LCSA検査ではLCSA指数は標準は100のところ70と低下しており，特に語彙知識，文章読解，思考の柔軟性，文表現で低下が認められた(図3-7)．特異的発達障害診断・治療のための実践ガイドライン検査では，単音連続読み，単語速読，単文音読いずれでも9SD以上の読み障害が認められた．ひらがな読みがたどたどしく，特に「ちゃ」「ちゅ」「ちょ」などの拗音が読めなかったり，読み間違いが多発していた．

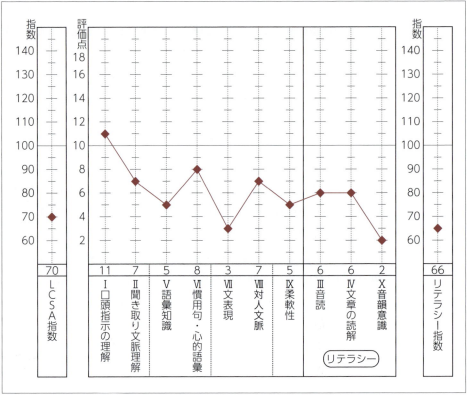

■図3-7 事例2のLCSAプロフィール

2) 支援

　指導は二段階方式[13]で行った．第一段階はデコーディング学習で，清音・濁音などを一文字ずつカードにして，スムーズに読めるようになるまで音読を繰り返した．スムーズな読みが可能となった段階で，単語モジュールの形成指導を行った．単語モジュールとは，ひとまとまりになった単語や語句のことで，語彙理解の指導を行い促進する．本人は，読みに時間がかかるが読める，ということを認められ，「ぼくはここまでできた」，とポジティブに表現できるようになった．

3. 失語症，高次脳機能障害を発症したASD小学高学年児

　小学校5年生の春からだるそうにすることが多くなった．徐々に朝起こしてもなかなか起きてこず昼間も眠たそうになった．ある朝，起き上がれなくなり，言葉が不明瞭でろれつがまわらないことで救急外来を受診，悪性脳腫瘍が判明し開頭摘出術，化学療法および放射線療法を行った．

　病前は同一性保持傾向，興味の限局が認められ，友達がおらず浮いていたが，塾では進学コースで学習はよくできていたとのことであった．言語聴覚士は入院中の摂食嚥下機能療法および言語指導で介入を行った．からだの状態が安定してきたが，ことばが出ない失語症，発動性（意欲）の低下，易疲労性（疲れやすい），記憶障害が認められた．一

人でできないことでも援助要請ができず，新規環境である入院生活が本人にとって大きなストレスとなっていた．病棟と協力して生活リズムを児に視覚的にわかりやすくスケジュール化し，児からの意思表示をヘルプカードにして示すこととした．再び発語が出てからも，多くの職員と接する入院環境ではカードを用いた意思表示手段は有効であった．また退院に際しては，児が戻る元の学校と支援カンファレンスを行い，言語聴覚療法で実施した内容や，有効な援助手段の伝達を行った．

● 文献

1) 日本言語聴覚士協会HP．
 https://www.jaslht.or.jp/（参照2016-4）
2) 玉川ふみ：言語・コミュニケーションの発達．藤田郁代（監修）：言語聴覚障害学，第2版．p3，医学書院，2012
3) Happe F, et al : The power of the positive ; Revisiting weak coherence in autism spectrum disorders. *Q J Exp Psychol* **61** : 50-63, 2008
4) Happe F, et al : The weak coherence account ; Detail-focused cognitive style in autism spectrum disorders. *J Autism Dev Disord* **36** : 5-25, 2006
5) 原　恵子：学習障害．石田宏代，他（編）：言語聴覚士のための言語発達障害学，第2版．医歯薬出版，2016
6) 石坂郁代：発達性読字障害の評価と指導の現状と課題．特殊教育学研究 **49**：405-414，2011
7) 玉井ふみ：言語発達障害とは．藤田郁代（監修）：言語発達障害学，第2版．pp6-7, 医学書院，2012
8) Bernstein DK, et al : Language and Communication Disorders, Third Edition, 1993〔池　弘子，他（訳）：子どもの言語とコミュニケーション．pp4-6，東信堂，1994〕
9) 大伴　潔，他：LCスケール；言語・コミュニケーション発達スケール．学苑社，2008
10) 大伴　潔，他：LCSA；学齢版・コミュニケーション発達スケール．学苑社，2012
11) 小寺富子，他：国リハ式S-S法言語発達遅滞検査法マニュアル，改訂第4版．エスコアール，1998
12) 上野和彦，他：PVT-R 絵画語い発達検査．日本文化科学社，2008
13) 小枝達也，他：特異的読字障害．治療的介入，鳥取大学方式．稲垣真澄（編）：特異的発達障害診断・治療のための実践ガイドライン．診断と治療社，2010

（佐藤裕子）

第3章 多職種アプローチ

1 セラピストによる実践
3）理学療法

I 理学療法の概要

　理学療法は，座る・立つなどの姿勢保持やそれらを結ぶ姿勢変換，這う・歩くという移動能力の獲得を支援する．また，必要に応じ，日常生活のなかで手が使いやすいように，座位保持椅子や立位保持具を作製し安定した姿勢保持を確保したり，自らの移動の実現のために，歩行器や車椅子を検討したりする．このように，理学療法は主に運動障害児を対象としており，社会性やコミュニケーションの障害が主である発達障害児を対象とすることは今まではあまりなく，発達障害に関する特集においても，以前は理学療法が含まれないことも珍しくはなかった．しかし昨今，発達障害に対する理学療法の必要性は高まってきている．
　その要因は，発達障害の発生リスクとして挙げられる早産，低出生体重児の増加である．そのほかに，発達障害児と診断される子どもでは，運動発達の遅れを最初に指摘される場合が多いこと，歩行やジャンプなどの運動を獲得した後も，転びやすい，フラフラしている，バランスが悪いなどの問題が生じやすいことが考えられる．
　残念ながら，これらのニーズに十分に対応するための理学療法が確立しているとはいえない．医中誌やPubMedによる検索においても，自閉スペクトラム症/自閉症スペクトラム障害（autistic spectrum disorder；ASD），注意欠如・多動症/注意欠如・多動性障害（attention deficit/hyperactivity disorder；ADHD），学習障害（learning disorder；LD）の理学療法に関する論文は作業療法に比べ1/4～半数以下の数しかない．しかし現在，新生児集中治療室（neonatal intensive care unit；NICU）から介入している理学療法士は，発達障害児の初期徴候を明らかにするための評価や早期介入の方法を確立する必要性を感じている．また，発達健診で運動発達の遅れや異常を指摘された乳児は，大学病院や療育センターでリハビリテーションが開始され，その後，発達障害と診断される場合も少なくない．発達障害の診断以前に，運動発達の遅れや異常性に対して介入する機会のある理学療法士は，運動面のみでなく睡眠や感情，感覚も含めた評価と介入の必要性を検討している．乳児期の遅れだけでなく，発達障害児は歩行を獲得した後の幼児から学齢期においても，転びやすさやバランスの悪さなどを指摘されることが多々ある．運動能力における遅れや問題が，社会的な相互作用や学習機会を制限させている可能性についても徐々に検討されてきている．
　本項では，発達障害に対する理学療法の役割について「NICUからの介入」，運動発達の遅れに対する「乳幼児期の介入」，幼児から学齢期の「バランス能力への介入」と時期を

分けまとめた.

II NICUからの介入

1. NICUにおける理学療法士の役割

　NICU入院中から発達を促すためのディベロップメンタルケア(developmental care；DC)が各施設において取り組まれている.これは,1980年ごろに米国でAlsら[1]により提唱された.「新生児の個別的評価に基づいて,より適切なケアを提供することが児へのストレスを減少させて高次脳機能への障害を防ぐとともに,中枢神経系全体の発達を促進する」という考えから生み出されており,その後Alsらは新生児個別発達ケア評価プログラム(Newborn Individualized Developmental Care and Assessment Program；NIDCAP)を構築した.NIDCAPでは新生児の発達状況を個別に評価し,児の発達を促すために児と家族・環境のつながりを築くケア調整を重視している[2].

　DCの重要性とともに,NICUで働く理学療法士は増加した.中枢神経系の異常や染色体異常,先天性奇形症候群などの児に対する早期の理学療法介入が多くの施設で可能となった.それ以外の早産・低出生体重児のうち,特に1,500g未満で出生した極低出生体重児のなかには,筋緊張が低い,もしくは高い,落ち着けない,刺激への反応がはっきりしない,ミルクが上手に飲めないなど未熟性や過敏性を示す児が少なくない.これらの児が何らかの躓きを生じる可能性の高いハイリスク児であることは予後データからも明らかである.理学療法士は,このようなハイリスク児に対しても,評価を行い,環境に適応しやすいように援助し,家族関係の構築を支援する役割を担っている.

2. 発達障害の早期特徴—新生児期〜乳児期

　まだ明確になっていない発達障害の新生児期の特徴を把握することが,早期介入へとつながると考えられている.NICU入院経験のある児の早期特徴と発達障害との関係についてはさまざまな研究がなされている.

　Ohgiらは,77例の極低出生体重児を対象とし,新生児行動評価スケール(Neonatal Behavioral Assessment Scale；NBAS)を用いて評価した新生児行動特性と,7〜8歳時点の行動特性の関係について検討した.新生児期の「社会-相互活動の弱さ」,「運動系の低さ」,「Stateの組織化・調整の未熟さ」は,Strengths and Difficulties Questionnaire(SDQ)が17点以上の異常行動の危険因子であったと報告している[3].

　General Movements(GMs)Assessmentを用いた研究では,20名のASD児のGMsを後方視的に分析し,9〜48週にみられるwrithing movement(もがくような動き)と48〜60週ごろまでみられるfidgety movement(振幅幅の小さい円を描くような動き)それぞれについてコントロール群と比較している.結果,writhing movementの時期は

■ 表3-9 NICUにおける評価方法

General Movements (GMs)	乳児の全身に起こる自発運動のうち，最も頻繁に出現するgeneral movementsという四肢・体幹を含んだ全身運動は，脳の自発活動が生み出す身体運動であり，運動の初期発達過程に重要な役割を担っていると考えられている．自発運動をビデオで撮影し，これを質的に評価する方法．
新生児神経学的評価 (Dubowitz評価)	Tone・Tone Patterns・Reflexs・Movements・Abnormal Signs・Behaviorの6つのカテゴリー，全34項目からなり，各項目5段階評定となっている．スコアリングシステムにより，各項目とTotalの値が算定できる．
新生児行動評価 (NBAS)	35項目の行動評価を検査者との相互作用を通して9段階で評定し，神経学的評価は18項目の誘発反応項目により4段階で評定する．新生児の発達や両親との関係性を育むための介入方法としても使用できる．

■ 表3-10 Brazeltonの行動覚醒状態の分類(State)

State 1	規則的な呼吸を伴った深い睡眠状態，閉眼
State 2	目を閉じた浅い睡眠状態
State 3	眠そうな，または，半居眠り状態
State 4	輝きのある目つきをした敏活な状態
State 5	開眼している．かなりの活動性がある
State 6	啼泣状態

poor repertoireが，fidgety movementの時期はabsentまたはabnormal fidgetyがASD群に高い傾向を示した．GMs評価においてはpoor repertoireとabsentまたはabnormal fidgetyはともに，異常と判断されることより，乳児期からASDの運動の異常を捉えられる可能性を示した[4]．

極低出生体重児144例を対象に，予定日前後におけるDubowitz神経学的評価と修正6歳時点の発達の関係について検討した研究もある．その結果は，脳性まひ群，非定型発達群は低値を示す項目に特徴を認めたのに対し，ASD群では特徴は認められなかった．ASDはその疾患像や病態が多岐にわたることが影響したと考えられる[5]．

ほかには，低緊張，活動性の低さ，視覚刺激への反応や追視の未熟性，姿勢・運動の非対称性などがASDと関連があると報告されている．

現時点では，発達障害の新生児期の特徴はまだ明確ではないが，State，刺激に対する感覚の受容能力と特徴，自発運動・活動性，筋緊張，非対称性などについて注意深く評価していくことが重要である．

3. NICUにおける理学療法の実際

1) 評価

NICUで用いる評価方法はGMs評価，Dubowitz評価，新生児行動評価(Neonatal

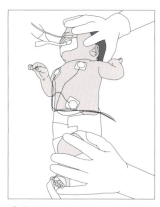
①全身の反り返りを認め，自己では落ち着くことが難しい。

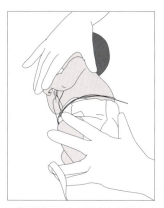
②理学療法士が体を包み込むホールディングにより安静を図り，落ち着くことが可能。

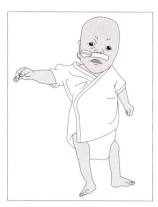
③四肢が伸展しやすい。自己にて体を丸める屈曲姿勢になれない。リラックス・安静の保持が難しい。

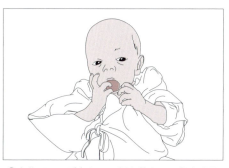
④自分で口へ手をもって行き落ちつこうとする能力。

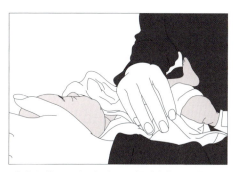
⑤落ち着きにくい場合，母親が姿勢と刺激量を調整することでStateの安定を保つ。

■ 図3-8　自己鎮静能力

Behavioral Assessment Scale：NBAS)がある(**表3-9**)．その他に，Brazeltonの行動覚醒状態の分類(State)(**表3-10**)，自己鎮静能力(**図3-8**)，筋緊張，姿勢・運動，感覚刺激に対する受容能力などの理学療法評価を行う．

2) 理学療法の実際(図3-9)

　早産・低出生のハイリスク児は，呼吸・栄養の吸収・循環など維持することも困難な状況で出生するため，運動や感覚，環境との相互作用において介入を必要とする．ハイリスク児は，エネルギーを生命維持に費やすため覚醒や筋緊張が低くなることや，逆に環境への不適応で啼泣が続き，筋緊張が高くなること，過度な驚愕や落ち着きにくさなど未熟性や過敏性を示すことが多い．結果，睡眠リズムを確立しにくい，ミルクが上手に飲めないなどの問題が生じる．そのような新生児は，退院後，「泣いて大変です．眠りません．ミルクをあまり飲んでくれません」などの育てにくさへと移行しやすいと考える．NICU入院中に，理学療法士は，それぞれに合った，安定を図りやすい抱き方や

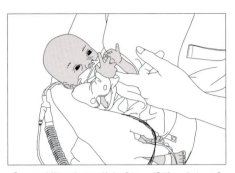
①この時期は自己の体を感じ，ボディイメージを作ることが大切。
両上肢を体幹の前面に保持することで手と手を感じている場面。

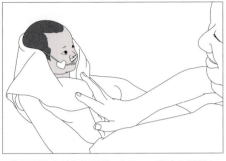
②視覚はまだ未熟だが，30 cm 程度の距離であれば見ることができる。
姿勢が安定し，落ち着いた State であれば，目が合い，追視も可能。

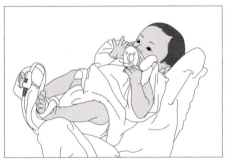
③頭と体を真っ直ぐの姿勢に保持し，両手を口へ伸ばした左右対称的な屈曲姿勢。
乳首が安静の保持を助ける。

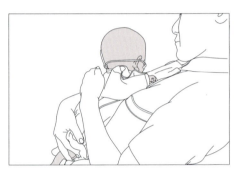
④うつぶせで頭を上げる動きを，胸の上の斜めの角度で経験。

■ 図 3-9　NICU における理学療法の実際

あやし方，受け止めやすい刺激を具体的に家族に指導することが大切である．

Ⅲ 乳幼児期からの介入

1. 発達障害と運動発達

　　　　日原は，4 か月健診で運動発達の遅れを指摘されて，療育相談を経由し，1 歳前後で療育センターを利用するようになった子の約半数が ASD と診断されたと報告している[6]．
　　　　宮地は，知的障害を伴わない高機能広汎性発達障害児をもつ母親を対象に，子どもの発達の問題に「いつごろから」「どのようなこと」で気づいたかについて調査をした．半数以上が 1 歳台で，そのうちの 2 割が 1 歳未満の時期で気づき，「対人行動や社会性の発達」，「筋緊張や運動機能」，「物の操作や探索行動」，睡眠や多動，摂食などの問題を

症状として挙げている．具体的には，「視線が合わない，かかわりに対する反応が乏しい，人見知りや親の後追いをしない」，「体が柔らかく，グニャグニャしていた．体が不安定で抱きにくかった．歩き始めが遅い」，「手を使おうとしない，物を持ちたがらない，動かないでじっとしている」などがそれぞれの症状であった[7]．発達障害児では，社会性やコミュニケーションの問題がクローズアップされる半面，運動面に遅れや問題が表れることも多い．

2. 発達障害と行動特徴

乳幼児期に運動発達の遅れを認め理学療法介入したなかで，後に ASD と診断された児の乳幼児期の行動特徴をまとめた報告もある[8]．生理面・感覚面・感情面の3つの側面で行動特徴をまとめている．それぞれ，生理面は睡眠リズムの乱れなど，感覚面は感覚過敏，過度の感覚遊びなど，感情面は，泣く・怒る・癇癪がみられやすいなどに分けられている．コミュニケーションや社会性の発達が未分化な時期に，ASD を疑う行動特徴として報告されている．

3. 乳幼児期の理学療法士の役割

これらの報告から，発達障害児は乳幼児期に，運動面に加え，睡眠，感覚，感情，行動，社会性など多岐にわたる問題が出現している可能性がある．理学療法士が，運動面の遅れに対して介入する際には，姿勢や筋緊張，粗大運動機能の評価のみならず，感覚や外界への興味，行動，遊び方，睡眠や食事も含めた総合的な評価を行う必要がある．そのなかで，長期的方針を踏まえつつ，目の前の具体的な事象に対し丁寧に介入し，家族への指導を進めていかなければならない．理学療法士は，家族の漠然とした発達に対する不安を整理し，問題の構造を明確にすることで，家族が発達障害について認識し，療育や作業療法の必要性を理解できるように導くことが重要である．

4. 乳幼児期の発達評価と家族支援

運動発達の遅れに対して理学療法が開始されたご家族が，漠然とした不安を抱いた状況から徐々に子どものことを理解していくためには，理学療法士はまず第1に，粗大運動，巧緻性，興味や言語，社会性などの発達全般を捉える評価を行い，発達の状況を客観的に示すことが重要と考える．また，経時的な評価を行うことで，変化する面と変化が難しい面が明らかになる．それにより児の特徴を明確に伝えることが可能となる．評価方法としては，日本デンバー式発達スクリーニング検査や遠城寺式乳幼児分析的発達検査法，新版K式発達検査などがある．いずれの評価方法を用いるにしても，その結果は発達状況を視覚的に示すことで，粗大運動，巧緻性，興味や言語，社会性などの発達全般の発達状況とそれらのバランスを理解することを促す．

第2に大切なことは，評価結果だけを伝えるのではなく，現在できることと，次の発達的課題を明確にすることで，どのような目標をもって，どのようにかかわることが発

達を促すうえで必要かを明確にすることである．そして，実際の児とのかかわり方や次の課題への取り組みを，理学療法士自らがロールモデルとなり示す．それらはリハビリテーションにおける，短期的目標であり，具体的プログラムとなる．個々の発達状況に応じて適宜評価を繰り返し，その変化について同様に家族へもフィードバックしていく．その過程を繰り返すことで，家族は徐々に児の特性についての理解を深めていく．

第3に大切なことは，経時的変化を示しながら，以前できなかったことが獲得されている状況を家族と一緒に確認し，喜び，そして家族の日々のかかわりを肯定することである．鈴木らのASD児(者)をもつ母親の養育レジリエンスの構成要素に関する質的研究において，母親は親意識と自己効力感によって動機づけられ，その自己効力感には過去の子育てを振り返り，母親自身の子育てに効果があったと思うことや，他者が子どもの行動を改善するのを目の当たりにして，自身もできることがあると母親が考えることも含まれると報告している[9]．障害をもつ児とその家族を支援するうえで，「両親のかかわりを肯定する」，「今何をすべきか，何ができるのかを実際にロールモデルとなって行い，子どもの能力を示す」の2点はとても重要と思う．

IV 幼児から学齢期以降の介入

1. 幼児から学齢期以降の発達障害児の運動面の問題

ASDの主要評価に運動能力は含まれないが，今後，理学療法士がASD児の運動能力の問題に対し介入する必要性は高まると考えられる．その準備としてDowneyらは49編のレビューを行っている[10]．レビューから，ASDの子どもの特徴として，「運動模倣が困難」，「姿勢の不安定性」，「運動企図が困難」を導き出している．また，ASD児が示す乳幼児期に運動の遅れは，将来の運動発達へ影響を及ぼす可能性を示唆している．それら運動面に対する理学療法士の介入は，ASD児に対して効果をもたらす可能性はあるが，まだ一貫した評価方法が用いられていないため，十分な証明は難しく，今後，評価方法についての検討が必要とされる．

ほかにASDと運動能力については，運動企図の問題，バランス不良，姿勢制御不良，協調運動の稚拙などが挙げられ，運動に影響が強いと思われる感覚については，身体感覚やボディーイメージの未熟などが指摘されている．静止立位・閉眼立位・片脚立位・踵立位，線上歩行が困難な傾向に対して，ジャンプ課題はこなしやすいという報告もある．

平均5歳の軽度発達障害児と健常児，それぞれ17名を対象として，静止立位の重心動揺の評価を行った研究では，健常児群に比較して軽度発達障害児群で重心動揺が大きく，立位姿勢保持が不安定であることがわかった[11]．特に閉眼時での顕著さを認め，細かな重心の移動ではなく，大きな重心の移動がみられた．

これらのことからも，発達障害児の運動能力における問題は明らかになってきている．

2. 治療的介入

全身運動を用いた治療的介入について検討した研究によれば，リズム運動・ロボットとの運動・スタンダードな机上での治療の3つの方法の効果を，模倣・対人的共感・全身の運動能力について比較している[12]．36人のASD児は，無作為に3グループのうち1つへ割り振られ，毎週4回の治療を8週間行った．結果，リズムとロボットのグループは身体的協調性が，スタンダードな治療のグループは手指の巧緻性が向上した．3グループとも，模倣時の間違いが減少し，対人的共感が増加した．このことから，基本的な運動を含んだリズムやロボットを用いた体操が，ASDの子どもの主要な問題に対しても効果的であったことは，今後の理学療法の具体的方法と評価判定の参考になると思われる．

そのほかにも，サッカーや乗馬，水泳，運動プログラムによるアプローチがもたらす，ASDやADHDの児童の模倣や行動，睡眠への効果や，保護者にとっての意義など，運動面以外への間接的な効果についても報告がされている．

V 事例の紹介

NICUから理学療法介入し，歩行獲得後，療育センターでの作業療法士・臨床心理士の介入へと移行した事例．

30週0日1,522gで出生した男児．挿管・呼吸器管理は3日間，修正36週から経口哺乳を開始した．遷延的な無呼吸の残存と哺乳の緩慢を認め，ハイリスク児として理学療法が修正36週4日より介入した．

1. NICUにおける理学療法評価(図3-10)

Dubowitz評価は17点で，特にtone, movements, behaviorでスコアが低く異常性を認めた．39週1日に施行したGMs評価では，回旋運動を伴う全身性の動きを認めず，四肢が常に同じ位置で円を描く単調な動きを繰り返すpoor repertoireで異常と判断した．

Stateは安定せず，睡眠状態(State 1~2)から覚醒するとは啼泣(State 6)が多く，泣き止みにくく，安静や快時間が作りにくい状況であった．泣く時間が多いため，筋緊張は高く，抱きにくさや授乳しにくさがあった．そのような状況での授乳のため，呑気が多く，また飲み始めは息をつかずに一気に吸啜し，その後疲労と多呼吸を認める未熟性を示した．哺乳後もリラックスやスムーズな入眠は難しく，排気にも時間を要した．睡眠-覚醒，安静保持，哺乳などの生理的状態がうまくコントロールできず，過緊張な状態を認めた．快適な覚醒状態(State 4)が保てないため，感覚刺激に対する反応も乏し

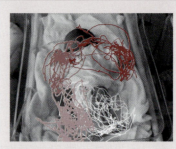

■図3-10 NICU入院中の理学療法評価

く，固視は認めるものの，追視は持続性がなく，すぐに視線が途絶えてしまっていた．

　このような状況に対して理学療法は，まず落ち着いた時間を母子でつくれること，授乳や沐浴の時間が母子にとって快適な時間であるように，抱き方，落ち着かせ方，落ち着きやすい姿勢や感覚刺激，具体的な授乳時の姿勢などを指導した．育児的なかかわりに自信をもてた段階で，固視・追視の促し方とともに，頭部の保持練習など発達を促す方法を実際に行い，児の能力を家族へ示した．

　退院前の頭部MRI検査は明らかな異常なし，聴力・脳波検査は正常であった．修正42週で退院となり，理学療法は外来でも継続した．

2. 外来での理学療法（図3-11）

　その後の運動発達は8〜10か月ごろまで月齢に比べ大きな遅れは示さなかったが，体幹の低緊張の影響か同じ姿勢を保持しやすい傾向があり，寝返りや座位から四つ這いなどの姿勢変換を好まない傾向があった．低緊張による支持性の低下と外界への興味の拡大の乏しさにより，移動の獲得，立位の獲得に遅れを示した．その他の問題として，遊びはやや単調で，気に入った遊びに固執しやすい傾向があり，特に回転する物（車のタイヤなど）を好んだ．食事も触感によって受け付けられないものもあった．

　発達の遅れ，異常が表面化してきた8か月ごろより，積極的介入を行った．下肢の支持性の低下に対し，インソール入りのハイカットの靴で対応し，立位・歩行の獲得を促し，2歳で独歩を獲得した．

3. 療育センターへの移行

　その後，言語，遊び，社会性の遅れも認めていたため，療育センターへ紹介した．理学療法は終了し，そこで作業療法士，臨床心理士が介入し，移行することができた．

発達歴	
・定頸	3〜4か月
・寝返り	8か月
・座位	9〜10か月
・四つ這い	12か月
・独り立ち	21か月
・独歩	24か月

運動発達の遅れを認める

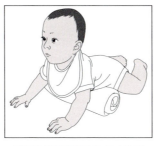

体幹の伸展を丸めたタオルでサポートする。
視覚誘導で自らも体を重力に抗する経験を引き出す。
体幹が床から離れることで，臀部から下肢へ体重が移り，下肢の支持性の経験も促せる。

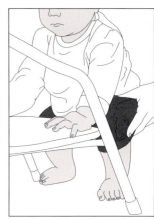

下肢の支持性を促すために椅子座位をセットし，足底への体重をかける練習をする。

■図3-11 外来での理学療法

VI まとめ

　新生児期から学齢期それぞれの時期における，現状とニーズ，それに対する理学療法の取り組み，介入について整理した．まだそれぞれが統一した見解を得られてはいないが，さまざまな取り組みと課題を明らかにできたと思う．発達障害に対する理学療法はこれから発展していくと考える．

●引用文献

1) Als H：Toward a Symactive theory of development: Promise for the assessment of infant individuality. *Infant Mental Health* **3**：229-243, 1982
2) 木原秀樹：ディベロップメンタルケアと予後．周産期医学 42：605-609, 2012
3) Ohgi S, et al：Neonatal Behavioral Characteristics and Later Behavioral Problems. *Clinical Pediatrics* **42**：679-686, 2003
4) Phagava H：General movements in infants with autism spectrum disorders. *Georgian Med News* **156**：100-105, 2008
5) 儀間裕貴, 他：極低出生体重児に対する Dubowitz 神経学的評価と修正6歳時点の発達の関係．日本周産期・新生児医学会雑誌 51：981-988, 2015
6) 日原信彦：発達障害のリハビリテーション　リハビリテーションマネージメント—発達障害におけるリハビリテーション医の役割．総合リハ 41：17-22, 2013
7) 宮地泰士：高機能広汎性発達障害の早期徴候に関する予備的研究．脳と発達 43：239-340, 2011
8) 伊東祐恵：運動発達のおくれを伴う自閉症スペクトラム障害児の乳幼児期の行動特徴—理学療法士の関わりの中で．リハビリテーション研究紀要 23：51-54, 2014
9) 鈴木浩太：自閉症スペクトラム児(者)をもつ母親の養育レジリエンスの構成要素に関する質的研究．脳と発達 47：283-288, 2015
10) Downey R, et al：Motor activity in children with autism：A review of current literature. *Pediatr*

Phys Ther **24**：2-20, 2012
11）松田雅弘：軽度発達障害児と健常児の立位平衡機能の比較について．理学療法科学 **27**：129-133, 2015
12）Sudha M, et al：The Effects of Rhythm and Robotic Intervention on the Imitation/Praxis, Interpersonal Synchrony, and Motor Performance of Children with Autism Spectrum Disorder（ASD）：A Pilot Randomized Controlled Trial. Autism Research and Treatment；736516, 2015

〔長谷川三希子〕

第3章　多職種アプローチ

1 セラピストによる実践
4）発達心理検査

I 発達心理検査の概要

　寝返りできるようになった赤ちゃんがハイハイするようになり，やがて立って歩き，走れるようになっていく．運動面に関しては多くの人がそのような発達の過程をたどるだろう．外界とのかかわりはどうだろうか．動くものを目で追っていた赤ちゃんが，それを手に取り，自分で動かし，複雑な操作ができるようになっていく．あるいは，お母さんと目を合わせて微笑んでいた赤ちゃんが，指さしで相手に気持ちを伝えるようになり，他者とかかわるなかで何かを共有し，そして多くの言葉を獲得していく．このように，人の発達にはさまざまな面がある．

　発達検査は，各面の発達の程度を明らかにするとともに，能力のバラつき，つまりその人の得意なところと不得意なところを示してくれる．知能検査も同じである．言葉の能力や目で見た情報を処理する能力，記憶能力など，さまざまな能力の程度とそれらのバランスをみていくものである．そして，発達障害のリハビリテーションという観点では，検査結果に現れる能力的アンバランスへの注目が欠かせない．

　図3-12は，2014年5月1日〜2016年2月17日の期間に，国立成育医療研究センター発達評価センターで心理士が担当した延べ1,046人の検査内訳である．一見して，新版K式発達検査2001（新版K式）とウェクスラー児童用知能検査第4版（Wechsler Intelligence Scale for Children-Fourth Edition；WISC-Ⅳ）の2検査が突出して多いことがわかる．なぜなら，これらは被検者の全体像を把握できるという点で優れているからである．ここではまず，新版K式とWISC-Ⅳ，さらに小児の発達障害に関係する他検査について概説する．

1. 新版K式発達検査2001

　2002年に公表された日本独自の発達検査で，対象年齢は0歳〜成人である．新版K式は，姿勢・運動（postural motor），認知・適応（cognitive adaptive），言語・社会（language social）の3領域から構成されており，そこから全般発達を表す全領域を導き出す．なお，3領域と全領域はそれぞれ発達指数（developmental quotient；DQ）を算出でき，平均の100と比較することで能力の程度とバラつきを把握することが可能である．この検査は，対象年齢が幅広く新生児にも実施できるところと，遊びをとおした自然なかかわりのなかで発達を評価できるところが長所である．ただし，実施順序が定められていな

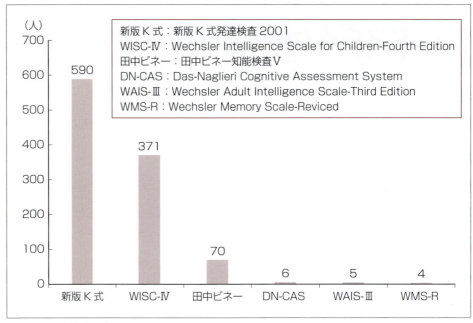

■ 図 3-12　検査の内訳

いため，検者が被検者の反応をみながら検査の流れを組み立てる必要がある．

2. ウェクスラー児童用知能検査第 4 版（WISC-Ⅳ）

　　ウェクスラー児童用知能検査の第 4 版である．世界中で使われている知能検査であり，日本版は 2011 年に公表された．日本版の適応年齢は 5 歳 0 か月〜16 歳 11 か月である．言語理解（言葉の能力），知覚推理（目で見た情報を処理したり推理する能力），ワーキングメモリー（耳で聴いたことを記憶・操作する能力），処理速度（目で見た情報を素早く処理する能力）の 4 領域からなり，それぞれに複数の下位検査が含まれる．そして，4 領域と全般知能を表す全検査（FSIQ）はすべて 100 を平均とする合成得点を算出することが可能で，それらのバランスから知的能力のバランスを把握できるようになっている．WISC-Ⅳ は下位検査の実施順序からテスターの教示まで厳密に定められており，テスターにアレンジ能力は要求されないが，実施と解釈にはやはり習熟を要する．また，複数の下位検査で得点できない場合は合成得点が算出不能となるため，5 歳程度の知的水準に達していない被検者には不向きな検査だといえるかもしれない．

3. DN-CAS 認知評価システム（DN-CAS）

　　DN-CAS 認知評価システム（Das-Naglieri Cognitive Assessment System；DN-CAS）は，認知機能を評価する検査で，日本版は 2007 年に公表された．対象年齢は 5 歳 0 か月〜17 歳 11 か月である．プランニング，同時処理，注意，継次処理の 4 領域から構成されており，4 領域と，さらに全体の認知機能を表す全検査の標準得点（平均 100）が算出可能である．DN-CAS には知識を試される課題がないため，言語説明が不得意な被

検者であっても安心して取り組める利点がある．ただし，やはり検者には実施手順や解釈の習熟が求められる．

4. Pervasive Development Disorders Autism Society Japan Rating Scale (PARS)

自閉スペクトラム症/自閉症スペクトラム障害(autism spectrum disorder；ASD)の特性について，主となる保護者に面接することで判定・評価する57項目の尺度である．対象は年齢によって就学前，児童期，思春期，成人期に分かれており，それぞれ評定項目が異なる(重複する項目もある)．ただし，PARSの判定結果が医学的診断とイコールではない点には十分に注意する必要がある．

5. ADHD RATING SCALE-Ⅳ (ADHD-RS)

注意欠如・多動症/注意欠如・多動性障害(attention deficit/hyperactivity disorder；ADHD)の特性について，4件法で評価するスケールである．家庭版と学校版があり，それぞれに男児用と女児用がある．そしてスコアは不注意サブスケール，多動性-衝動性サブスケール，合計スケールによってそれぞれのパーセンタイル値を求めることが可能である．本検査では，被検者について不注意傾向と多動性-衝動性傾向の程度と，それらのバランスをみることができる．

Ⅱ 検査結果に表れる能力的アンバランス

ここでは，新版K式とWISC-Ⅳについて，発達障害の特性がどのように結果に現れるかを，実際に検査を担当する検者の方々に向けて示したい．

1. 新版K式

この検査は対象年齢が0歳からとなっているが，発達障害という観点から，検査記録用紙の第3葉以降(おおむね1歳以降)の検査項目について述べる．なお，認知適応領域の発達指数と言語社会領域の発達指数を比較すると，一般に，1歳すぎのASD児は前者が高く後者は低くなる傾向がある．時には検査場面において，保護者から被検者の初語の遅れが語られることもあるだろう．そしてこれはWISC-Ⅳにも共通することであるが，被検者に知的な遅れがあると，そもそも課題意図を理解できず，そのことが原因で課題に誤答する場合がある．

新版K式が適応となる被検者は，自分の欲求を抑えて課題と向き合うにはまだ幼すぎることがほとんどである．集中していられるのも短時間であろう．そのため，検者にはなるべく楽しい遊びの雰囲気を作り出し，課題ができたことを褒めるなどしながら被検者をのせて，一気に遊びに巻き込んでベストパフォーマンスを引き出すことが求めら

れる．ただし，各課題のやり方を変えることはできないので，検者は十分に検査に習熟し，決められたやり方の範囲内で柔軟に使いこなす必要がある．なお，場合によっては検査場面で望ましい反応が得られず，保護者への聴取で記録を付けていくことがあるかもしれない．しかしその際にもしっかりと判定基準を踏まえ，厳密に対応することが求められる．

1)「見本を参照する」模倣

新版K式第3葉の認知・適応では，「積木の塔」という，積木を縦にいくつ積み上げられるか試す検査項目がある．これは検者が手本を見せることが許されており，単純な動作模倣の有無を確かめられることと，言語表出を要さないことから，検査導入場面に相応しい検査項目だといえる．しかし，ただ積み上げることと，検者が作ったトラックの積木を参照して同じものを作ることでは，模倣の種類と難易度が変わってくる．ASD児は，積木模倣が課題として設定された年齢より高い場合であっても積木模倣でつまずくことがあるので，ここはしっかり注目する必要があるだろう．「積木の塔」での行動を引きずって検者のトラックの上に積み上げる反応は，1つの着眼点になるかもしれない．また，このような「見本を参照する」模倣として，認知・適応領域には模写課題がある．模写でのつまずきに注目することも重要だろう．

2) 注意の持続

第3葉では，犬のミニチュアをコップに隠して，犬が入れられたコップを当てさせる課題がある．ここでは対象の永続性，つまりたとえ見えなくてもその物がそこにあり続けることを理解しているかが試される．また，これは視覚的な短期記憶にも関係しているといえるだろう．なお，このコップ課題では，2個の課題と3個の課題で難易度が変わってくるので，通過/不通過が1歳以降の被検者の理解力のレベルを知る助けとなる．また，犬が隠された箇所に注意し続けることが求められるので，あちこちに注意が移って落ち着きがないあるいは不注意傾向があると，誤答する場合がある．

同じように第4葉では，視覚的な短期記憶を試す課題として「積木叩き」が設定されている．これは，等間隔で4つ並べた積木をまずテスターが決まった順序で叩いてみせ，続いて被検者に同じ順序で叩かせるものである．ADHD傾向があると注意集中が続かず，テスターの例示中に無関係なところを見るなどの反応がある場合があるので，この課題の通過/不通過とともに，例示中の様子に注目するとより多くのことがわかるかもしれない．

3) 指さし行動

言語・社会領域の第3葉には，指さし行動の有無が問われる「指さし行動」という検査項目がある．そしてほかにも，「絵指示」や「身体各部」，「用途絵指示」といった指さしの検査項目が設けられている．ただし，欲しい物を要求するだけの指さしと，多くのなかから選んで相手に伝える指さしでは，後者のほうがより発達が進んだ行動である．そして，発達に偏りがあるとこの"選択の指さし"が出ずに，この検査項目のレベルより年齢が高くても不通過となる場合がある．第3葉の言語・社会領域では，まずここに注目す

る必要があるだろう．また，指さしで答えるものとして，2歳以降に「表情理解」という，絵に描かれた人の表情を読み取る検査項目がある．これは ASD 児が不得意とする部分なので，不自然にここだけができていない場合は，やはり注目すべきポイントとなる．

4）数の復唱

数の復唱は，音声模倣ができるかを試されると同時に，聴覚の短期記憶，つまり注意集中の部分も試される検査項目である．認知・適応領域におけるコップ課題や積木叩きと同様に，ADHD 傾向があるとここが低くなる場合があるので，通過/不通過を注意深くみていく必要がある．

5）言葉のやり取り

3歳以降の第4葉にある「了解」という検査項目では，主にテスターからの「もしも〜ときはどうしますか」という質問に答えることが求められる．ここではまず言語表出能力が試される．そして後述する WISC-Ⅳ の下位検査「理解」と共通するが，この検査項目では提示された質問を手がかりとして場面を"想像"して答える必要がある．ここは ASD 児が不得意とする部分なので，やはり通過/不通過には特別の注意を払う必要がある．

6）対人反応の基礎的な部分

発達に著しい遅れがある場合，1歳以降の被検者であっても第2葉以前に戻って検査項目を実施する場合がある．特に，ASD 児については，人見知りや禁止命令，相手の指さしに対する反応，検者とのボールの転がし合い（物を介した相手とのやり取り）といった対人反応の基礎的な検査項目（言語・社会領域に含まれる）で困難を示す場合が少なくないので，マイペースな傾向が強くみられる場合は，たとえ年齢が1歳以降であっても上記を確認しておく必要がある．

2. WISC-Ⅳ

WISC-Ⅳ については4領域それぞれについて述べる．発達障害をふまえると，まず ASD 児が有する視覚優位性の観点から，言語理解と知覚推理の差という着目点があるが，知的能力は個人によって千差万別であり，必ずしも知覚推理のほうが優れた児ばかりではない．また，ADHD 児がワーキングメモリーを不得意とする傾向や，ASD 児が一般的知能（言語理解と知覚推理）に比べて認知的習熟度（ワーキングメモリーと処理速度）を不得意とする傾向についても，そうとはいえない場合が少なくないため，結果の解釈は個別性をふまえて慎重に行う必要がある．

1）言語理解

「類似」は，口頭で提示された2つの概念について共通点を答える下位検査である．例えば，「車と船の似ているところは？」と問われた場合は「乗り物」などの上位概念が正答となる．しかし，知的に一定の水準に達していないと意図を理解できないことがあるため，ここは被検者が WISC-Ⅳ の適応であるかを見極める1つのポイントとなる．

なお，意図を理解できない場合によくある反応として，上位概念ではなく「車」あるいは「船」と提示された概念のどちらかを答えるというものがある．

「理解」では，口頭で提示された状況を手掛かりに，問題場面への対処を述べることや，物事の理由説明が求められる．これは新版Ｋ式の「了解」と似た部分があって，"想像"が関与するために，ASD児が不得意とすることが多い．下位検査グラフでは，「類似」「単語」に比べてこの「理解」が下がることがあるので，それが着眼点の1つとなるかもしれない．ただし，アスペルガー障害など知的に遅れがない群に関しては，むしろ「理解」が高くなる場合があるので，やはり解釈には注意を要する．

2) 知覚推理

「積木模様」は視知覚がかかわる下位検査で，ASD児はこれを得意とすることが少なくないので，視覚優位性の観点からこの下位検査に注目することは重要である．ただし前述のように，視覚認知と言語能力のバランスなど，知的能力の個人内差はその人によって異なるので，この下位検査だけに注目し過ぎることは禁物である．

「絵の概念」は全28問で構成されており，1～11問目までは2グループから共通するものを選択していたのが，12問目以降は3グループから選択することになる．知的に遅れがあると，この"3グループから選択する"という意図を理解できないことがあるので，そこは知的水準の観点から1つの着眼点になるかもしれない．

「行列推理」は文化的に比較的公平であり，言語の違いの影響がなく，全検査IQとの間に高い相関がある下位検査である[1]．ここでは，一部が空欄となっている図版を見て，空欄に入るものを選択するもので，抽象的推理能力を問われる．しかし，進めるうちに問題の種類が変わってくることから，正答するためには視点を柔軟に切り替えることが求められる．そういった思考の柔軟性をみていくことも大切だろう．

3) ワーキングメモリー

「数唱」と「語音整列」が基本下位検査となる．これらは，新版Ｋ式の「数の復唱」と同様に注意集中を要するので，落ち着きのなさや不注意があると結果が低くなる．

「数唱」は，口頭で提示された数列をそのまま復唱する「順唱」と，逆さまに答える「逆唱」がある．これはシンプルな課題なので，結果が低い被検者には，「指示は一度に多くのことを伝えずなるべく短い言葉で」であるとか，「途中で目的を忘れてしまうかもしれないから定期的に軌道修正してあげて」といったアドバイスにつながるだろう．

しかし一方で，「語音整列」には注意が必要である．この下位検査では，口頭で提示された数字とひらがなの組み合わせを，「数字は小さい順かつ先に，ひらがなはあいうえお順かつ後に」並べ替えて答える．国立成育医療研究センター発達評価センターで多くの患者を調べたところ，5，6歳の半数以下が並べ替えルールを理解できない一方，7歳以降になると大多数が理解できるようになることがわかった．しかし「語音整列」では，並べ替えルールを理解できずに復唱していても，冒頭の数問で正答となる．他方で，理解できないなりに並べ替えて答えた場合は誤答となり，比較的早い段階で中止となる．つまり，この下位検査は純粋な能力だけでなく，開き直って復唱に徹するか，わからないなりに並べ替えてみるか，という被検者のパーソナリティが結果に影響する可能性がある．「語音整列」については，被検者の年齢や，並べ替えルールを理解できていたかを

踏まえて解釈する必要がありそうである．また，WISC-IVとDN-CASを同時に行った被検者たちについて，「語音整列」の評価点と，DN-CASとの相関（互いの関係の深さ）を調べてみたところ，興味深いことがわかった．「語音整列」は同時処理領域と最も高い相関があると示されたのである．なお，同時処理とは「分割されたものをまとめあげる知的能力」[2]に関係している．「語音整列」はその内容から，実生活に即したフィードバックにつなげにくいところがあるだろう．しかし上記をふまえると，この下位検査がよくできた被検者に対しては，同時処理の性質を延長して「全体をまとめて要点を覚えるのが得意」であるとか，「聴いたことの大枠はしっかり捉えることができる」といったようにフィードバックできるかもしれない．

4) 処理速度

「符号」と「記号探し」が基本下位検査となり，合成得点の算出に用いられる．前者は見たものを素早く書き写す作業であるため，視覚的短期記憶や「目と手の協調」といった能力がかかわっており，学校場面などでは板書能力に影響してくる．一方，後者は記号を厳密に弁別する能力が問われるが，ミスがペナルティとして得点に影響するので，"抑制"の部分も結果にかかわってくる．特に前者に関しては，いわゆる不器用なASD児が不得意とするところなので，結果を分析する過程においてそのような視点は大切だろう．しかし，やはり知的に高いASD児については，むしろ処理速度が高くなる場合が少なくないので，注意が必要である．

この領域には「絵の抹消」という補助検査がある．これは，たくさんある絵の中から動物の絵だけを選んで素早く斜線を引いていくもので，絵が不規則に配置されたものと規則的に配置されたものを2回行う．この下位検査の結果にかかわってくるのは，動物かそうではないかを素早く弁別する能力や，目の動きで素早く目的を見つけ出す能力などが挙げられる．

図3-13は，「絵の抹消」において，どのような手順で動物の絵を抹消していったかを表した例である．上は，近いところから次々と効率的に抹消した例で，これが最も多くみられる手順である．一方で，下はラインから逸脱せず抹消していった例で，これは非効率的である．つまりこの下位検査には，前述の能力のほかに，抹消手順をプランニングする能力や，自らの手順をモニタリングし，それが非効率的であれば変更するといった柔軟性も結果に影響してくる[3]．こだわりが強いと，知的に高いASD児であっても下の例のように抹消し，低い結果となることが少なくない．基本下位検査2つに比べて「絵の抹消」が極端に落ち込んでいる場合は，その抹消手順を検討し，固執性の観点から結果をみていくとよいだろう．

III 検査場面でみられる質的な面

発達心理検査はどれも実施法や採点法が厳密に定められており，一般に結果が数値化

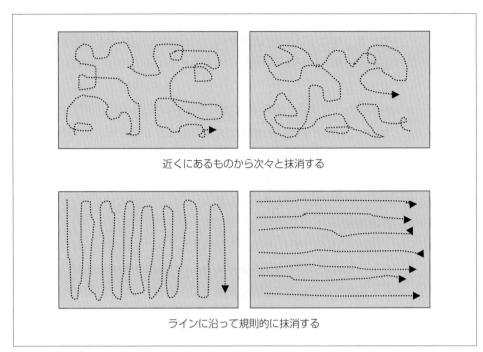

■図3-13 「絵の抹消」でみられる抹消手順

される．つまり，結果はあくまで客観的な量的データとして提示されることになる．しかし，検査は人と人とのかかわりを通してなされるものである．100人に行えば，結果が得られるまでの過程は100通りあるだろう．つまり，結果は量的データであってもその過程には多くの質的な部分が含まれているのである．そういった部分を丁寧にみていくことは，発達心理検査の結果を解釈するにあたって，大切なことだといえる．特に，検査結果のフィードバックという段階においては質的な面への注目が役立つ．

　新版K式など低年齢の被検者に行う検査には保護者が同席することが多い．そうすることで幼い被検者の不安を軽減し，検査場面においてより本来に近い能力を引き出せるようになる．なお，国立成育医療研究センター発達評価センターでは，同席する保護者に質問紙検査への記入をお願いし，御家庭での発達の様子についても調査することにしている．そのように検査場面を設定すると，多くのデータが得られると同時に，被検者と保護者はそれぞれ別々の課題に取り組むことになり，その関係性や，保護者の「子どもに対する評価」が現れやすくなるからである．図3-14は，被検者に新版K式を，保護者に質問紙検査を実施した際にみられる，親子の関係性を分類してみたものである．なお，図3-14にある保護者(父親)は筆者が，子どもは筆者の息子が，そして白衣のテスターは筆者の同僚心理士が演じている．

　知らない場所で知らない相手と検査に臨むことは，成人であっても緊張を強いられる．幼い子どもであればなおさらだろう．①のように子どもの不安が高まり，保護者との分離が難しくなるのは珍しいことではなく，むしろ健全な反応だといえるかもしれない．しかし，ASD児のなかにはほとんど人見知りを示さない子どもがいる一方で，逆

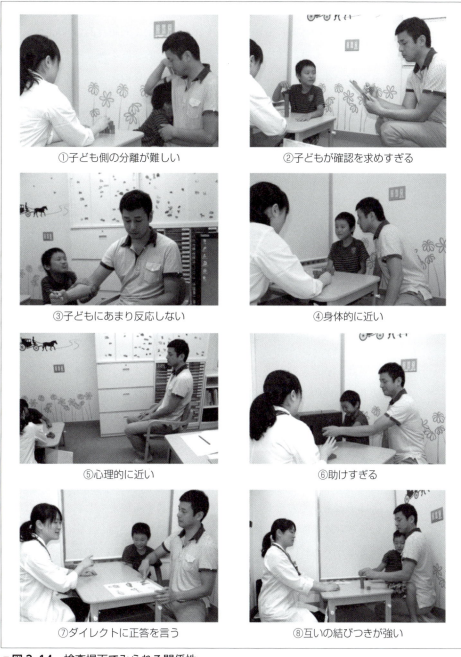

■図 3-14　検査場面でみられる関係性

に極端な人見知りや場所見知りを示すことがある．非常に激しく啼泣し続ける，怖がって入室できないなど極端な過敏性がみられた場合は，少し慎重に子どもをみていく必要があるかもしれない．

②の子どもは，自分の行動の1つひとつについて，保護者に確認・許可を求めている．これも緊張場面では自然な反応だといえそうである．しかし視点を変えると，保護者が常に先回りすることで子ども自身による意思決定能力の発達の芽を摘んでいるのではな

いか，と推察することもできる．逆に，③はかまわなすぎる例である．子どもに大幅な発達の遅れがあるにもかかわらず保護者に全く問題意識がないと，そのことが介入の遅れにつながる可能性がある．保護者の放任的態度が検査場面においてどのような意味をもつのか考え，しっかり観察しなければならない．

　④と⑤はどちらも保護者側の分離が難しい例である．④はそもそも子どもと離れることができていないから，距離の近さがわかりやすく現れている．しかし，たとえ距離をとっていても，⑤のように自分の課題には手を付けず，子どもからまったく目を離せない保護者もいる．子どもと保護者を全体的に捉え，両者の距離感をみていく視点が大切である．

　⑥と⑦は，保護者の子どもの能力に関する受け入れが現れている例である．自分の子どもの能力が高くあってほしいと思うのはどの親にとっても自然なことである．しかしこれが極端なものになるとどうだろうか．過剰な期待があると，現実とのギャップから，子どもの「できない」への過度の注目につながるかもしれない．なぜここが大切なのかというと，保護者が子どものあるがままの能力，すなわち「できる」と「できない」の両方を受容できているかは，子どもの自尊心や自己肯定感に影響すると考えられるからである．

　⑧は，子どもと保護者の結びつきがきわめて強い例である．このように，子どもと保護者が心理的に同化しているかのように振る舞い，親子が共同作業として検査に取り組む場合は，検査の実施そのものが困難となる．

　発達障害の被検者は，能力の偏りや発達の遅れといった問題を抱える場合がほとんどである．そして，保護者がそれを気にするのは自然のことといえる．前述の②や④⑤，⑧の保護者は子どもを守ろうとするあまり過保護になっているのかもしれないし，⑥や⑦は子どもの能力を受け入れられずに葛藤する姿かもしれない．ただし，保護者の姿勢は子どもに影響するため，子どもの障害や発達に対してネガティブな感情を強く抱いているようであればフォローする必要がある．そしてそのためには，まず子どもの能力や障害に対する保護者の感情を知る必要がある．しかし，「お子さんの障害が気になりますよね？」であるとか，「なぜ発達の遅れが気にならないのですか？」などと直接的に質問しては，テスターと保護者の関係は壊れる可能性がある．そこで，保護者の感情や親子の関係性が現れやすい場面を設定し，あらかじめそれらを観察・把握しておくと，結果のフィードバックの際に，保護者に対するフォローを直接的でない表現で織り込んでいくことが可能となる．そしてそのことが，子どもと保護者自身にとって，長期的・間接的にみてプラスとなる場合があるかもしれない．

Ⅳ　おわりに

　問題を抱えた子どもに検査を行う場面では，「できない」部分に注目が偏りがちである．

これはわれわれ支援者も例外ではないだろう．しかし，検査場面で子どもの能力を目にした保護者が「そんなことができるんだ！」と驚くことは少なくない．また，「そうやればいいんだ」と，子どもとのかかわり方のヒントを得て帰っていく保護者もいる．子ども自身もそうである．最初はできなくても試行錯誤しながらできるようになり，やり方を学んで帰っていく子どもはたくさんいる．発達心理検査は，客観的な評価法であると同時に，「できること」や「前回よりもできるようになったこと」の気づきを促し，肯定的な部分を共有するためのツールにもなりうるのである．被検者の気づきを促し，保護者の認識を変化させることは，発達心理検査の療育的な側面といえるかもしれない．

　ASDやADHDに代表される発達障害は生まれつきのものであり，いわゆる「治る」種類のものではない．そのためか，これまで「いかに障害を個性として受容するか」という部分が多く語られてきたように思う．しかしそれは同時に，"治らないことの強調"と"発達障害という概念のひとり歩き"につながり，保護者にとってわが子に発達障害傾向を認めることを，何か重大な判決を受けるかのような重々しいことにさせてきたかもしれない．そういった経緯をふまえると，世界的な診断基準である「精神疾患の診断・統計マニュアル(DSM-5)」から，自閉傾向をスペクトラム(連続体)，つまり白か黒かではなく健常まで含めた程度の差として捉えるようになったこと[4]は，歓迎すべき変化だといえるだろう．

　人は成長する．定期的に検査を行っていると，視線も合わせずマイペースに振る舞っていた幼いASD児が，1年後にはしっかり相手とやりとりできるようになっていて驚かされることがある．また，たとえ劇的な変化はなくても，成長とともに多くを学び，変わっていく発達障害児者はたくさんいる．発達障害支援にかかわるわれわれ自身も，被検者のネガティブな面だけにとらわれず，ポジティブな面や成長の可能性にも平等に開かれ，それを発信していきたいものである．

● 文献

1) Wechsler D : Technical and Interpretive Manual for the Wechsler Intelligence Scale for Children-Fourth Edition. NCS Pearson, 2003〔日本版 WISC-Ⅳ 刊行委員会(訳編)：日本版 WISC-Ⅳ 知能検査 理論・解釈マニュアル．日本文化科学社，2010〕
2) Naglieri A, et al : Cognitive Assessment System Interpretive Handbook. The Riverside Publishing Company, 2007〔前川久男，他(日本語版作成)：日本版 DN-CAS 認知評価システム―理解と解釈のためのハンドブック．日本文化科学社，2007〕
3) 竹厚　誠，他：Wechsler Intelligence Scale for Children-Fourth Edition(WISC-Ⅳ)「絵の抹消」の有用性．*Jpn J Rehabil Med* **51** : 654-661, 2014
4) American Psychiatric Association : Diagnostic and Staristical Manual of Disorders, 5th ed. American Psychiatric Association, Washington DC, 2013〔日本精神神経学会(日本語版用語監修)，髙橋三郎，他(監訳)，染矢俊幸，他(訳)：DSM-5 精神疾患の診断・統計マニュアル．医学書院，2014〕

〈竹厚　誠〉

2 歯科の実践

I はじめに

　かかりつけ歯科医を有する障害児はかかりつけ歯科医を有しない障害児に比較して齲蝕（うしょく＝虫歯）罹患率や歯周病罹患率が低い[1]．また1人平均未処置歯（みしょちし＝治療されていない虫歯）数や歯石沈着が少ない[2]との報告があり，発達障害児においては特に小児期からかかりつけ歯科医をもつことは重要である．

　小児がかかりつけ歯科医をもつようになるきっかけとしては，母子保健法に定められた1歳6か月～2歳までの間と3～4歳までの間に市区町村にて行う歯科検診で齲蝕や歯周疾患などを指摘されたり，幼稚園や保育園の歯科健診で同様の指摘をされて歯科医院に通い出す場合が圧倒的に多い．しかしながら未就学児では低機能自閉スペクトラム症/自閉症スペクトラム障害（autistic spectrum disorder：ASD）や古典的カナー型自閉症でない限り，発達障害があるかどうかは診断できていないことが多く，歯科医師にとってもその判断は難しい．そもそもおおむね4歳くらいまでの幼児は歯科医院を無条件に怖がるものであるし，発達障害児でも健常児でも定期的な検診や診療において号泣のためコミュニケーションをとれないことのほうが多い．このため歯科医師はその子に発達障害がある可能性をいつも考えながら診療に臨むことが要求される．

II 歯科の受診

　発達障害児が歯科医療機関を受診する際，その雰囲気や慣れない人や器材，独特の周囲の音やにおいといった環境などに対して強い警戒心を示し，短時間口を開けていれば終わるような口腔内診査でもパニックなどの激しい拒否行動を示すことがある．従来こういったいわゆる「歯科診療非協力児」に対してはもっぱら抑制的治療（図 3-15）が行われてきた．しかしながら近年，社会的にも発達障害児に対する意識の変化がみられるようになり，歯科診療においてやみくもに抑制的治療を行わなくなってきている．具体的には歯科医師との信頼関係の構築，行動変容技法の導入，視覚的支援技法の導入などが挙げられる．

　行動変容技法としては代表的な例に Tell-Show-Do 法（図 3-16）がある．これは今から何をするかを患児に話し，見せてから実際に行うという技法である．これにより処置の

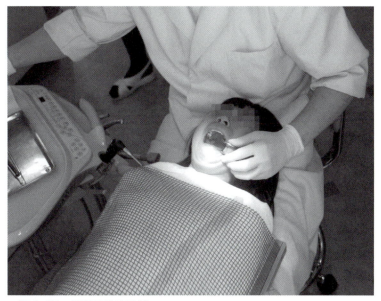

■ 図 3-15 抑制的治療の例
体動を抑制するためバスタオルで体を巻いたうえでレストレーナーという抑制具に入れて歯科治療を行っている.

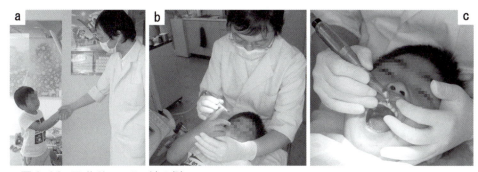

■ 図 3-16 Tell-Show-Do 法の例
a. 診療室へ入る前に握手をし，今日何をするかを話す．b. 今から何をするかを話し，使用する器具などを見せる．c. 見せた器具を使って治療を行う．

手順をあらかじめ理解することで処置に対する恐怖感が軽減される．

　言葉によるコミュニケーション，抽象的思考および人や新しい環境への適応性が困難である場合には，絵カードなどを用いた視覚的支援技法(図 3-17)は非常に有用な方法とされ，近年発達障害児の歯科臨床に広く導入されてきている[3]．

1. 歯科診療への導入

　歯科診療への導入に際しては，事前にその保護者に駅から歯科医療機関までの道筋，医療機関，歯科医師やスタッフ，歯科診療台や使用する器具などを写真に収めてもらい，家庭で一緒に見ておくことでスムーズに導入できることもある．初めて受診する歯科医療機関の場合などで事前に写真などがないときは，受診する医療機関のホームペー

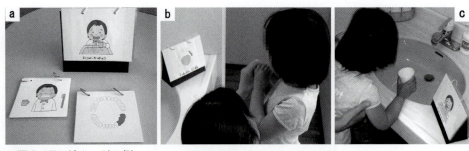

■図3-17 絵カードの例
a. 国立成育医療研究センター歯科で用いている絵カード．b. 絵カードを見せながらのブラッシング指導．c. 絵カードを用いてうがいを指示．

ジなどで外観や院内やスタッフの写真を一緒に見て，患児の記憶にある風景にすることによって多少受診時の抵抗を軽減できるかもしれない．

このようにして歯科医療機関に到着しても，診療室内に入ることに拒否行動が出ることもある．音に過敏な場合にはBGMや換気扇などのノイズの発生源を止める，イヤーマフ，イヤープラグなどを使うといったことでストレスが軽減できる場合もある．また，ほかの患者の存在や治療の音が気になる場合にはアポイントのタイミングをずらすことも1つの方法である．

さらに歯科の診療室にはたくさんの器具が置いてあり，これらの器具への恐怖心または尖った器具への拒否感から診療台までたどりつけない場合もある．器具が目に触れないように器具の上にタオルや紙をかけておくことで，診療室入口から診療台へとスムーズに誘導できるようになることもある．そして診療台に乗ることができない場合は，初めから診療台へと誘導せず，診療台から離れたところで検診を行い，徐々に診療台に近づいていくようにしていくことで少しずつ慣れて，最終的に診療台に座れるようになる．

また，歯科の診療台は術者が口腔内を診たり加療したりしやすいように台そのものが上下に動いたり背板が倒れたりする．発達障害児は自分が座っている椅子が動くということに恐怖を感じ拒否行動が発現することもあるので，初めは児が診察室に入る前にあらかじめ診療台を上げておき，ある程度背板に角度をつけておくことも有効である．また，仰向けになることに恐怖を覚えることもあり，診療台に慣れてきたところで，洗口をするなど背板から背中が離れたときに少しずつ背板を倒していくことで背板を倒した状態に慣れるようにすることも1つの方法である．

発達障害児では，短時間口を開けていれば終わるような口腔内診査でもパニックなどの激しい拒否行動を示すことがあるが，発達年齢2歳6か月を過ぎると口腔内診査に適応できる可能性が高いとされている[4, 5]．家庭での介助磨きができていると適応できる可能性はさらに上がることが期待される．例えばデンタルミラー（診療用の小さな丸い歯科用ミラー）など見慣れない器具を拒否している場合には，家庭での介助磨きの際に市販されているデンタルミラーを使うよう指示することが歯科検診を受けるうえで有効

■表3-11 歯科診療時に装置を用いて小児患者の身体固定（抑制）を行うとき考慮すべき問題点[3]

1. 緊急の処置が必要な状態であったのか
2. ほかに応用できる代替法はなかったのか
3. その方法について研修や訓練を受けたものが行ったのか
4. それによって必要な処置が完了できたのか
5. 用いた身体固定（抑制）法は虐待になるのか
6. 身体固定は抑制法なのか保護的支持の方法なのか
7. 治療を放置してきた保護者や歯科医師に責任はないのか
8. 薬物による全身麻酔や静脈内鎮静法なら問題はないのか

この事例は，トロントで9歳の男児が上顎臼歯部の疼痛のため4か所の歯科医院を受診したが，非協力で暴れたため治療ができず放置されていた．その後，夜間に疼痛が酷くなったため親の主治医に相談し，パプーズボードで小児の身体を固定し，局所麻酔をして歯髄処置を行って症状をとることができた．この小児には未処置齲蝕歯が9歯も存在したため，その歯科医師は親の養育に問題があるかも知れないと疑念を抱き，マニュアルに沿ってChild Protection Office に報告を入れた．1週間後にその Office から歯科医に対して小児を身体固定した状態で治療したことについて照会があり，それが正当な対応法であったかどうか詳細に聴取されたという．

注）上記の8項目はこの事例について国際障害者歯科学会理事懇談会（2001）での討議内容を森崎らが整理したものである．

な方法となる．具体的には，介助磨きのときにいつもデンタルミラーを歯ブラシとともに介助者が持ち，介助者がデンタルミラーを持っていることに慣れてきたら，介助磨きをするときにデンタルミラーを児にわたす．怖がらずに持つようであれば，介助磨きの後で顔の近くに持っていく，最後は口の中に入れる，と徐々に器具に慣れるようにするなどである．歯科医療機関で使われる機械の歯ブラシなども同様のトレーニングが有効だが，探針やピンセットといった尖った器具には全く効果がないこともあるので，こういった器具では注意が必要である．

2. 歯科的治療

歯科検診ができるようになると齲蝕などがみつかることもある．齲蝕がみつかった場合，処置を行わずにさらにトレーニングを進めるか，抑制的治療を行うのか，深鎮静法や全身麻酔といった特別な方法を検討するかは，悩むところである．歯科処置は発達年齢4歳を超えるとトレーニングの効果が期待できるとされている[6]が，発達障害児の場合は必ずしもその通りとなる可能性が低いためである．

齲蝕の程度が深刻なものではなく，かつトレーニングの効果が表れているような患児についてはすぐに治療を行うのではなく，トレーニングを進めて協力的に治療が行えるようになってから処置を行うのがよいであろう．

一方，緊急性のある齲蝕でかつ少数歯に限られている場合は，抑制的治療も選択肢となる．ただし抑制的治療は欧米においては否定的であり，表3-11[3]に示すような問題点

について改めて考え方を整理しておく必要はあるだろう．

多数歯に齲蝕がみられるような場合で治療回数が多くなると予測されるような場合，静脈内鎮静法や全身麻酔下での処置が有効である．この処置を行うには歯科麻酔医の存在は必須であり一般の歯科医院にて行えることは少ない．したがって多くの場合，全国の歯科医師会立口腔衛生センターや国立成育医療研究センターをはじめとするこども病院および大学病院へ治療を依頼することになる．近年，歯科麻酔医による全身麻酔管理技術の向上と麻酔薬の進歩に伴って「日帰り」が可能となったことで，発達障害児が慣れない病院で静かに過ごさなければならないという苦痛や，患児だけでなくその家族の精神的身体的な負担を大幅に軽減できるようになり，併せて入院に要する治療費や拘束される時間の面でも効果がもたらされている[3]．さらに歯科治療に恐怖を抱いている患児に強いストレスを与えながら治療回数を重ねたり，治療を先延ばしにするのではなく，早期にそしてストレスなく治療を終えることで，その後の予防管理への協力度を向上させることにもつながる．

III 発達障害児の口腔ケアについての歯科的リハビリテーション

発達障害児が口腔ケアを自立的に行えるように口腔衛生指導を行うことは非常に重要である．しかしながら発達障害児は目的意識，空間認知能力，運動機能の巧緻性などが一様ではないことから一般的な口腔衛生指導がそのまま当てはまらないことも多い．発達障害児に口腔衛生指導を行うにあたっては個々の発達度合いをよく理解したうえでその特性に合わせることが大切である．

口腔衛生指導においては歯の表面から食片と細菌の膜（プラーク）を除去する歯磨きと，除去した細菌を口腔外に出すためのうがいが重要である．歯磨きやうがいの状況を評価する際には，寝たきり者の口腔ケア実施の指標として作成された「歯磨き（Brushing），義歯着脱（Denture wearing），うがい（mouth Rinsing）」の3項目と，歯磨きの状況（巧緻度，自発性，習慣性）を評価するBDR指標の歯磨きの項目と状況が参考となる（**表3-12**）．

1. 発達年齢との関係

歯磨きやうがいの指導を行ううえで，実際にどのタイミングで何を指導するか，どの程度できることを目標とするか，が大切である．その目安として発達年齢が1つの指標となる[8〜10]．

発達年齢の基本的習慣の項目が3歳以上であれば歯ブラシを歯の1か所以上に当てることができるようになり歯磨きの指導が有効であるとされる[6]．

一般的には下顎臼歯部の咬合面と上顎前歯唇側から歯ブラシを当てられるようになる．しかしながら初期認知能力に障害がある発達障害児においては，下顎臼歯部咬合面

■表 3-12 BDR 指標改編

項目	自立	一部介助	全介助
B Brushing 歯みがき	a. ほぼ自分でみがく	b. 部分的には自分でみがく	c. 自分でみがかない
D Denture wearing 義歯着脱	a. 自分で着脱する	b. 外すか入れるかどちらかはする	c. 自分では全く着脱しない
R mouse Rinsing うがい	a. ブクブクうがいをする	b. 水は口に含む程度はする	c. 口に含むこともできない
巧緻性	a. 指示どおりに歯ブラシが届き自分でみがける	b. 歯ブラシが届かない部分があるもしくは歯ブラシの動きが十分にとれない	c. 歯ブラシの動きをとることができないもしくは歯ブラシを口に持って行けない
自発性	a. 毎日みがく 1. 毎食後 2. 1日1回程度	b. ときどきみがく 1. 1週間2回以上 2. 1週間1回以下	c. ほとんどみがいていない

には歯ブラシを当てることができても，上顎前歯部唇側には，口唇を緊張させ歯面を露出する必要があることや，触覚が過敏なことなどにより歯ブラシを当てることが困難であることには注意が必要である．

うがいについては平均発達年齢2歳0か月を目安として水を吐き出す練習を始め，その習得状況に応じて頬を動かす練習を進めることで無理なくうがい指導が進められると考えられている[9, 10]．

2. 実践

1) 歯磨き

口腔内を清潔にするという意識づけが困難な場合には，食事をした後や寝る前にいつも同じタイミングで歯を磨くことで，歯磨きを生活のなかで習慣づけることが重要である．

歯を磨くことに対する拒否が強い場合，その原因が発達障害でない場合もあるので介助磨きをする前には口の中をよく観察するよう介助者に指示している．観察する具体的な内容は，食べかすがたまって歯茎が腫れてしまっているところはないか？ 奥歯の奥に歯が生えてきてはいないか？ 揺れている歯や虫歯はないか？ 口の中に口内炎や傷はないか？ 見えにくい奥歯を磨くことに集中するあまり，奥歯の奥まで歯ブラシを当てて歯ぐきを磨いていないか？ 歯の根元の歯ぐきを歯と一緒に磨いてしまっていないか？ などである．そして歯ブラシの刷掃効率を保ちながら歯ブラシからの強い刺激を避けるため，磨くというよりもくすぐるイメージで歯ブラシを細かく動かすよう指示する．

発達障害の有無にかかわらず口腔ケアに使用する器具は変わらない．しかし，触覚過敏がある場合には歯ブラシによる歯磨きはそれ自体が口への強い刺激となる．歯ブラシによる無理な口腔ケアを行うことで歯ブラシに対する拒否反応が強化されることもある．こういった場合には歯ブラシによる歯磨きを行う前に，口腔周囲や口腔内の過敏を脱感作することが重要となってくる．口腔周囲から遠いところからだんだんと口腔近くへと触っていくことでまず口腔周囲の接触過敏に対する脱感作を行う．また，歯ブラシを当てる前に，次に磨く部位を順に触ってから磨いていくことで，急に歯ブラシが入ってくることに対する緊張をほぐす．

小児では介助磨きを行う際，歯列全体を磨き終わる前に飽きてしまうことが多々見受けられる．見通しをつけられるようにしてやることが，最後まで介助磨きを行ううえで有効である．例えば一定のリズムで10数えカウントが終われば終わり，とすることで一定の時間じっとしていれば終わる見通しが立つようにする10カウント法は，数の理解がない患児であっても有効となりうる方法である[11]．

2) 歯磨剤・フッ化物

歯磨きをするときに歯磨剤などの口腔清掃補助剤を併用することができれば清掃効果は高まる．また，フッ素入り歯磨剤などフッ化物の応用は齲蝕予防に有効である．しかし，これらの製剤に含まれる香料やフッ化物などによる味覚刺激，発泡剤による泡立ちなどの触覚刺激などがその使用の障壁となる場合もある．香料に対して拒否がみられる場合には，小児用の歯磨剤などで児が好むもの，もしくは拒否の少ない味の歯磨剤があればそれを使用する．ほかにはフッ素含嗽剤を希釈して歯ブラシにつけて磨く，歯磨きの際のうがいに使用する，といった方法も紹介している．

3) うがい

うがいには喉を洗うガラガラうがいと口の中を洗うブクブクうがいがある．このうち口腔ケアで大切になるのは口の中にためた水を左右の頬を交互に動かして吐き出すブクブクうがいである．

まず水を口に含んで吐き出すことができるか，口に水を入れるとこぼしてしまったり，飲んだりしてしまったりしないかを観察する．口の中に入れた水を吐き出す練習は発達年齢2歳0か月で練習による効果が期待できると考えられている．まず吐き出せるようになるために，実際に目の前で口に水を入れて吐き出す動きをやって見せることで模倣を促す．そうして口に水を含んで吐き出せるようになれば，吐き出す前に口元に指を当てストップをかける．ストップをかけても飲み込まず溜めることができるようになればその時間を徐々に長くしていく．洗面台に吐き出すといったように吐き出す場所への意識ができる場合には，少し洗面台から体を離したところで口に水を含ませることで，吐き出すところまで口に水を含んだままでいなくてはならない状況を作り出すことも口の中に水を溜める練習に有効である．

口に水を含んだまま溜めていられるようになれば，次に口の中に溜めた水を左右の頬を動かしてから吐き出すことができるよう練習をする．口に水を含んだ状態で頬を押

両頬に手を添えます
↓
右側の頬に軽く力を加え左側の頬へ添えた手に水の圧を感じるまで
ワンテンポ待ちます
↓
左側の頬へ添えた手の水の圧を感じたところで
右側の頬に加えていた力を抜き，
ワンテンポ待ちます
※このとき，右側の頬に添えた手は頬から離さず添えたまま
左側の頬に軽く力を加え
右側の頬に添えた手が水の圧を感じるまで
ワンテンポ待ちます
↓
以下繰り返し

■図 3-18　うがいの練習手順
※ポイント：うがいの練習時には，足元にバスタオルなどを敷く，お風呂に入った時に練習するなど，水が垂れても大丈夫な環境を整えること．

し，水が口の中で動くこと，頬を動かすことを感じさせ，徐々に自分で水を口の中で左右に動かせるようにする(図 3-18)．

● 文献

1) 大島和彦，他：地方都市における障害者歯科医療ネットワークの構築と実態．障歯誌 28：102-109，2007
2) 石川　昭，他：某中核市内の障害者施設における入所・通所者の口腔内状況．障歯誌 21：175-181，2000
3) 森崎市治郎：少子化時代の障害児に対する歯科保険と治療．小児歯誌 47：665-672，2009
4) 高井経之，他：発達障害児の口腔内診査に対するレディネス．障歯誌 23：27-32，2002
5) 高井経之，他：小児の口腔内診査に対するレディネス．小児歯誌 35：36-40，1997
6) 小笠原正：発達障害児のブラッシング行動におけるレディネスに関する研究　第 2 編　発達障害児．障歯誌 10：21-37，1989
7) 大東道治，他：障害児(者)歯科診療の実態調査．小児歯誌 36：453-466，1998
8) 柿木保明，他：精神薄弱者における歯垢清掃効果と知能指数の関連性に関する研究．障歯誌 15：149-156，1994
9) 富家麻美，他：就学前自閉症児の洗口能力と発達年齢の関連性．小児歯誌 51：390-395，2013
10) 荒木麻美，他：自閉スペクトラム症児における洗口の習得段階と発達年齢との関連．障歯誌 37：134-141，2016
11) 戸井尚子，他：発達障害者のカウント法に対するレディネス．障歯誌 31：199-203，2010

(桔梗知明・五十川伸崇)

3 教育の実践

I 「共感」とは？

「子どもに共感する」

教師ならばその言葉の意味は十分にわかっている．そう思っていた．でも，わかっていることと実際にできることとは違う．

・教室のガラスを粉々に割ってしまう子．
・筆を振り回して教室中を墨汁だらけにしてしまう子．
・毎日のように友達に暴力を振るう子．
・指示すると必ず「やりたくねー」といい返す子．

毎日のように生じるこうした出来事．それを引き起こす子どもたち．その子たちに自分は本当に共感できていたか．「共感」とは具体的にどうすることなのか．その後でどのように指導していけばよいのか．そういったことが曖昧だった．

II 「教えて，褒める」指導を

教育技術法則化運動（Teachers' Organization of Skill Sharing；TOSS）では，早くから「発達障害」の子どもへの対応を研究してきた．発達障害のセミナーを実施し，雑誌の発刊や出版もしてきた．また，学校に「ADHD」や「アスペルガー」という言葉が入ってきていなかったころから，何人もの医師と研究を重ねてきた．

子どものなかには，発達の凸凹をもった子どもたちがいる．そのことを理解して教育すれば立派な成果をあげていく．ところが，「叱ったり」，「どなったり」，「無視したり」して教える教師が，現実にたくさんいる．そういう指導をしていると子どもの人格そのもの，子どもの人生そのものを壊してしまう．筆者が医師との研究会で確信したのはそのことである．社会人として自立できない，就職できない人の原因の多くは，小，中，高の教師の無知にあると考えている．教師が子どもの未来を真剣に考えるなら，発達障害の子どもをきちんと理解すべきである．対応の方法を身につけるべきである．

TOSSの向山洋一代表は，発達障害の子どもたちに有効な対応の1つとして「教えて，

褒める」という原則を推奨している．そのことによって「やればできる」という自己肯定感，セルフエスティームを育てたいという考えである．ところが，実際は「教えないで，叱る」という指導をしている教師も多い．

III　医師から学ぶ

　医師との研究会を続けながらわかってきたことは教育の場面では次のようなことが大切だということである．これらはいずれも基本中の基本である．

　第一に，発達障害の子どもたちのなかには「選択的注意」ができない子がいるということである．教室の前面掲示が多いとそちらに注意が分散してしまう．教師の声と水槽のポンプの音が同じ音量で耳に入ってきてしまう．わかっていれば対応は簡単だ．情報をできるだけ減らせばよい．前面掲示は少なくする．水槽のポンプはできるだけ切る．

　第二に，「一般化・概念化」できない子がいるということである．「遠足の作文を書きなさい」といわれても書くことができない．バスに乗った，アスレチックのロープにぶらさがった，お弁当を食べた……，たくさんあった出来事のうち，どれが遠足なのかがわからないからだ．これも教師が理解していれば対応できる．昨日の出来事をいろいろとお話しさせて「その中で一番ドキドキワクワクしたところから書き始めてごらん」というように指示すればいい．

　第三に，微細運動に障害をもっている子がいるということである．それは，両手に軍手を2枚ずつ重ねてつけている状態だと思えばよい．つまりとても不器用なのである．算数セットのブロックを数えるのも難しい．並べようと思ってもバラバラになってしまう．対策は簡単だ．ブロックを使わせなければ解決する．百玉ソロバンのように，操作しやすい教具に変えるだけで，どの子もたくさんの練習ができる．

　ところが，勉強していない教師には，この簡単な対応ができない．その子たちが単にやる気がないようにみえてしまう．「ちゃんとしなさい！」と叱りつけることになる．

　叱られるのはいつも同じ子だ．毎日のように自己肯定感を砕かれ，情緒は不安定になる．いずれ高学年になれば「やってらんねーよ！」と教師のいうことを聞かなくなる．それは子どもの責任ではない．教師の不適切な対応が招いた二次障害である．

　できないことを叱っても意味がない．その子ができるだけやりやすい状態をつくってやるのが教師の仕事である．

　不要な情報をできるだけ減らす．具体的にイメージできるような指示をする．その指示は端的に，短く，一時一事にする．適切な教具を使う．書けない子には赤えんぴつで薄く書いてなぞらせる．こういった1つひとつの指導法の工夫をしなければならない．叱るのではない．やり方を「教えて，褒める」のである．

Ⅳ 「教えて，褒める」事例（1）

　筆者が実際に教室で出会った良二君（仮名）の事例を紹介する．
　良二君は友達とベランダに出ていた．ちょっとした意地悪だったのだろうか，先に教室に戻った友達が，中からドアに鍵をかけてしまった．
　わざとではなかったかもしれない．でも，良二君は教室に入れない．ベランダから教室に入るガラスのドアをドンドンとたたいた．その友達はチラッとこちらを見たけれど，そのまま行ってしまった．意地悪をしたのかもしれないけれど，気がつかなかっただけかもしれない．でも，良二くんは教室に入れない．
　そこで，ドアの隣の窓に植木鉢を投げつけた．ガラスを粉々に叩き割った．良二君は，粉々にした窓を乗り越えて教室に入ってきた．教室にいた子どもたちは大騒ぎである．
　そこに，担任の筆者が戻ってきたのである．どう指導するだろうか．
　まず「その子の価値判断基準」を理解し，認めてやることである．医師は通常，患者に「あなた駄目です」といってはならない．それと同様に，教師は生徒に「あなた駄目です」といってはならない．
　良二君には良二君の理屈がある．友達が鍵をかけて入れなかったから，ガラスを割ったまでだ．その良二君なりの価値判断基準に，いったんは共感してやらなければならない．

　「そうだよね．鍵を閉められちゃったら割りたくなるよなあ」
　「先生も家に入れなかったとき，ガラスを割りたくなったことがあるよ」

　そのうえで，「教えて，褒める」ことが大切である．悪いことは悪いこととして確認する．しかし，それを克服すべき方法を示し，励まし続けるべきなのだ．それが教師の仕事である．まず，「趣意説明」である．

　「大人だってガラスを割りたくることがある．でも割らない．どうしてかな」
　「割ると，あとで掃除しなきゃならないだろ？　よけい大変だろ？」
　「ガラスを直すのにお金がかかるんだ」
　「損しちゃうよね」

　どんな理由でもかまわない．大切なのは「ガラスを割らない」という行動の意味を具体的に語るということだ．
　次に「行動」を教える．このとき，教師は「場面を細分化」できなければならない．ガラスを割るということは，その子がカッとなってキレてしまうということだ．気持ちを落ち着けるための間をとらなければならない．落ち着けたとして，次にどうすればよい

か，どこへ行けばよいかを考えなければならない．まずしゃがむ．目をつぶる．深呼吸する．誰かのことを思い出す．ほかのことを考えてみる……．これは，その子1人ひとり違う．きわめて個別的だ．その子がキレるのを回避できる方法を，本人と1つずつ話し合っていくのである．

そのうえで，

「ゆーっくりしゃがめばいいよね」
「フ———って7秒かけて息を吐いてごらん．落ち着く感じがするでしょう？」

このように，場面をイメージできる言葉に変換して教えるのである．

指導内容を細分化し，解釈し，子どもにイメージできる言葉で伝えるのである．その後良二くんには，その場で練習させ，できたら笑顔で褒め，励ました．

このように，ひと口で「共感する」といっても簡単ではない．教室で働く教師1人ひとりの専門的な力量が求められる．

V 画一的な「あいさつ」は害がある

別の事例を挙げる．小学校の授業開始の局面である．授業の始めに「授業開始のあいさつ」を，毎時間毎時間，きちんと実施することを「画一的」に取り決めている学校がある．授業開始のあいさつを，次のように指導している担任の教師がいるという．

①全員がそろうまで待ちなさい．
②姿勢の悪い子や，おしゃべりをしている子を，日直さんが注意しなさい．
③日番さんが気がつかないときは，互いに注意しあいなさい．

このような指導は子どもたちの心を育てるどころか，実は，最悪の指導である．

このクラスの豊君(仮名)．彼はクラスの中で孤立気味である．

マイペースで自分勝手だと思われている．もちろん授業の開始には遅れてくる．姿勢も悪い．教科書もすぐに出さない．自分が日直のときにも時間通りに戻ってこない．したがって，毎時間の開始に必ず注意されるのは，いつも豊君である．

発達障害の子どもたちのなかには「時間の見通し」をもつことが難しい子がいる．豊君は注意欠如・多動症/注意欠如・多動性障害(attention deficit/hyperactivity disorder；ADHD)傾向のあるアスペルガー症候群(Asperger syndrome)である．彼が時間どおりに行動することが苦手なのは，遂行機能(プランニング)に障害があるからだ．本人の責任ではない．

これを毎時間毎時間，子ども同士で注意させていたらどうなるか．自己肯定感は砕か

れる．自尊感情はボロボロになる．子どもたちは「豊君はダメなやつだ」と思う．

　実際にこの形式的な「授業開始のあいさつ」を強要する管理職や指導主事もいるという．あいさつの指導は大切ではあるが，発達障害の子どもたちへの個々の配慮としてはケースバイケースである．授業は自然にスッと開始されるほうがよい場合もある．

VI 「教えて，褒める」事例(2)

　別の事例を挙げる．国語の時間である．教師が次のような発問をする．

「この文章で，作者は何が言いたいのでしょうか．」
「このとき，登場人物はどんな気持ちでしょうか．」

　このタイプの発問は，一部の高機能自閉症の子どもにとっては残酷である．彼らは人の立場で考えたり，行間を読みとったりすることが非常に苦手だからである．

　自閉症の子どもたちはそもそも人とのかかわりをもつことを大切だと思っていない場合がある．ある自閉症の子どもは，「まわりの人間はすべて景色と同じだと思っていた」という．景色であれば当然「かかわり」をもつ必要はない．あるいは「相貌失認」といって，目や口は見えているのに顔全体としては認識していない子もいる．また「表情失認」といって，笑った顔や怒った顔などの表情が読めない子もいる．

　このような子たちに「作者の意図」や「登場人物の気持ち」などの推定を，ほかの児童と同じように強いることは極めて困難である．当然，その子にあった読み取らせ方を教師は指示できなければならない．「この文章の，この言葉から，このようなことがわかるね」とはっきりと教え，ノートに書く方法を教え，書いたら褒める．そのようなことを積み重ねていく必要がある．

VII 全国に広がる研究会

　教師と医師との学習会は全国各地で今でも続いている．東京，大阪，埼玉，鳥取，茨城，愛媛，熊本，熊本，島根，長野……などさまざまな地域で，いずれも定期的に実施されている．

　会の持ち方はさまざまである．最新の医学会で報告されている成果のレクチャーの場面もあれば教師が教室での事例を報告し，医師が医療の観点から知見を述べることもある．

　例えば埼玉の平岩幹男医師(国立成育医療研究センター理事)からは，乳幼児健康診査(以下，健診)と就学時健康診断(以下，就学時健診)の問題について学んできた．日本には

1歳6か月児健診と3歳児健診という世界に例をみない優れた検診システムがあり，そこには子どもと保護者と医師の3者が揃っている．ところがこの貴重な健診の情報が，学校の就学時健診とつながっていないのである．これを有効に機能させるため，国会議員や大阪大学の和久田学博士らとともに研究会の企画を開始しているところである．

VIII 就学時健康診断の問題

小学校では1年生を迎える前年に就学時健診を行う．これは学校に入学してくる発達障害の子どもたちに教師がかかわることのできる最初の貴重な機会であり医師も協力している．この機会に細心の注意を払って発達障害の子どもたちを早期に発見したい．そしてその子の認知特性を探り，入学後の適切な対応を組織的に考えていくべきだと考える．

しかし，現実の就学時健診はそのように機能していない．TOSSでは全国500を超える小学校の就学時健診にて次の項目について実態調査を行った．

①発達障害の対応があるかないか．
②発見の検査は何か．具体的に．
③そのときの保護者への対応はどんなものか．具体的に．
④入学してすぐの学校の方針はどんなものか．
⑤入学するときの担任の対応は．教室経営・教材教具の吟味など．
⑥その後の学校としての継続的対応システムはあるか．
⑦このようなことに関する過去の職員会議などの記録はあるか．

調査の結果，われわれの推定では，9割を超える学校で就学時健診を「適切」に実施していないと思われた．つまり，ほとんどの学校の就学時健診では，発達障害の疑いのある子どもを発見することができない．たとえ発見できたとしても，その後の対応システムも十分ではない．

また，就学時健診のやり方も市町村によってばらばらである．例えば，健診を小学校で行うところもあれば，保育園で実施するところもある．保育園で実施した場合には，健診の情報を保育士から学校の教員へ引き継がなければならない．ところが，その引き継ぎの方法も文書や口頭などまちまちである．

さらには，1歳6か月児健診と3歳時健診のデータも就学時健診と共有されていない．このような自体が起こる主たる原因は管轄の違い（厚生労働省と文部科学省）にあるという．

その結果，入学してきた子どもたちに対して小学校の教師たちは手探りで対応していくよりほかないというのが現実の状況なのだ．

IX 就学時健診でチェックしたいこと

　そこで，われわれは例えば次のような項目を就学時に教師がチェックすることを提案している．

　①「きらきら星」が両手でできる．
　②人差し指を合わせることができる．
　③10 m まっすぐに歩ける．
　④左右の手の開いたり閉じたりを交互逆にすることができる．
　⑤小さい円から大きい円まで順番に描ける．
　⑥折り紙を半分に折ることができる．
　⑦しりとりができる．
　⑧ジャンケンができる．

　「きらきら星」「人差し指」「10 m 歩く」というチェック項目は，京都大学名誉教授の神田啓治氏に教えていただいた．またジャンケンの勝負はほとんどの5歳児ができることや，しりとり遊びは「音韻分解」と関係していて読み書きの基礎準備の1つであることなどは医師との研究会で学んだことである．われわれは医師ではないので診断はできないが，こうした簡易な目安をもっているだけで一定の情報を得ることはできる．
　平岩医師からは次のことも効果的だと教えられた．

　「5人の集団を遊ばせて15分間観察すること」

　ジャンケンやしりとりなどの集団遊びをさせ，観察するのである．これによりコミュニケーションの力がわかる．
　しかし，以上のいずれの方法も，現実には就学時健診では採用されていない例が多い．実施すれば時間がかかるし，観察する力量をもった（トレーニングを受けた）職員もいない．だから，効果があるとわかっていても実施しにくいのであろう．
　その結果，発達障害をもつ多くの子どもは「様子をみましょう」ということでスルーされてしまう．そして，入学後も適切な対応がされず，問題行動を起こし，叱責を受け，情緒的にこじれ，中学年以上になって二次障害が生じる．そこで初めて，問題視されるのである．
　こうした状況を何とか打開していきたいと，われわれは医師と定期的な研究会をもち，さまざまな対応について検討している．

X 授業の原則を学ぶ

　以上のような状況のなか，現場の教師たちは適切な発達障害に対する研修を受けることもできていない．そのため教師は問題行動を起こす子どもたちを叱り，それによりさらに子どもの反発を受け，保護者との関係も悪化し，それがまた新たな問題行動を引き起こすという負のスパイラルに陥っている．

　例えば「問題解決学習」といわれる算数の学習では，教科書を開かせずに1問を45分かけて考えさせるような授業を展開している．こういった授業ではわからない子どもは1時間中，机につっぷしている．

　「学びあい」といわれる学習では，教師が教えないで子どもたち同士で教えあっている．ここでは学習についてこれない児童を怒鳴りつけている教師もいる．

　怒鳴ったり叱ったりすることをやめ，教師の一斉の授業の質を改善する．それだけで，発達障害の子どもたちのかなりの割合を救えると筆者は考えている．

　授業の質を改善するとは，例えば次のような授業の原則をきちんと学ぶということである．

　①趣意説明の原則，②一時一事の原則，③簡明の原則，④全員の原則，⑤所持物の原則，⑥細分化の原則，⑦空白禁止の原則，⑧確認の原則，⑨個別評定の原則，⑩激励の原則．

　また，優れた教材を選択し，活用するということも大切である．学校で使われている教材は，すべて同じではない．発達障害の子どもたちに適している教材と，そうでない教材とが存在する．例えば，「指で書いて覚える」という方略を基本とした「漢字スキル」などは，優れた教材の代表である．

　さらに，TOSS代表の向山洋一氏が提唱している「教えて褒める」教育を原則とし，医師の知見から学びながらわれわれは，授業力を見直す取り組みを続けている．

XI 医教連携―教室からの事例

1. 4月から学級崩壊に―トラブルの絶えなかった春斗君（仮名）

　4月当初から学級崩壊を起こしていたクラス．授業中に離席をしたり，床に寝ころがったり，廊下や空き教室に行って遊んだりする子が毎日4～6人いた．その中心となっていたのが春斗君である．春斗君は，ウェクスラー児童用知能検査（Wechsler Intelligence Scale for Children：WISC）の診断も，医療機関にかかることも，親の了解は得られなかった．

母親と祖父母，弟と暮らしている．父親は単身赴任中で週に一度会う．

2. 学校や友達とのトラブル

春斗君の学校や友達とのトラブルを以下に挙げる．

1) 壊す
① 学校の物や友達の物を壊す．
② 遊んで模造紙すべてに穴をあけてしまう．
③ 学校のビデオに唾を入れて壊す．
④ 窓ガラスを叩いて割る．
⑤ カッとなって友達の携帯を踏みつぶす．

2) 執着する
① 嫌がる友達につきまとう．
② ランドセルを引っ張る．
③ はがいじめにする．
④ 首にまきついて離れない．
⑤ かむ．
⑥ なめる．
⑦ 足をつかむ．
⑧ 唾を物にたらす．
⑨ 友達の物を壊す．

なお，このように友達に執着しすぎたために，相手の子が登校を渋る事態にもなった．相手の子は，夜うわごとをいったり，おしっこがしたいのに出なくなったりした．また春斗君に筆箱をはじめさまざまなものが壊されたが，壊された物の弁償は一切してもらっていない．

3) 授業への参加
① 離席をし，ほかの子にちょっかいを出す．
② 荒れているときは，廊下でボールをついて遊んだり，大きな声を出したりする．

4) 金銭
① 家からお金を持ち出す．
② そのお金で友達と一緒にお菓子を買い，羽振りよく奢る．
③ おつりを自分のものにする．

3. 家庭では落ち着いている

一方で母親との関係は悪くない．家では上記のようなことは一切ない．2年生のころから学校から苦情の電話を何度ももらっており，母親は春斗君に再三，言い聞かせている．2年生ごろには，やみくもに叱っていたが，3年生になってからは，母親が春斗君の話をよく聞くようにしている．

母親によると，祖父母は，春斗君に大きな期待をしていて，要求や約束事が多いとのことである．3年生の12月に，春斗君は，カッとなって，友達の携帯を踏みつぶして壊した．相手の親が学校に怒鳴り込んできたために，母親，担任，主幹，コーディネーターで話し合いをもった．そこで専門機関との連携をもつことに母親が同意してくれた．単身赴任の父親にもすぐに電話をかけて同意してもらった．しかし，冬休み中に祖父母を説得できず，結局は，専門機関との連携もWISCもとれなくなった．

父親の印象は乱暴な感じである．父親がときどき，母親から事情を聞いて，学校で悪いことをしていないか問いただしているようである．また，春斗君が家のお金をくすねたときには，顔や身体に跡が残るくらいに殴ったとのことである．

4. 学級崩壊を起こしていたころの取り組み

①担任が指導の仕方を工夫するようになった．言葉を明確にして話す．短く話す．スモールステップで学習させるなど，「授業の原則」を意識している．
②市の特別支援の職員に教室に来てもらい，指導を受けている．
③暴れたり，授業に参加しようとしなかった子2人が，医療機関にかかったり，通級指導を受けるようになった．
④支援員が毎日4時間ついている．
⑤荒れの原因であるそれぞれの子への対応について相談する会議を定期・不定期に開いている．校長，教頭，主幹，担任，生徒指導主任，特別支援コーディネーターが参加している．
⑥母親を呼んでの面談を実施した．

以上のような取り組みの結果，学級はある程度落ち着いてきた．しかし，春斗君にはいまだとても波があった．ある教師は，「日によって朝の様子が全然違う．普通に話ができるときと，まるで酔っぱらっているかのようなときがある．酔っぱらっているかのようなときには，言っていることが支離滅裂で，目もどこか変だ」と語っていた．

5. 医師のアドバイスを受ける

どんぐり発達クリニックの宮尾益知医師と月1回の勉強会を開いている．そこでその勉強会でこの事例について相談をした．

この勉強会で宮尾医師とつながることができたのが，春斗君が変化するきっかけとなった．医師のアドバイスを教室で取り入れることで，春斗君は変わりはじめたのである．

6. 医師の言葉「このままでは行為障害に」

宮尾医師は言った．「このままでは，行為障害になる可能性が高い」．「唾を物にたらす」などの幼児性については，誰かの真似をしているのかもしれない．誰かがしているのを

学習している可能性もある．

　宮尾医師によると，一番の問題は，「学校の物や友達の物を壊す」，「窓ガラスを叩いて割る」，「友達の携帯を踏みつぶす」，「家からお金を持ち出す」，などの行為である．こうした犯罪的な感覚の行為は「10歳」が1つの判断基準になる．思春期ならば，一時，このようなことに走ることもありえる．10歳以降に，このようなことをしているのならば，別の対応が必要となるが10歳以前で，このようなことをしているのならば，よほどガッチリととり組まないと難しい．後で行為障害になる可能性もある．そして重要な問題点は「一般に通用するルールを学んでいない可能性がある」ということである．しかし，これは逆にいえば，「一般に通用するルールを学び直すこと」という次の療育を行うことで，春斗君が育つ可能性があるとも考えられる．

7. 行動の「枠組み」をつくること

　春斗君に対しては「この場面ではこのようにする」，という「枠組み」をきちんと教えることが必要である．

1) 家庭での枠組みをどう作るか

　まず，家庭環境である．宮尾医師は次の3点を指摘した．

① 祖父母がいる家庭は，ルールがダブルスタンダードになっている可能性がある．これはこの子にルールがあまり伝わらずに育っている．つまり，ルール枠組みができていないということである．

② 父親がかなり乱暴である．

③ お金がコミュニケーションの手段となっている．

　子どもたちにとって「していいことと悪いこと」のような認識は，一般的に1歳ごろから始まるという．何か悪いことをしようとするときに，お母さんがにらむ．そういった場面から少しずつ認識し，ものをとることを抑制するようになる．悪いことをしようとするときに，どこか自分の心がすっきりしないというような感覚になる．

2) 学校での枠組みをどう作るか

　春斗君の場合は父親との関係を考えることが重要と思われたが，すぐに家庭にアプローチするのは難しそうだった．

　そこで，学校で春斗君に何ができるのかを優先的に考えることにした．

　宮尾医師は次のようにいった．「春斗君に対して枠作りをしてあげられる人が，1人でいいから欲しいね．教頭先生でもいい，スポーツ選手タイプの先生でもいい．」

　いずれにしても，「この人は信頼できる」と春斗君が思うような人がよいとのことである．信頼でき，安心できる大人のいうことでなければ，春斗君に入っていかない．

8. ルールをどう認識しているのか

　次に，春斗君がどういうルールで行動しているのかを考える必要がある．ルールを単純に間違えているのか，それともわかっていてわざと間違えているのか，ということを

見極めなければならない．

1) ルールを間違えて認識している場合

オリジナルルールを勝手に作ってやっているのかもしれない．その場合は，価値観を1つひとつ教えなくてはならない．育て直しをしなくてはならない．

2) ルールを知っていてわざと間違えてやっている場合

この場合も手強い．手強いが，こちらのほうが指導はしやすいかもしれない．

春斗君は，家庭の状況や，これまでの行動から考えて「1)ルールを間違えて認識している」可能性が高い．つまり，自分なりのルールを作っている可能性がある．どこが一般のルールとずれているのかをみつけて，1つひとつの認知をつぶしていかなくてはならない．

9. 本人のルールを確かめ，1つひとつクリアにしていく

例えば，「○○な十か条」のようなものを書かせると，その子の価値観がわかることがある．「友達と仲良くする十か条」，「あなたが遊びたい女の子十か条」のようなものだ．

そして，個々のトラブルが起きそうな場面で，次のような手順で1つひとつクリアにしていく．

①本人のルールを聞いて受け止める，②「一般的にはこういうルールだよ」と教える，③「どうする？」と行動を選択させる，④褒める．

いずれにしても，「先に述べた信頼できる大人」に褒められることが大切になる．

10. 損得ルールを教える

自閉的な傾向のある子には「損得ルール」を教えると効果的な場合もあるという．「そういうことをしていると，変な人って思われるよ」，「そうすると，こういう点であなたが損するよ」というように語りかけるのだ．

11. ソーシャルスキルかるた

ソーシャルスキルかるたのような教具を使うこともよい．TOSSでは「五色ソーシャルスキルかるた」(http://www.tiotoss.jp/products/detail.php?product_id=2329)を開発している．次のようなかるたである．

①ぬいだくつ　かかとをそろえて　くつばこへ

②ランドセル　なかみをだして　ロッカーへ

③ぬれたかさ　くるくるまいて　かさたてに

④あぶないよ　はいっているかな　かかとさん

⑤わすれずに　ハンカチ・ティッシュ　ポケットに

こうした札が100枚ある．それが次のように5つのカテゴリーに分けられ，5色に色分けされている．

青：学校生活(がっこう)

桃：学習規律（べんきょう）
黄：挨拶（あいさつ）
緑：社会生活（せいかつ）
橙：対人関係（ともだち）

　これは低学年のうちから遊ばせるのがいいようだ．説明するとすごく難しいことでも，こうした「五色ソーシャルスキルかるた」などを使って遊んでいると自然に同時記憶によってルールが入っていく場合がある．結局は，このレベルのことかもしれない．

12. 対応の基本方針を決める

　まとめると，学校では，次のような対応を基本とする．
①「○○な十か条」を書かせるなど，さまざまな面から春斗君の価値観を探る．
②一般のルールとのずれをみつけて，1つひとつの認知を解決する．
③損得ルールなどの判断のしかたを教える．
④五色ソーシャルスキルかるたなどを取りいれて単純なルールを教える．

13. 医師のアドバイスを学校現場とつなぐ

　学校に帰り，宮尾医師の意見を担任や校長に伝えた．宮尾医師が示したポイントを話し，さらに，方法のいくつかを紹介した．まず，すぐに行ったのは，「○○な十か条」を書かせて，春斗君の価値観を知ることだった．春斗君は次の項目を書いた．

【春斗君の友達と仲良く遊ぶための五か条】
①人に迷惑をかけない
②人に暴力をふるわない
③人に抱きつかない
④人が喜ぶことをする
⑤Ｂに，近づかない

　項目の1つひとつは正しいのかも知れない．しかし，⑤は春斗君にとって悲しかった．大好きなＢと仲良くしたいのに，Ｂに近寄ってはいけないと家でくり返しいわれているのだった．
　春斗君は，わざとルールを間違えてるのではない．本当にどうしていいのかわからないのだと思えた．
　校長や担任とそのことを確認し，さらに，春斗君がどのようなルールが大切だと認知しているのかを知ることも大切だが，知っただけでは駄目で，「療育しなくてはならない」ことも話し合った．

14. アドバイスを実行した翌年の変化

　　翌年は，枠作りをすることをまず行った．「漢字スキル」は使い方がはっきりしていて取り組みやすい教材だ．この教材を使った学習から，次の手順で枠作りを始めた．
　　①授業開始に「漢字スキル」を開く─褒める，②指書きのときに声を出している─褒める，③字が丁寧に書けた─褒める．
　　褒めて，褒めて，褒めながら，1つずつ「こういうときはこうする」という枠を作っていった．1つ教えては1つやらせ，そして褒めた．毎日，直接ノートに○をつけてあげた．
　　「指で書くときに声に出すともっと脳が覚えるんだよ」と行動の意味を説明した．「趣意説明の原則」，「一時一事の原則」，「簡明の原則」，「細分化の原則」，「個別評定の原則」，「激励の原則」……TOSSの向山代表が提唱する授業の原則と，「教えて，褒める」ことを意識した．そのうえで，「ルールに従うことでいろいろなことが心地よくなる」という，医師からアドバイスをうけた枠組みをつくるように努力した．
　　春斗君は，ついに漢字テストで100点をとり，校長先生から褒めてもらった．校長室には彼が100点をとった写真が飾られた．このような成功体験のなかで，春斗君の信頼を得られるようになり，もう少し複雑な場面での枠作りもできるようになってきた．

15. 損得ルールを実際に応用した

　　ある日春斗君は，友達と喧嘩をした．友達は怒って，その後の遊びに入れてくれなくなった．すると春斗君は，紙に「ばか死ね」と書いて，その子の手提げに入れた．春斗君に話を聞くと，相手が嫌なことをしたんだから仕返しをするしかないと本当に思っているようだった．春斗君はこれまでも，嫌なことをした相手の靴をこっそり隠してきた．
　　春斗君にとって仲良くなるための方法は，相手に嫌がらせをして，思い知らせることしか知らなかったのである．
「なるほど，そう思ったんだね」
「先生も，そんな気持ちになることがあるよ」
　　まずは春斗君の行動に共感する．
「そうすると，友達はもっと怒ることになるから，春斗君，損しちゃうよね」
　　それは，損だと教えた．
「損しちゃうから，そういうときは，どうしたらいいかな」
　　こうやって，春斗君に，1つずつ友達と仲良くなるためのルールを理解させていった．

16. クラスのなかで孤立させないこと

　　クラスのなかで，孤立させないことが大切である．春斗君は，次第にルールが守れるようになった．ゲームも一緒にできるようになった．体をくっつけて遊ぶ友達も出てきた．クラスの友達が，春斗君を支えてくれた．もともと春斗君は，サービス精神旺盛で

人を楽しませることが好きな子だったとわかった.

　友達のことが大好きで，友達と一緒に楽しく生活をしたい，それが春斗君の一番の願いだったのだ．それをかなえてくれたのは宮尾医師のアドバイスであり，TOSSの指導法だった．

XII 医教連携の大切さ

　発達障害の子どもたちに対して，医師と教師が連携して教育にあたっていくことは大切である．そのことが，すべての子どもたちの自立につながる．

　「自立する」とは「就労できる」，「人の役に立てる」，「社会的なルールを守れる」などが実現されている状態である．これをすべての子どもたちに保障するシステムをつくるためには，まずは最低限必要な学力，少なくとも小学校4年生レベルまでの読み書き算などを全員の子どもに保障しなければならない．そのためには，教師の指導力の高さも重要である．

　また，「障害を発見し→原因を推定し→適切な対応をする」システムをすべての学校がもつ必要がある．そのためには，医師と教師が連携した研究会を日常的にもつことが求められる．

　障害者差別解消法が施行され，学校などでは，障害者の年齢や障害の状態に応じて，社会的な障壁を取り除くために，必要かつ合理的な配慮をしなければならない．合理的配慮の例として，例えば次のようなものがある．

　①施設・設備の整備
　②意思疎通への配慮
　③適切な教材・教具の選定
　④ルール・慣行の変更

　こうした1つひとつの配慮は，単に個別の教員の思いつきで実行されるのではない．その配慮が学校にとっての過度な負担になってしまい，別のデメリットが生じることもある．教員と医師などの専門家が連携し，適切な支援を考えることの重要性は，今後さらに増すだろう．

〔谷　和樹〕

第3章 多職種アプローチ

4 ソーシャルワークの実践

I 発達障害とソーシャルワーク

1. ソーシャルワークの概要

　発達障害とソーシャルワークの本論に入る前に，ソーシャルワークという言葉について整理しておきたい．国際ソーシャルワーカー連盟(International Federations of Social Workers；IFSW)によれば，「ソーシャルワークの専門職は，人間の福利(ウェルビーイング)の増進を目指して，社会の変革を進め，人間関係における問題解決を図り，人々のエンパワメントと解放を促していく．ソーシャルワークは，人間の行動と社会システムに関する理論を利用して，人々がその環境と相互に影響し合う接点に介入する．人権と社会正義の原理は，ソーシャルワークの拠り所とする基盤である」[1]と幅広く定義されている．また，日本ソーシャルワーカー協会は，「ソーシャルワーカーとは，人権と社会正義の原理に則り，サービス利用者本位の質の高い福祉サービスの開発と提供に努め，社会福祉の推進とサービス利用者の自己実現をめざす専門職」であると述べている[2]．

　わが国ではソーシャルワークにかかわる職種としては，福祉事務所の社会福祉主事，児童相談所の児童福祉司や相談員，一般病院の医療ソーシャルワーカー(medical social worker；MSW)，精神科病院の精神科ソーシャルワーカー(psychiatric social worker；PSW)，スクールソーシャルワーカー，相談支援専門員，介護支援専門員など例示すればきりがないほど存在する．このほかにも医療機関，福祉施設，就労支援機関などにおいてソーシャルワークに携わる専門職員は数多い．発達障害の分野においては，その支援が幅広いライフステージにわたること，医療，教育，福祉，労働など多彩な領域にまたがること，制度の狭間に位置しやすいことから，支援全般においてソーシャルワークの視点と方法が重要になる．そこで本項では，資格や職域でソーシャルワークを限定せず，前述のソーシャルワークの定義を参考に，「人権擁護と人間のよりよい福祉を目標とし，サービスを必要とする人と他者または関係機関の接点に介入し，直接支援を行ったり，必要な支援を調整したりする機能がソーシャルワークであり，それを担う専門職がソーシャルワーカーである」と整理して述べていきたい．

2. 発達障害児者のソーシャルワークの特徴

1) 自己理解のプロセスを伴走する

　　発達障害は障害特性がわかりにくく，本人の特性と環境要因との相互作用によって障害の境界線が左右される．また境界線の幅が広くグラデーションであることが特徴といえる．そのため本人および家族は，自らの特性や生活上の困難を障害として受け止めるべきかどうか悩み，葛藤が長期に続くことが多い[3]．葛藤のプロセスは早い場合，幼児期に親が他児との発達の違いに気づいたときからスタートする．そして義務教育段階では通常教育か特別支援教育かの選択で悩み，成人期には障害者雇用で働くか通常雇用で働くかなど，大きな生き方の選択を求められる．また成人期に診断を受けた場合には，突然に自己概念の修正を求められるため，葛藤が長期化しやすい．このように，自分の特徴を個性の範囲と考えるのか，障害として受け止めるのかという，生き方の根幹を決めるプロセスを本人や家族だけで乗り越えていくことは難しい．

　　発達障害者支援においては，各専門分野から，発達障害の特性に着目した支援が必要であることはいうまでもない．それらに加えて，総合的かつ中立的な立場から本人や家族の葛藤を見守り，心理的に支え続ける存在が重要である．障害者に対して支援を行う専門機関，非障害者に対して支援を行う専門機関の間で，行ったり来たりする当事者が立ち戻れる場所，次はどの方向に踏み出すかを一緒に考えてくれる存在が，発達障害者支援におけるソーシャルワーカーの重要な役割といえる．

2) 自己決定を支援する

　　発達障害者支援においては，本人自身が発達障害の特性を理解し，どのように対処するかを自己決定できるよう支援していくことが重要である．一般に，本人や家族の立場からは，自らの特性を障害と認めること，周囲から障害者とみなされることに対する抵抗感は大きい．他方，支援者の立場からは，教育においては特別支援教育，就労であれば障害者雇用など，配慮が得られる環境のほうが安心と考え，早めに障害受容を促す方向で支援しがちである．しかし，意に反して障害受容を促された人は，後々，納得できない感情を抱き続けることがある．障害受容のプロセスにおいては，葛藤を理解し，本人の意思を尊重し続ける支援者が，1人でも存在するということが重要である．本人自身がさまざまな経験をもてるよう機会を調整し，成功や失敗の感情を共有し，その理由を非審判的に伝えることで次の自己決定につなげていく．先の見えないプロセスをともに進む支援者が求められている．

3) 実体験重視

　　通常，ソーシャルワークのプロセスでは，本人のニーズを把握して助言を行う手段として相談，面接が用いられる．しかし発達障害者の支援においては，言語コミュニケーションを通して，支援者と本人の思いがすれ違ってしまうことが多い．話し言葉を介することで誤解が生じ，信頼関係が損なわれてしまう．発達障害の特性を考えると，意味のとらえ方が違う，本人なりの思い込みがある，想像することが苦手，論理の組み立て

方が違うなど，さまざまな理由が考えられる．言葉での説明や説得には限界があることを前提として，言語コミュニケーションに依存し過ぎないよう留意することが必要である．具体的には，堂々巡りの面談を繰り返すことのないよう，本人自身による社会的体験を重視し，その結果を非審判的に説明することで，体験にもとづいた自己理解が進むように支援する．1つの組織内や1人の担当者による相談で完結するのではなく，関係機関の連携によって，さまざまな経験の場を提供することが重要である．

4) 家族に対する支援

発達障害のある人にとって身近で安心できる相談相手は，多くの場合家族である．本人と葛藤を共有し，自己意識の修正に寄り添い続けるのは並大抵ではない．親や兄弟のストレスを理解し，共感する支援が必要である．しかし，本人の支援で手一杯の専門機関においては，家族支援に焦点を当てた取り組みは十分に行えていないのが現状といえる．専門家のかかわりに加え，家族会，親の会，兄弟の会など，当事者同士のサポートが重要となる．2010年からは厚生労働省発達障害者支援体制整備事業においてペアレントメンターの養成も始まっている．発達障害者の相談支援に携わる者は，専門機関以外にもフォーマル，インフォーマルな家族会などとネットワークをもつことが重要である[4,5]．

一方，家族の存在が本人にとって大きなストレスになる場合もある．親の意向が本人の障害受容にマイナスの影響を与える例も少なくない．発達障害の特性をもつ親子が，家庭内で深刻な衝突を起こすこともある．しかし成人期になってからは，家族の考えや態度に対して，支援者が介入して修正することは非常に難しい．家族関係が固定化する前，乳幼児期から学齢期までの間に，発達障害に関する適切な知識を伝え，本人に対する肯定的感情や肯定的態度を引き出し，親子関係の調整を図ることが重要である[6]．医師や臨床心理士などは，診断結果や検査結果を伝える役割をもつが，家族と個別に対応する時間をもち，家族の状況を聞き取ったうえで，相談にのれるのはソーシャルワーカーである．家族状況をアセスメントし，診断結果や検査結果をどのように伝えるか，どのような支援につなげるのか，ソーシャルワーカーが調整することが重要である．

5) 関係機関との連携

発達障害支援にかかわる関係機関は多彩であり，それらは幅広いライフステージ，医療，教育，福祉，労働などさまざまな分野にまたがっている．前述したように，発達障害者の支援は，多様な選択肢から本人が自分に合ったものを選択し，紆余曲折のプロセスをたどることが少なくない．いくつかの支援を経験した結果，本人や家族が立ち寄れる基地，助言を得られる存在としてソーシャルワーカーが必要である．現状では，障害分野の専門機関は障害分野のみに詳しく，労働分野の専門機関は福祉分野には詳しくないなど，専門領域間の垣根が少なからず存在している．発達障害者支援のソーシャルワーカーは，こうした専門領域の垣根をこえて広く浅い連携をもち，個々の支援機関の特徴を把握していることが望まれる．

Ⅱ ライフステージに応じたソーシャルワークの展開と課題

ここでは便宜上いくつかのライフステージに分けて，各時期にどのような問題が生じやすいか，どのような関係機関の関与が必要であるかなどについて概観していく．

1. 学齢前期

発達障害の診断を受ける時期は多様であるが，母子保健法による1歳6か月健康診査（以下，健診），3歳児健診は重要な早期発見の機会である．都道府県や市区町村によっては，1歳6か月，3歳の時点では問題が明らかでなかった発達障害児を発見するため，5歳児健診や5歳児発達相談を実施しているところもある．このように，発達障害児を早期発見することは重要であるが，単なる発見にとどまらず，その後，相談システムや保育，幼稚園教育，児童発達支援，就学指導などに役立てないことには意味がない[7]．地方自治体が実施する健診において情報をまとめ，その意味を保護者に説明し，相談支援機関や医療機関につなげていく仕事は医師，保健師，臨床心理士などがチームで行う．そのなかでも特に，保健師が担う調整機能は重要である．一時的な説明や紹介を行うだけでなく，保健師，保育所，幼稚園，児童発達支援センターなどが連携をとって，親同士のネットワークなども絡ませながら，診断を受けた後の親を孤立させずに支え続けることが重要である[8]．

親の立場からすれば，わが子に障害はないと信じたいのが心情である．健診においてリスクを指摘されても，それを受け入れることが難しく，意図的にその後の支援体制と距離を置く親もいる．したがって専門家チームによる健診のみでなく，子どもと日々接する保育士や幼稚園教諭が，日常的な親とのコミュニケーションを通して障害特性や行動特徴を日々のエピソードを通して伝え，適切なかかわり方，育て方を助言することが重要である．通常の保育所や幼稚園では，発達障害に関する研修やスーパービジョンに一定の限界も否めないため，保健所の医師，保健師，臨床心理士などのチーム，発達障害者支援センター，児童発達支援センターなどが巡回し，保育士・幼稚園教諭をサポートしている地方自治体もある[5, 7]．

2. 学齢期

小学校から中学校にかけては集団生活も高度で複雑になり，より高度なコミュニケーション能力や社会性が要求されるようになる．学業面でも総合的な学習能力が要求されることから，発達障害の問題が顕著になるとともに，本人が他者と自分の違いに気づいて自己意識の形成過程で大きな不安や混乱を感じることも多い．この時期，発達障害のある生徒の状況を大別すると，次の3種類に整理することができる．第一は，授業中落ち着けない，学習についていけない，友達関係でトラブルが頻発するなど問題が表面化し，特別支援教育の対象となるケース．第二は，友達を作れない，勉強が苦手などの問

題があっても大きく表面化せず，何とか通常学級に適応するケース．第三は，学校生活に不適応を起こし，不登校となり，集団生活から距離を置いてしまうケースである．

これらのなかで，特に不登校のケースに関しては，中・長期的な視点で関係機関が連携して支援を行うこと，ケースワークが必要である．義務教育期においては，学校や教育支援センター（適応指導教室），児童相談所，フリースクールなどが個々の児童・生徒の状態に応じて関与する．しかし，義務教育期を過ぎると，一般に外部からの支援は急激に減り，問題は家庭内に潜伏し，家族の負担が増加する．本人や家族も，外部へ相談する機会とルートが絶たれてしまい，長期の社会的引きこもりにつながる可能性がある．不登校や引きこもりにアプローチするのは繊細な問題であり，医療機関，NPO，保健所・保健センターなど，本人・家族とパイプのある組織・機関がソーシャルワークの役割を担うことが必要である．不登校や引きこもりの背景要因として，発達障害を想定するか，ほかの要因を想定するかで対応方法は異なってくる．義務教育の終了時までに，教育関係機関のみでなく，医療機関，児童相談所，引きこもり対応のNPO，当事者や家族の会など，幅広い関係機関に連携を広げ，情報を共有しておくことが望ましい．

3. 青年期・成人期

1）青年期・成人期における診断

発達障害の診断を受ける時期にはいくつかの山がある．乳幼児検診や義務教育段階では診断には至らず，青年期になってから高等教育や職業生活への適応でつまずき，心身に不調をきたして診断に至る人も多い[9, 10]．最近ではインターネットなどを通して発達障害に関する情報が氾濫しており，本人や家族が自ら判断して医療機関を受診することもある．発達障害の診断は，ほかの病気の診断とは異なり，グレーゾーンの状態に結論を下すという意味がある．したがって，発達障害者支援センターなどの相談支援機関において，診断を受けるメリット，デメリットの説明を受け，心構えをもって診断を受けることが望ましい．

診断を受けるメリットとしては，主に以下のような点が考えられる（一部，手帳取得のメリットと重複）．

・さまざまな生活上の困難の理由を明確にすることができる．
・周囲に自分の特徴を説明し援助を受けやすくなる．
・これらにより自己肯定感が向上することもある．
・診断の後，手帳を取得することで障害者雇用の対象となり就職が容易になる．
・診断の後，手帳を取得することで所得税や住民税などの軽減が受けられる．
・診断の後，手帳を取得することで公共料金，公共交通機関・施設などの利用料の減免がある．
・診断により障害福祉サービスを受けるための障害支援区分認定が受けられる．

一方，デメリットとしては，以下のような点が考えられる．

・心理的なショックが大きい．
・人によっては自己肯定感が著しく下がる．
・本人の自覚が乏しいと受け入れられず，被害的意識が高まる．

　本人および家族の立場からは，発達障害と診断されるだけでなく，これからどうすればよいのか具体的助言が必要となる．例えば，大学に在学中であれば，診断を大学に伝えるべきかどうか，大学にどのような支援を期待できるのか．就職を目指しているのであれば，手帳を取得するのか，障害者雇用のメリットは何かなど，その時々の生活課題に沿った情報提供が求められる．

2）手帳取得の支援

　診断の次は，本人および家族の意向に応じて，手帳取得の支援を行う．手帳取得についても事前にメリット・デメリットを説明し，本人および家族の自己決定を見守る立場を取り，意に反したペースで手帳取得を誘導しないよう留意したい．一般に，成人期になってからの障害者手帳取得は障害者雇用を意図してのことが多いが，障害者雇用は「周囲から差別されるのではないか」，「障害者とみられることが不安」などの不安も伴う．本人や家族が，障害者として周囲から配慮を受けることの必要性について納得することが重要である．詳細は，次の就労相談の項で述べるが，診断以上に，メリット・デメリットについての自己理解と納得が必要である．実際の体験を重視して，慎重に進める必要がある[11]．

　発達障害者が取得できる手帳は，一般に精神障害者保健福祉手帳である．療育手帳については，発達障害の診断がある場合に知能指数の上限を緩和する地方自治体もあるため，注意が必要である．具体的に手帳を取得する段階では，その手続きは市区町村の福祉事務所などが担当する．申請に必要な書類は，①精神保健指定医（または精神障害の診断または治療に従事する医師）による診断書，②必要事項を記入した申請書，③顔写真である．精神障害者保健福祉手帳の申請に際しては，診断書に診断名や病状だけでなく，生活能力の状態を適切に記入することが重要である．発達障害の特性を踏まえて，生活上の困難が表現されるよう，相談支援担当者や医療機関のPSW，MSWなどのサポートが必要となる[11]．

3）障害年金

　発達障害は，障害による日常生活上の制限の程度により，障害年金を受給できる場合がある．ただし，年金の請求は手続きが複雑であり，特に発達障害の場合には，病歴や就労状況の説明などが難しく，専門家の助言を必要とすることが多い．

　厚生労働省が定める発達障害の年金認定基準によれば，1級は「発達障害があり，社会性やコミュニケーション能力が欠如しており，かつ，著しく不適応な行動がみられるため，日常生活への適応が困難で常時援助を必要とするもの」，2級は「発達障害があり，社会性やコミュニケーション能力が乏しく，かつ，不適応な行動がみられるため，日常生活への適応にあたって援助が必要なもの」，3級は「発達障害があり，社会性やコミュニケーション能力が不十分で，かつ，社会行動に問題がみられるため，労働が著しい制

限を受けるもの」と定められている[12]．障害基礎年金は，2016年4月現在で1級は975,100円，2級は780,100円であり，子どもがいる場合は第1子，第2子では224,500円，第3子以降は74,800円が加算される（いずれも年額）．

知的障害では誕生日が初診日とみなされるが，発達障害では初めて受診した日が20歳以降である場合，その受診日が初診日となる．そのため，厚生年金の被保険者であった場合には，障害基礎年金に加えて，障害厚生年金の対象になる場合があるので留意したい．

年金の申請にあたっては，提出する診断書のなかで，障害の状態などを適切に説明する必要がある．医師が本人や家族の説明をもとに記入することが基本だが，本人の状態をよく知り，障害年金の必要性を適切に説明できる支援者がサポートすることが望ましい．近年，障害年金は地域や申請書の書き方によって，認定に差があることが問題になっている．医療機関側はMSWやPSWを窓口にし，発達障害者支援センターの職員らが本人や家族を支援し，表面的には「できる」ことの多い発達障害者が抱える困難が適切に反映されるように支援することが必要である．

4) 高等教育と関係機関の連携

発達障害者で，大学や専門学校などの高等教育機関（以下，大学等）に進学する例が増えている．日本学生支援機構の調査では，2015年の時点で，大学などに在籍している発達障害学生は「診断のある者」が3,442人，「診断はないが発達障害としての配慮を行っている者」は2,959人で，合わせて6,401人となっており，近年の増加傾向は顕著である[13]．

大学などで発達障害者が抱える問題は，修学面の問題，学生生活の問題，就職面の問題の3種に大別される．大学等の組織においては教員，事務，学生相談など複数部署にまたがる問題になるため，ソーシャルワーク的なアプローチが必要となる．

修学面の問題に関しては，履修登録支援，チューター配置，講義録音許可，休憩室の確保，試験時間の延長，別室試験など，さまざまな配慮が考えられる．入学時に本人や保護者から申し出があることもあるが，一般には，就学後に学業面で問題が生じた結果，教員，学生相談室，教務担当らとの話し合いによって対応が決まる．

具体的に修学環境を整えるには，コーディネーターの役割が重要である．本人や保護者から要望を聞き取り，障害特性と必要な配慮について方針をまとめ，多数の教員と情報を共有しながら，授業や定期試験などの実施について調整を行う．障害学生支援室や学生相談室がコーディネートを担う場合が多いが，教務担当事務および教員との密接な連携が欠かせない．障害特性や相談の専門性が重要であると同時に，教務に関する知識と学内調整能力が不可欠である[14]．

学生生活面では，人間関係を作れず孤立する，学内に居場所がない，うつ状態で学校に来られないなど問題は多様である．相談および心理カウンセリングに加えて，教員および関係部署との連携，家族との連携，医療機関との連携が必要となる．

学生生活の終盤では就職の問題が表面化する．通常の雇用を目指すか障害者雇用にするかは，本人や家族が考えるだけではなかなか解決には至らない．実際に就職活動を行

うなかで生じる問題や感情に対して，学生相談室やキャリア支援センターが具体的に助言することで，葛藤が整理されることもある．就職活動での不採用の連続は，心理的に本人を追い詰め，うつなどの二次的障害につながることがある．発達障害の可能性のある学生は，就職活動に入る前にできるだけ支援につなげておきたい．本人の障害認識が乏しく障害者雇用の方向をとることが難しい場合には，新卒ハローワーク，ハローワークのナビゲーター，若者サポートステーションなど，障害者雇用を希望する場合は，ハローワークの専門援助部門，障害者就業・生活支援センター，就労移行支援事業，市区町村就労支援機関などと連携することが望ましい[14]．

5）就労相談

発達障害者の就労相談は，さまざまな組織・機関において行われている．それらは，就労可能かどうかの相談，通常の雇用か障害者雇用かの選択，引きこもりから脱するための相談など，主訴は多彩である．近年，発達障害の就労に関して問題となっているのは，適切な就労支援のプロセスを経ず，安易に雇用就労につながった結果，職業準備性の不足やミスマッチが原因で短期に離職するケースが増えていることである．したがって，初期の相談で主訴を適切に把握し，支援計画を立て，適切な関係機関との連携によって就労につなげていく，就労支援の基本プロセスに沿った支援が重要である[11]．

就労支援で重要な要素の1つは，本人のアセスメントである．第一段階のアセスメントは，通常インテーク面接を通して行われる．成育歴，障害の状況，就労意欲，就労経験，手帳の有無，障害受容の状況などについて聞き取り，基本的な方向性を検討する．発達障害者では関連する要素が複雑なため，就労相談のプロセスにおいては，以下のような要素について段階的に整理していくことが望ましい[15]．

◆雇用就労か福祉的就労か

目標を雇用就労とするか，福祉的就労とするかの問題である．雇用就労に向けて就職活動を行うには，心理的・身体的耐久性，社会性・コミュニケーション能力，職業スキルなどの職業準備性が必要である．職業準備性が不足したまま就職した場合，早期離職につながる可能性が高い．職業準備性については相談場面だけで把握することは難しいため，アルバイト，職場体験実習，就労移行支援事業の活用など，実際の職場経験を経て判断することが必要である．

◆障害者雇用か通常雇用か

成人期になって診断を受けた人で，特に職業経験が少ない場合には，障害者雇用に対する心理的抵抗が大きいことが一般的である．障害者雇用を受け入れるためには，実際の職場で困難を経験し，周囲から配慮されることの必要性を理解することが必要である．相談を繰り返すよりも，アルバイトや職場体験実習などの実体験を踏まえて助言を行うことが有効である．

◆通常の職場か特例子会社か

ひと口に障害者雇用といっても，通常の職場と特例子会社では，職場環境，周囲からの配慮，雇用条件などが大きく異なる．また，特例子会社も，その環境や仕事の内容は

個々の事業所によってさまざまである．特例子会社は，手厚い配慮が得られる反面，障害者を主たる対象にした雇用場面であることから，人的環境や仕事の要求水準などの面で，発達障害のある人にとっては物足りなく，本人が心理的に受け入れられない場合もある．適切なマッチングのためには，一定期間の職場体験実習などを通して，環境との折り合いを見極めることが必要である．

◆ 正規雇用か非正規雇用か

一般的には，雇用条件や安定性の面から，正規雇用を希望する例が圧倒的に多い．しかし，正規雇用の場合，責任感や仕事の成果を高く求められることから，職場適応がうまくいかない確率も高くなる．正規と非正規のメリット・デメリットをわかりやすく伝え，本人の就労経験や職業能力などに応じた判断が必要である．

6）障害福祉サービスの利用

雇用就労が困難で，日中，働く場所を得られない場合，発達障害者はどこにも所属するところがなくなり，社会との接点が乏しくなるため，所属感，自己効力感が低下し，二次的障害や家庭内でのトラブルなどが起こりやすくなる．成人期に，日中通う場所，何らかの社会的活動を行う場所に所属していることは，心理的安定と生活リズムの安定の両面から重要である．雇用就労が困難な場合，障害者総合支援法の障害福祉サービスに目を向けることによって，就労に向けた準備訓練，福祉的就労，生活訓練などのサービスを活用することができる．障害福祉サービスに関する情報は，ハローワークなどの労働関係機関よりも，市区町村の障害福祉の窓口，発達障害者支援センター，相談支援事業所などのほうが豊富である．特に市区町村の障害福祉の窓口と相談支援事業所は，実際の申請手続きでも利用することになるので，雇用就労が困難な場合，一度は関係をとっておきたい．

成人期の発達障害者が利用することの多い障害福祉サービスは，就労移行支援事業，就労継続支援事業 A 型，就労継続支援事業 B 型，自立訓練の4つである．このうち，就労移行支援事業については，雇用就労を希望している人が対象で，就労に向けたアセスメント，作業経験や自己理解などの準備訓練が提供される．就労継続支援事業 A 型は，雇用就労が困難な人が対象であり，一定の配慮ある環境の下で就労の機会と生産的活動が提供される．就労継続支援事業 B 型は，A 型と同様に雇用就労が困難な人が対象であるが，A 型に比べると生産性を求めることが難しく，多くの配慮が必要な人が適している．就労継続支援事業 A 型と B 型の違いは雇用関係の有無であり，労働法が適用される A 型は賃金が高めで月額5〜8万円程度，B 型は作業工賃として月額1〜3万円程度である．自立訓練は就労の機会というよりも，地域生活を営むために必要な日常生活能力，社会生活能力の向上に焦点を当てたサービスであり，就労に向かう前段階のステップとして活用する例も多い．就労移行支援事業および自立訓練は，原則として利用期限が2年間と定められているが，就労継続支援事業 A 型および B 型には利用期限はない．利用料は原則として1割負担であるが，さまざまな軽減措置がある．最近では，就労移行支援事業および就労継続支援事業 A 型については，精神障害者や発達障

害者を主たる対象とした事業所が増えてきている．運営主体が営利企業の事業所も増え，選択肢が豊富になっている一方，サービスの質も玉石混交となっているので，事業所の選択に際しては，地域の相談支援事業所で慎重に相談を行ったうえで，体験的利用（暫定支給決定）を経て決定することが望ましい．

なお，これらの障害福祉サービスを利用する際には，市区町村による支給決定が必要である．サービスを利用する人は障害者手帳取得者が多いが，手帳は必須ではないので，まずは基本的な相談から始めるとよい．

III　まとめ

発達障害者に対する支援は，障害者手帳の取得が条件となるもの，診断が条件となるもの，特に条件がないものなど多様であり，関係する領域も医療，教育，福祉，労働など多彩である．障害受容に関して気持ちが揺れるなかで，多様なサービス，支援機関のなかから，本人や家族だけで必要な支援，ニーズに合った支援を見出すことは容易ではない．一方，支援に携わる専門職員の側も同様な状況にある．自らの専門領域において，発達障害者の特性を理解し，個々の支援を行うことで精一杯であり，通常は，領域の異なる他機関の状況を知り，連携をとって，発達障害のある人を適切に紹介するだけの余裕は乏しい．そうした状況下で，多くの場合，発達障害者は「自分の困難を理解してもらえない」，「自分に合った支援がない」という思いを抱き，深い信頼関係を築けないまま，複数の支援機関の間をさまよい続けることになる．

これまで述べてきたように，発達障害者のソーシャルワークは，そうした迷いに伴走することが基本である．ただし，一緒に迷ってしまうのではなく，障害特性の適切な理解を基礎として，幅広い関係機関とネットワークをもち，客観的な目標をもったうえで，本人の迷いを見守り，精神的にサポートする「伴走役」であることが必要である．現状では，そうした役割を担える組織・機関は限られている．多様な相談支援機関のスタッフが，それぞれの特徴を生かしながら，少しずつ自らの役割範囲を広げてソーシャルワークを担うことが求められている．

●文献

1) 日本社会福祉教育学校連盟・社会福祉専門職団体協議会（訳）：ソーシャルワークのグローバル定義（日本語訳版）．
   www.jassw.jp/topics/pdf/14070301.pdf
2) 日本ソーシャルワーカー協会：日本ソーシャルワーカー協会倫理綱領．
   http://www.jasw.jp/rinri/rinri.html
3) 滝吉美知香，他：思春期・青年期の広汎性発達障害者における自己理解．発達心理学研究 22：215-227，2011
4) 加藤　香：親による親のための相談者—ペアレントメンターによる支援．月間地域保健 45：26-31，2014
5) 服巻智子：佐賀県モデルに見る自閉症早期発見・早期療育．教育と医学 59：31-37，2011

6) 杉山登志郎：そだちの臨床—発達精神病理学の新地平．pp80-105，日本評論社，2009
7) 本田秀夫：発達障害の早期支援．発達障害へのアプローチ—最新の知見から．精神療法 40：299-307，2014
8) 大屋　滋：親として期待する早期発見と早期支援のあり方．教育と医学 59：4-12，2011
9) 小川　浩：発達障害者の就労実態と就労に関わる要因に関する調査．平成18年度厚生労働科学研究費補助金こころの健康科学研究事業，発達障害（広汎性発達障害，ADHD，LD等）に係る実態把握と効果的な発達支援手法の開発に関する研究報告書．pp84-87，2007
10) 中野育子：自閉症スペクトラム障害・青年期について．児童青年精神医学とその近接領域 52：440-446，日本児童青年精神医学会，2011
11) 発達障害者の就労相談ハンドブック検討委員会：発達障害者の就労相談ハンドブック．pp91-113，NPO法人ジョブコーチ・ネットワーク，2008
12) 日本年金機構：国民年金・厚生年金保険障害認定基準（平成28年6月1日改正）．http://www.nenkin.go.jp/service/jukyu/shougainenkin/ninteikijun/20140604.html
13) 日本学生支援機構：平成27年度（2015年度）大学，短期大学及び高等専門学校における障害のある学生の修学支援に関する実態調査結果報告書．pp66-71，2015
14) 独立行政法人日本学生支援機構：教職員のための障害学生修学支援ガイド（平成26年度改訂版）．pp179-212，2014
15) 社会福祉法人横浜やまびこの里：平成24年度厚生労働省障害者総合福祉推進事業，就労移行支援事業所のための発達障害のある人の就労支援マニュアル．2012

〔小川　浩〕

第3章 多職種アプローチ

5 発達障害の就労移行支援事業

I はじめに

　筆者がKaienを創業したきっかけは，筆者の長男が発達障害の診断を受けたことにある．当時息子は3歳．それまで筆者はNHKでアナウンサーの仕事をしていて医療や福祉の取材もしていたはずだが，自閉スペクトラム症/自閉症スペクトラム（autistic spectrum disorder；ASD）や発達障害の知識はなく，ただただ驚いたことを覚えている．
　また息子が診断を受けた日は，筆者がNHKを辞め，キャリアチェンジのために米国に渡って経営学修士（master of business administration；MBA）取得を目指そうとしていた数日前のことだった．予定どおり留学をすることになるのだが，息子の診断があったため，当初勉強をしようと思っていたマーケティングやファイナンスではなく，MBAで発達障害との関連を研究するという軌道修正を行った．
　2009年の創業以来，3年後の2012年に今の事業の軸が固まり，2016年現在，首都圏6拠点で日々約150人が通う就労移行支援事業を展開している．訓練期間は6～9か月が平均．80％以上の方が就職し，1年後の定着は95％ほど．平均月給は約17.5万円である．就職率も定着率も国の平均を大きく上回り，平均月給に至っては一般枠の領域に近づくほど成果が上がっている．なお，本項のスコープではないが，大人向けの就労支援に加え，発達障害のある大学生のサポートを3拠点で100人超に，小中高生を中心とした発達障害児向けのキャリア教育（お仕事体験）も放課後等デイサービスとして4拠点で300人超に提供している．
　当社の事業を通じて感じるのは，発達障害にそれほど詳しくない素人，つまり医療・福祉関係者以外でもある程度支援がしやすいということだ．筆者が事業をスタートしたときは，発達障害は「最も難しい障害」という人もいた．しかし，今や企業の論理を上手に活用することでむしろ「支援しやすい障害」と少なくとも筆者自身としては感じられるようになってきたということである．
　本項では，まず発達障害に関連した就労支援分野における社会資源を概説した後，当社の例をとって現在活用している利用者像を理解し，その後，発達障害のある人たちにフィットした就労支援プログラムの内容や支援の方法について論じていきたい．

Ⅱ 就労移行支援事業の概要

1. 障害者総合支援法に基づく制度

　まず就労移行支援事業についてまとめていきたい．就労移行支援は障害者総合支援法に基づいた制度であり，都道府県や政令指定都市で指定認可を受け，社会福祉法人，NPO法人，株式会社などが運営している．

　厚生労働省の資料[1]によると，「一般就労等を希望し，知識・能力の向上，実習，職場探し等を通じ，適性に合った職場への就労等が見込まれる者(65歳未満の者)」であり，内容としては，「一般就労等への移行に向けて，事業所内や企業における作業や実習，適性に合った職場探し，就労後の職場定着のための支援」や「通所によるサービスを原則としつつ，個別支援計画の進捗状況に応じ，職場訪問等によるサービスを組み合わせた支援」を受けられるもので「標準期間(24か月)内での利用」が定められている．

　医療と介護を抱え数十兆円に膨れ上がった厚生労働省の予算のなかでは小さな位置づけではあるが，障害福祉関連の予算[2]は現在おおむね1兆円であり，就労移行支援にはそのうちの数％である500億円ほどが計上されている．福祉制度のなかでは雇用の世界(企業の世界，資本主義の世界)に近い存在であり，当社のように株式会社による運営が最も目立っている福祉業界といえよう．就労移行支援は前述の通り2年間の利用制限があり，資本主義の世界で最低賃金を受け取り雇用される存在になるか，後述する就労継続支援など最低賃金を下回る工賃(賃金ではなく作業への対価)を受け取る存在になるかを見定める機関としての性格もある．

2. 利用者数・事業所数は頭打ち

　2013年末の段階で全国に2,725事業所があり，27,000人ほどが利用[3]している．多くの事業所では運営効率などの観点から利用者20名の定員に対し，5～6名のスタッフが指導・支援している．

　運営しているスタッフへの要件は医療機関に比べると少ない．福祉の経験が5年以上の国家資格等保有者が事業所に1人いる必要があるが，残りの4～5名は業界未経験者でもよく，設立が比較的容易である．実際に，現在全国的に展開している事業所は50未満であり，業界シェアで考えると2％にも満たない．つまり非常に細分化された業界であり，新規参入が容易であるといえる．

3. 発達障害に特化した就労支援はまだ少ない

　通常の就労移行支援施設は三障害(身体，知的，発達を含む精神)のすべてを受け入れている．同業他社がウェブサイトで公表している情報などを総合すると，就労移行支援を利用している障害者の区分は，精神障害が70％程度，身体障害と知的障害がそれぞ

れ5〜10%，そして，本項のテーマである発達障害が10〜20%と考えるのが自然であると思われる．このため，発達障害に関する支援はその傾向のある人だけを取り出して行われることはごくまれであり，一般的にはさまざまなほかの障害のある人とともに同一事業所のなかで対応されていることがわかる．

当社は首都圏で6つの事業所を運営するにすぎない．マーケットシェアでみると0.2%程度の零細企業といえる．当社以外でも発達障害に特化することを標榜する事業所が出てきてはいるものの，当社のようにほぼ利用者全員が発達障害の診断や特性をもっている事業所は一部にとどまる．全国的にみても発達障害を看板に掲げる就労移行支援事業所は全体の1%にも満たないであろう．

Ⅲ 就労支援を利用する発達障害者の概要

就労支援を受ける当事者はどのような人たちなのか．ここからは当社が創業以来蓄積したデータをもとに分析していく．就労移行支援に通う発達障害者の全体像はわからないため，偏ったサンプルである可能性が高くはあるが，当社データから全体を推測していただきたい．特に当社の事業所がある首都圏の状況はほかの地方とはまだ異なる点が多いことにご留意いただきたい．

1. 年齢別（図3-19）

利用で多いのは20歳台後半である．後段で触れる「事例」にもあるとおり，働き始めてから発達障害の診断を受ける事例のほうがまだ一般的である．20歳台後半でも就職できない，あるいは仕事に定着できないということから診断を受けたり，当社での訓練を希望されたりする方が多い．

20歳台後半をピークに20歳台前半と30歳台がコアであり，10歳台後半や40歳台以降は少なめである．40歳台以降は今後増える可能性があるが，10歳台後半はそれほど

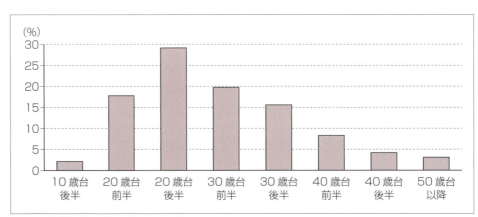

■図3-19　当社就労移行支援事業の利用者年齢

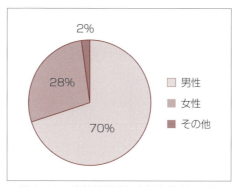

■図 3-20　当社就労移行支援事業利用者性別

増えないと思われる．就労に重点を置いた"高等養護学校"に通った子どもが来るケースは少なく，そこに入れなかった，あるいは入らなかった子どもは大学や専門学校に進学するのが一般的だからである．なお，大学など高等教育に進学した際に，福祉のサービスが突然なくなる問題については後に少し触れる．

2. 性別（図 3-20）

男女比では，おおむね 7：3 というデータになっている．発達障害の中でも ASD，アスペルガー症候群は，男性に多いことが各種データで明らかになっており，おおむね 8：2 程度の性差で報告されている．

一方，次項で見るように注意欠如・多動症/注意欠如・多動性障害（attention deficit/hyperactivity disorder；ADHD）はそれほど性差がない．大人の ADHD は発達障害のなかでも気づかれにくいというのが当社の印象であり，今後製薬会社の啓発活動などを受け ADHD の診断は増えることが明らかであること，より自分の特徴に気づきやすい同時並行や正確性が求められる職場に出る女性が増えていくことが予想されていることから，就労移行支援を望む女性の当事者の割合も増えていくであろう．

3. 診断名別（図 3-21）

最も多いのが，アスペルガー症候群や ASD であり，合わせると 4 人に 1 人ほどとなる．アスペルガー症候群は DSM-5 では消えた診断名ではあるが，このデータが 2010 年から取り続けているデータということがあり，いまだ最多の診断名となっている．次いで広汎性発達障害（pervasive developmental disorder；PDD），ADHD の順である．図 3-21 では読み取れないが，女性の場合は ADHD の診断が最も多いことは重要である．また近年の製薬会社による啓発活動の勢いは現場でも強く感じ，ADHD の診断例は急激に増えている．

ただし当社を訪れるなかで最も多いのは未診断であり，不明に分類されている．つまりこのデータは利用者の現在の診断名ではなく，インテーク時の診断の有無を反映していることをご承知おきいただきたい．この未診断の層が最終的に診断を受ける割合は非

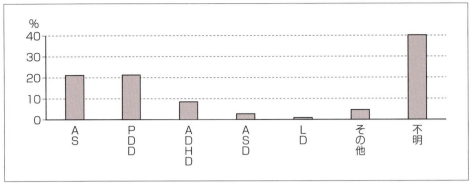

■ 図3-21　当社就労移行支援事業所利用者　診断名別

AS：Asperger syndrome（アスペルガー症候群），PDD：pervasive developmental disorder（広汎性発達障害），ADHD：attention deficit hyperactivity disorder（注意欠如・多動性障害），LD：learning disorder（学習障害）

常に高い．発達障害の過診断が一部では始まっていることも考えられる．後述するように，発達障害の診断の有無で大きく支援が変わるというよりも，診断名にこだわらずその人の特性を把握することのほうが現場では重要である．診断基準は医師によって大きく定義が異なることもあり，診断の有無と診断名の違いは大きくとらえ過ぎないほうがよいと当社では考えている．

4. 前職の有無と給与（図3-22）

アルバイトを含め，仕事を全くしたことがない人は15％以上，ワーキングプアといわれる年収200万円未満の層は7割程度と大きい．若者としては一般的である20〜30万円台の月給を手に入れていたものもいるが，即戦力を求める現在の職場ではむしろ過度のプレッシャーとなって，二次障害を発症し，そこから発達障害がわかるケースも多い．

5. 事例

次に発達障害者の就労の様子についてイメージしやすいように当社の就労移行支援につながる当事者の例を3つ上げる．

◆Aさん（23歳，男性，未婚）

小さいころに言葉の遅れが目立ち，また同い年の子との遊びの輪に加わらず，「発達が気になる」と受診．診断を受ける．その後は周囲のサポートもあり，大きな課題は生じず，小中高と進む．専門学校で就職活動をし，中小企業に就職．しかしスピードや業務量についていけず半年で離職した．その後，職業訓練を受けている．

◆Bさん（40歳，男性，既婚）

趣味は鉄道．小さいころから周囲との違和感はあったが，趣味の合う友達がいたり，のんびりとした地域で育ったりしたため，特に困難もなく高校・大学と進む．就職活動で苦戦するが地元企業になんとか内定した．その後，営業・総務・コールセンターを転々

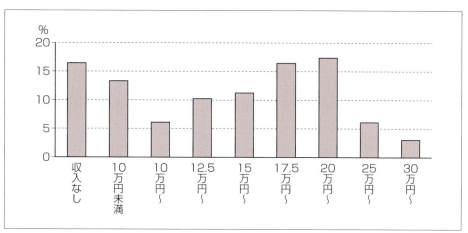

■ 図 3-22　当社就労移行支援事業所利用者　前職月給

とする．どの部署でも仕事の覚えが悪い，怒られても申し訳なさそうにしていない，いつもは律儀だがときどき感情的すぎて周囲をイラッとさせるなど，すれ違いが出て徐々に孤立していった．転職をするが，そこでも適応が難しく，何か原因があるのではないかと思っていた矢先，妻から家庭でも気が利かないことを指摘され，発達障害と診断される．

◆ Cさん（31歳，女性，未婚）

　小さいころから"不思議ちゃん"と呼ばれる．学校に遅刻したり，物忘れをしたりがひどく，毎日平穏に過ごすこと自体に疲れを感じ始める．部屋は足の踏み場がないほど片付かず，そういった様子を振り返ると自分が情けなくなり1人さめざめと泣くことが多くなる．自尊心は常に低い．1対1で話をすることは得意なため，面接での評価は高いが，仕事が始まるとミスや抜け漏れが出ないように極度に神経を使うため，土日は何もする気が起きないほどである．片づけられないというキーワードからADHDを疑い受診した．

　このように発達障害に気付くケースはさまざまな経路がある．企業や学校・大学，医療，福祉など広範な社会理解をしていないと支援者として当事者1人ひとりに固有の文脈を見失いやすい．

Ⅳ　プログラムの目的・内容・運営ノウハウ

　大人の発達障害の人向けの就労支援プログラムは国の障害者職業センターや当社のプログラムを除けば世界的にみてもなかなか存在しない．このため当社も独自のプログラムを1から作り上げている．しかし障害者職業センターや米国ノースカロライナ大学のTEACCH（Treatment and Education of Autistic and related Communication handicapped Children)メソッド[4]などと共有する考え方やアプローチは少なくない．

1. 目的は自己認知・仲間づくり・動的コミュニケーションの3本柱

　発達障害の人たちに対する就労支援プログラムを作成するうえでの目的はいくつも挙げられるが，特に重要と思われる3つをここでは挙げたい．
　①障害を認めさせるのではなく凸凹を理解し生きやすくする自己認知
　②"ぼっち就活"を防ぐ仲間づくり
　③動的なコミュニケーションを学び現代職場への順応力強化
　発達障害者はコミュニケーションが苦手でコミュニティを作りにくいと考える人もいるかもしれないが，誤解である．確かに一体感を得るための手段を知らなかったり，孤立型といわれる唯我独尊タイプはいたりするのだが，大多数は人との交流を渇望している．現在の就職活動では1人での"ぼっち就活"は難しく，仲間と支え合いながら乗り越えていくことが精神的にも重要である．発達障害という特性があってコミュニティに入りにくいからこそ，通いたくなるコミュニティの雰囲気・ルール作りをすることが，1人ひとりの支援を論じる前に何より重要である．
　またコミュニケーションにおいても職場で必要なのは，文章の読解や1対1での意見の表明など"静的コミュニケーション"ではなく，流れのなかでの臨機応変さや即時応答，同時並行が求められる"動的コミュニケーション"であることは理解したい．動的なコミュニケーションを学ぶためには実際の職場に近い状況にする必要があり，だからこそ，先生と生徒のような知識偏重のレクチャー・授業ではなく，on-the-job training（OJT）のような実践型の訓練が必須となってくる．

2. プログラムは"穴掘り"でもよい？

　当社の具体的なプログラム内容は以下の3つに大別される．「人事，経理，生産管理など事務作業」や「オンライン店舗の運営」といった職業訓練と，「面接練習」・「書類添削」・「採用試験同行」といった就活支援．そして就職後の職場への定着支援である．
　当社に見学に来た方は特に1つ目の職業訓練プログラムの部分への関心が高いようだが，ここは実践的であれば何でもよいと思われる．ITが得意な事業所ではその訓練プログラムを用意すればよく，パン作りやカフェの運営が得意なところではそれでよいと思われる．一番重要なのは何を教えるか（What）ではなく，どのような目的で（Why），どのように運営するか（How）の部分であり，中身はそれほど重要ではない．極論をいえばWhyとHowさえしっかりしていれば穴掘りでもよい．
　重要な点は，目的の部分と絡むが，職場での対人コミュニケーションの型を細かく伝えることである．この場合でも，言葉での知識の伝授だけでは不十分である．当社では，仕事の流れのなかで，気になった言動について，アドバイスを小出しにしていくことで，発達障害の当事者がコミュニケーションの型を身につけやすくしている．実際の職場に近い環境（疑似職場）で，上司と部下の，同僚同士の，コミュニケーションの練習

を行うことが何よりも重要だ．

このために，当社は「レクチャー方式」をほとんど取らず，実際の職場のような環境でさまざまな仕事を行う「擬似職場方式」を取っている．週替わりで仕事が変わっていき，半年ほどいれば数十の職種を体験できる．例えば，アマゾンや楽天オークションで中古子ども服・おもちゃを販売するオンライン店舗をもっている．ここでは，販売仕入れからマーケティング戦略，在庫管理，クレーム対応，経理まで体験できることができる．そのなかでも最も学びが多いのは店長としての役割である．これまでフォロワーとしての役割しか担ったことがない多くの発達障害者にとって，リーダーとして違う角度から組織をみるのは学ぶことが多いようである．これによって職業人としての厳しさや楽しさを味わってくれている．

このなかで本人にあった仕事をみつけることもできるし，一方で，それまで憧れだった職種を納得感をもちながら諦められることにもつながる．当社には適職探しの役割と同時にあきらめさせ屋の側面もあるのである．こだわりが強く，思い込みが強い発達障害の人にとって，（客観的にみて）よりよい人生に向けた選択肢を増やすには，言いくるめるのではなく，ご本人が自ら動くような良質の体験をしてもらうことが近道だと思っている．

3. Here and Now

発達障害の特徴は学びが積み重ならないことであるともいえる．せっかく職業訓練や職場実習で何かを学んでもなかなかそれが応用できない，汎化できないのが支援者としては大変もどかしい．つまり事前にレクチャーや本で学んでもなかなか実際の場で活用できないということである．かつ同じような助言を繰り返し言わなければいけないため徒労感が支援側に出やすい．

こうした特性に対応する方法が，Here and Now（ここ で いま）といえる．つまり実際の職場に近いなかで，何か支援者が違和感を覚えたときに，その場ですぐに3つのことを伝えられるとよい．1つは本人がどうしてそのような言動を行ったかの本人目線の確認，次にそれが不適切であることの説明，そしてよりよい言動は何であったかの具体的な提案である．筆者なりの表現では「再生テープを一時停止して解説してすぐにまた再生ボタンを押す」という感じである．

これは実際の振る舞いをもとにすぐに修正ができるので発達障害の人にも経験の積み上げがしやすく，社会人として職業人として成長しやすくなる方法である．一方で支援者側にも相当のスキルが求められる．なぜなら集団のなかで違和感を察知し，介入のタイミングを見極め，本人の知的レベルや精神状態を考えて伝える量と内容を即座に決定する必要があるからである．換言すると，動的なコミュニケーション力の弱い発達障害の人の支援には，動的なコミュニケーション力が非常に強い支援者が必要ということになる．

4. カーナビを手本に目的地と経路を視覚化して伝える

　発達障害者への支援で特に強調したいことは，表面的な共感・傾聴を用いたいい人ぶった支援は不要で，カーナビのように情報を整理することが重要である点である．共感・傾聴の姿勢自体を否定するわけではない．後天的な混乱により気持ちの整理を求めている精神障害の人と異なり，発達障害の人は情報が混乱して苦しんでいるのである．現代社会やその人の立ち位置をまるでサテライトから見るように分析してあげ，推奨ルート，次のステップを細かく論理的に構造的に視覚的に伝えてあげること，つまりカーナビのように支援することが重要になってくる．

　共感・傾聴ではなく，カーナビのように実利的に，ある意味機械的に接する術は，やや冷めたアプローチが必要なところであり，一部の支援者にとっては感覚的に受け入れにくいところでもあるようである．本人の困り感を考えると本当のやさしさは情報の整理をしてあげることと納得しきれるかが肝になろう．もちろん冷徹な支援者として接するだけではなく，希望を与えることも必要である．しかし，心の支えをしようと思うよりも，道筋を示すことで力を与えようとする支援が重要ということになる．

5. 後出しジャンケンをしない

　本章の最後に「事前にルールを決める＝支援者として後出しジャンケンをしないこと」に重要性に触れたい．彼らの嘘をつかない特性をよい意味で活用することにもつながるのだが，固まったルールを好む発達障害の人にとって，カウンセラーが会うたびに違うことを言ったり，あいまいなことを言ったりするのは非常にストレスの溜まることである．このため初めから一貫したタイムラインで臨むことや，間違ったときはきちんと理由を説明し詫びること，そして最終的な判断は本人に決断してもらう形にすることでルールや計画を本人と支援者との約束という形に置き換えることが重要である．

Ⅴ 発達障害者にあった職種・職場に結び付ける

1. 障害者も戦力になるべき

　発達障害は障害と名前がつくとおり，社会に適応しにくい何らかの障害・要素が確認されるというマイナス面で定義されている．一方で企業が雇い入れるうえではやはり何らかの戦力としてみなされなければいけない．障害があるからといってその弱さがよいからということで雇用するわけではない．障害があったとしても，その人が企業組織にどのようなメリットをもたらすかという視点が必要になってくる．

　この資本主義の論理はここ数年，障害者枠でも強くなってきている．これまで障害者枠では身体障害者が圧倒的に優位であった．それは弱みが業務に関係ない場合が多く，

純粋にその人なりのスキルを活かせるからである．ある企業の関係者の言葉を端的に引用すると，「足が悪いだけで仕事はできる」から身体障害者がほしいということであった．ただし，身体障害者は現在ほぼ雇われつくした状況といってよく，これも企業の担当者の言葉を借りると「特に首都圏では枯渇している」状態である．このため精神障害者に注目が集まり，かつ，どのように戦力化していくかという上層部からのプレッシャーに人事・採用担当者が悩むということが起きている．

2. 発達障害者が企業から注目される訳

この点で発達障害者は大きくほかの障害よりも可能性がある．1つに毎日行ける，つまり，勤怠が安定しているという強みがある点である．後天的に症状を発症するほかの精神障害と違い，発達障害は先天的であり，基本的な特性は変わることがない．生まれてから死ぬまで発達障害である．不安定な勤怠が続き，なかなか仕事を任せることができない精神障害者というイメージが企業人事にあるなか，毎日来て一定程度の成果を出し続けることができる発達障害者は大きな可能性を秘めている．真面目であるがゆえに無遅刻無欠勤で，いわゆる健常者を含めても模範となるような発達障害者は多い．

もう1つの特徴は，強みと弱さは裏腹だということである．ここでも精神障害と対比して考えると，精神障害のある人の場合は人によって得意不得意が変わり，どのような職種・業務を与えていけばよいのか人事が悩むことが多い．後天的な特性ゆえの難しさであろう．一方で発達障害の人たちは基本的に先天的でタイプが似ている．このために仕事を固定化しやすい．Aさんにαの仕事，Bさんにはβの仕事，というように1対1対応をする必要なく，ある程度同じ仕事を任せることができる．つまり大量採用につながりやすいのである．

3. 下流工程で発揮される強み

もちろん多くの仕事では発達障害の特性は弱みに出やすい．だからこそ発達障害の人は今の世のなかで苦戦している．しかし特定の仕事については発達障害の特性が強みに変わりやすいのである．例として，筆者が刺激を受けたデンマークのSpeialisterne社が行うソフトウェアのデバッグ作業を考えてみよう．ソフトウェアの作成には，顧客ニーズの把握や，スタッフの人選，使えるシステムの制約条件など，作成段階ではさまざまな予期不能な事態が生じやすい．このような「上流工程」では発達障害の人の，こだわりがあり，細部に目が行ってしまい，臨機応変に対応できない特性は弱みになってしまう．しかしソフトウェアがひとたび完成し，バグのチェックをしたり，保守管理をしたりする段階，つまり「下流工程」，「後工程」になると，先ほどまで弱みとしていたこだわり，細部への注意，ルール順守(すぎるところ)は，かえって強みになるのである．この「下流工程」の仕事を現代の企業のなかからみつけ，集積し，発達障害者にシステム的に働いてもらうということが重要になってくる．

現代の日本社会には企画調整，営業販売の職種が大部分である．そうではなく，発達

障害の強み・特性が生かせる業務（後工程）を探すことが支援では必要になる．キーワードとしては，確認，管理，保守，点検，品質などがある業務である．これは，ITのみならず，法務，経理，医療などの事務補助など，ほぼすべての業種にまだ残っている業務だと思われる．実際，当社がコンサルティングをしている2社は，社内イントラネット構築・更新，外部向けサイトの更新，サイト向け画像加工，PR情報保管・管理，ウェブ情報分析，人事マスタ管理，勤怠情報管理，経費関係書類点検，アンケートのデータ入力といった，これまで障害者枠では考えられなかったような高度な仕事をしている．これらは，ほとんどが後工程の仕事であり，発達障害のよい面の特徴を引き出しやすい業務と思われる．

4. 職場におけるナチュラルサポートとは

職種を選ぶだけではなく，もちろんマネジメント面での工夫も必要である．当社で愚直に行っている支援方法は時間軸の見通しを立てるということである．学校まではいつ何をするかという時間割がしっかりと決まっているが職場に行くと時間割が決まっていないケースが多い．さまざまな場面で構造化が有効な発達障害の人にとって構造化がされていない職場は働きづらくなってしまう．そこで必ず時間割を立てることを受け入れ企業には勧めている．ここで大事なのはその時間割を自らのものとするだけではなく，上司と共有することである．上司と共有することで，うまく行かなかったときに誰にいつのタイミングで報告・連絡・相談すればよいかわかるし，業務が終了したときにも発信のタイミングや内容がつかみやすい．発達障害の人とカウンセリングをしていると，いつだれに話しかけてよいのかわからない人が多いが，それは職場での縦関係や横関係がみえていないためだと思われる．日々の時間割・計画のなかにしっかりとコミュニケーションの関係も構造化しておくことが働きやすさを高める要素になる．

VI 限界・課題・展望

最後に当社が感じている発達障害者向けの就労移行支援の限界・課題や展望について述べたい．

1. 職業の"賞味期限"の短さ

1つは現代では一度就職させても，その職業の専門性の劣化が激しく，5年10年と同じ技術や知識，方法論では通じにくくなっていることである．就労移行支援は一度就職させるとあとは人生で二度と使わないことがある程度前提になっていると思われる制度だが，実際は障害の有無に限らず，これからの職業人は人生で数度は自分のスキルセットを大きく磨きなおすタイミングが必要になってくることが容易に予想される．こだわりやルールで代表される特性をもつ変化に対応しにくい発達障害者だからこそ，業種・

職種で求められる資質の変化には弱く，定期的な職業訓練・研修が必要になってくる．この辺りは現行の制度や当社の訓練だけでは及ばないところであり，企業側の意識変革も必要になってくる．

2. 高等教育に増える発達障害学生

もう1つは高等教育を選ぶ発達障害児が多くなっているという点である．障害児者をカバーする法律として，児童福祉法と障害者総合支援法があるが，前者は18歳未満，後者は18歳以上をカバーする．また後者は基本的にはすでに学びを終えた"社会人"をイメージしている法律である．つまり，18歳以上であるがまだ学びの期間である大学生・専門学校生に障害児者がいるということはほとんど想定されていない．このため，大学に進んだとたんに福祉サービスが切れる時期が4年程度発生することになっている．かつ都合の悪いことに，授業の時間や学ぶ内容が画一的ではなく，各人の選択肢が増えすぎる大学時代は発達障害の若者にとって適応が非常に難しい世界である．これについては，当社では「ガクプロ」というプログラムを提供しているが，福祉制度を使えないため，当事者や家族への金銭的負担を強いることを余儀なくされている．療育手帳を持っていても大学に進学できる全入時代となっており，このあたりも発達障害の就労移行支援での課題といえよう．

3. 素人でも接しやすい発達障害

大学で心理職として働いているある専門職の方の話を聞いた．その大学のキャンパスは寒い地方にあるため，冬場は暖房が欠かせない．そこに，温暖な九州から発達障害の疑われる学生が来た．初めての北国の冬で毎日凍えそうだという．心理相談のときに聞き出すと，その学生は石油ストーブを購入することや使い方を理解しておらず，部屋のなかも外気と変わらないということを知った．そのときに，相談支援を行っていた心理士は，上司にこういったという．「学生に石油ストーブの使い方を教えるために，臨床心理士になったのでしょうか？」と．

それを聞いて何より驚いた．発達障害の支援にはライフスキルの獲得支援が重要であり，古典的な心理アプローチの必要性は少ないケースが多く，より広義の支援が必要とされていると感じる．支援で必要とされる知識・経験は心理面だけでなく，非常に幅広い．医療や福祉の資格や勉強を一切したことがない筆者が，支援者の1人となれるのはそうした幅広い知見を活かしているからだと思う．

実際当社のスタッフには，過去に，福祉や医療に触れていなかった人材も数多い．素人でも本項後半に述べたポイントを守れば誰でも一定程度の就労支援が行えるということであり，企業側でもポイントを押さえれば医療や福祉の支援を頻繁に受けなくても職場での支援役になってもらえる人材を育成しやすいということになる．

●文献

1) 厚生労働省：就労移行支援事業.
   http://www.mhlw.go.jp/bunya/shougaihoken/shingikai01/pdf/5-2i.pdf
2) 厚生労働省：平成28年度 障害保健福祉部予算案の概要.
   http://www.mhlw.go.jp/file/05-Shingikai-12601000-Seisakutoukatsukan-Sanjikanshitsu_Shakaihoshoutantou/0000096737.pdf
3) 厚生労働省：就労移行支援について.
   http://www.mhlw.go.jp/file/05-Shingikai-12201000-Shakaiengokyokushougaihokenfukushibu-Kikakuka/3b.pdf
4) TEACCH Autism Program "Supported Employment".
   https://www.teacch.com/clinical-services/supported-employment-1

（鈴木慶太）

第3章 多職種アプローチ

6 ペアレントトレーニング

I ペアレントトレーニングの意義

　ペアレントトレーニングは，発達障害をもつ子どもの親を対象とした心理社会的治療介入のひとつである．ペアレントトレーニングは対象となる子どもの障害，年齢や親の人数（個別か集団か）などに応じて種々のプログラムがあるが，いずれも親（ペアレント）を訓練（トレーニング）する内容のものとなっており，子どもの特性の理解を深め，子どもの問題を改善する効果的なスキルを学習していくものが多い．ペアレントトレーニングが効果的に行われると，養育者は子どもの問題行動への適切な対処が可能となるだけでなく，養育に対して自信をもち，ストレスの軽減が図られることが示されている[1]．

　発達障害をもつ子どもの親は一般にストレスが高く，抑うつ傾向が高いことが報告されている[2]．特に社会性が低く，発達指数が低い子どもの親ほどストレスは高い傾向を認める．ストレスは，気難しい気質をもつ子どもの問題行動に直接基づくものもあれば，子どもの養育をめぐる夫婦の意見の相違による夫婦関係の問題，学校など社会環境における困難に基づくものなど，さまざまな面で認められうる．また，子どもの行動を是正しようと取り組んでもなかなか改善しないため，養育に対する不全感や罪悪感を認めやすい．問題行動を多くもつ子どもの場合，親は多くの場所への外出を回避する傾向があり，ますます孤立感を高め，サポートが得られにくくなってしまう．親子関係は相互的な経過をたどるため，こうした親のストレスは子どもの発達に対して負の影響を及ぼし，この影響は健常児よりも神経発達的に脆弱な発達障害児への影響のほうが大きい．

1. 親の養育が子どもの発達に及ぼす影響

　養育（parenting）は主に2つの側面から説明がなされることが多い．1つは，養育行動や養育態度など行動療法的な観点に基づくものであり，もう1つは愛着理論によるものである[3]．

1）親の養育態度

　Baumrind[4]は，親の温かさや応答性と，子どもを管理しようとする統制に基づいて，親の養育態度を3つに分類し，子どもの健全な発達との関連について報告している（表3-13）．応答性とは，子どもの欲求や意図に気づき共感的に受け止めて適切に反応することを意味し，統制とは，子どもの欲求にかかわらず親の判断で正しいと思う行動を強制することを意味する．応答性が高く統制が高い権威的（authoritative）な養育態度は，

■表3-13 Baumrindによる養育態度の分類
権威的養育態度によって養育された子どもの転帰が最もよかった.

	統制が高い	統制が低い
応答性が高い	権威的(authoritative)	許容的(permissive)
応答性が低い	独裁的(authoritarian)	(ネグレクト*)

＊Baumrindの研究には記載がなされていない

子どもの自律性や価値観を尊重すると同時に子どもの行動を現実的な範囲で制限するものであり，子どもの転帰が最も良好であった．これは，堅固でありながら抑圧的でないかかわりは，子どもの社会性を高め，独立心と自尊心を育てることを可能とするためであると考えられている．応答性が低く統制が高い独裁的(authoritarian)な養育態度は，子どもの自律性を制限し情緒的なつながりを軽視するものであり，子どもは不安，引きこもりの傾向が高く，欲求不満場面への耐性の困難が認められた．応答性が高く統制が低い許容的(permissive)な養育態度は，子どもの要求に許容的であり制限を回避するものであり，子どもは感情の調整が困難であったり，負荷のかかる場面での一貫性に乏しい傾向を認めた．

注意欠如・多動症/注意欠如・多動性障害(attention-deficit/hyperactivity disorder；ADHD)の子どもと親の養育態度について調査した報告[5]では，母親の過保護な養育態度は，不安，うつや反社会的な症状の併存と関連しており，父親の温かさと情緒的なかかわりはこうした症状の併存が少なく，仲間との関係が良好であることと相関していた．一方，メチルフェニデートによる薬物療法が奏効したADHD児の母親は，かかわりに温かみが増し，批判的な言動が軽減されたことも報告されており，相互的な作用であることがうかがわれる．

2) 愛着理論

子どもが誰かに愛着(attachment)をもっているというのは，危機的な状況や不安の際に，その人物に近づき接触を求める強い傾向があることを意味している[6]．両親が子どもを保護し，安心させて，支持してくれる「安全基地」として機能することにより，子どもは周囲の世界を自信をもって探索することが可能となる．親がこのように機能するためには，ほどほどの敏感さをもって子どもの欲求を感じ取りそれに応じて振る舞う必要がある．例えば，子どもが一緒に楽しみながら見守ってもらいたいときには，親がしっかりと見守り，子どもの気持ちが落ち着かずなだめてほしいときには，親が慰めたり落ち着かない気持ちを抱えることなどがこれに当たる．

子どもの愛着の質は後の人格発達に影響を及ぼす．早期に安定した愛着関係をもてた子どもは，不安の低さ，敵意の低さ，ストレスに耐える力，感情制御能力の高さとの関連があることがさまざまな研究によって示されている．不安定な愛着関係をもった子どもは，多動や易刺激性など情緒や問題行動をもつ者が多い傾向にある．ADHDをもつ子どもが愛着の剥奪を経験した場合，ADHD症状が増悪することが報告されている．

愛着関係もまた，親子の相互的な交流のなかで決定されてくる．ADHD症状が強い子どもほど親との愛着関係が不安定であることを示す研究がある[7]．また，自閉症症状の強い子どもほど親との愛着関係は薄く，養育者への反応が乏しいことも示されている．感情調整が困難でかんしゃくの強い子どもや，対人交流の乏しい子どもに対して，親が安全基地として冷静に子どもの気持ちを鎮めることや，積極的にかかわって関係性を保つことはかなりの忍耐力やスキルを必要とする．多くの親は発達障害をもつ子どもとの関わりにくさを感じており，治療者はこうした背景を十分に理解し罪悪感をもちやすい養育者を責めすぎないようにし，養育者を支援していくことが肝要である．

2. ペアレントトレーニングの効果

ペアレントトレーニングは，養育行動を通じて子どもの行動を変化させる行動療法的なアプローチと，親子の関係性に焦点を当てたアプローチとがある．ペアレントトレーニングが効果的に行われると，親は子どもの行動を上手に管理することができるようになり，家庭における子どもの行動は改善され，その後の予後の改善にもつながることが示されている[1, 2, 8]．これは，特に幼児期で薬物療法が用いられにくい場合や，薬物療法やほかの治療法が無効であるときに大変有用である．

また，ペアレントトレーニングは，親の自尊心を高め，養育のストレス，抑うつ感や暴力を軽減させることが報告されている．心理教育によって子どもの特性を理解し受容することにより，問題行動を起こす子どもを，「困った子ども」や「悪い子ども」と捉えるのではなく，「困った行動」や「悪い行動」を起こす「よい子ども」と捉えなおすことを可能とする．このように客観的に捉えなおすことは，親の養育に対する自信やストレスの軽減に役立つと考えられる．治療者自身が養育者に与える安心感や，グループで行う場合の母親同士のエンパワメントもまた，孤立しやすい傾向にあるこうした親たちの社会的サポートとして利用され，自尊心の向上に貢献していると思われる．

3. 当院で行っているプログラム

筆者らが勤務するのは，周産期医療を中心としたクリニックである．小児精神保健科は初診の時点で小学6年生までの児童を対象としており，就学前の児童の割合が高い．

総合母子保健センター愛育クリニック（以下，当院）で実施している保護者を対象とした治療プログラムは，親子相互交流療法（parent-child interaction therapy；PCIT），子どもと大人のきずなを深めるプログラム（child-adult relationship enhancement；CARE）や，ADHDの保護者向けのペアレントトレーニングなどがある．ここでは，それぞれのプログラムの内容や理論背景について概説し，実際の症例を用いながら保護者や子どもへの治療的効果について説明していきたい．

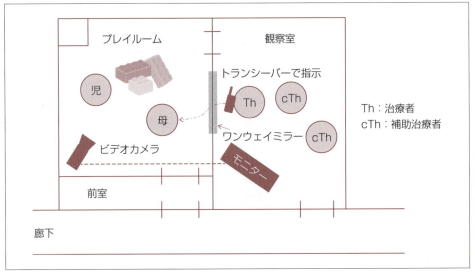

■ 図 3-23　当院での PCIT 用の部屋の設置

II　親子相互交流療法(PCIT)

1. PCIT の理論および効果

　PCIT は，行動療法的技法を用いた心理療法であり，親子の関係性の改善に重点を置いている．PCIT は，1970 年代に米国の Eyberg によって開発され，問題行動をもつ発達障害児に対する有効性が実証されている[9]．日本では 2008 年に東京女子医科大学附属女性生涯健康センターの加茂によって導入され[10]，当院でも 2013 年の小児精神保健科外来開設時より実施を行っている．PCIT は親機能を高めることによって子どもの行動の改善を導くことを目的としている．特徴的なのは，プレイルームで親子が遊んでいるのを，治療者が観察室よりマジックミラー越しに観察し，トランシーバーを用いて直接親に子どもへのかかわり方を指示するため，リアルタイムに親子の交流を修正することである (図 3-23)．心理教育やロールプレイと異なり，親子が実際に交流している場で治療を進めていく．このため，治療者にとって普段の親子関係が観察しやすいだけでなく，親が新たな技能を習得していき，子どもへの直接的影響を治療者にフィードバックしてもらいながら進めるため，技能が定着しやすい利点ももっている．

　PCIT は親の機能を改善させるため，治療を終了した子どもは，不注意，多動，反抗などの問題行動が改善し，その効果は 3〜6 年後にも維持され，治療を受けていないほかの兄弟にも及ぶことが研究によって示されている．また，親の養育スキルが向上するに従い，高圧的な手段によって子どもを従わせる必要性が減少するため，親のストレスや暴力が減少することも確認されている．

2. 実際のPCITの実施方法

　当院では，外来主治医がPCITが有益と判断し，保護者の同意が得られた2〜7歳の子どもと親に対して実施している．

　PCITでは，毎週1回60〜90分のセッションが行われ，多くは合計12〜20回で終了する．各セッション間には宿題が出され，親はセッション中に学んだ養育スキルを毎日5〜10分親子の交流のなかで練習する．子どもの問題行動が正常域に達することと，親の養育スキルがマスタリー基準に達することがPCITの終了要件となる．このため，治療の開始前，毎セッションごとと終了後に行う2つの評価尺度によって厳密な評価が行われる．問題行動は，「着がえる時にぐずぐずする」，「親を叩く」など36の質問項目で構成されるアイバーグ子どもの問題行動評価尺度（Eyberg Child Behavior Inventory；ECBI）を用いて，親の評価によって得点化される．親のスキルは親子対の相互交流評価システムのための短縮版マニュアル第4版（Dyadic Parent-Child Interaction Coding System；DPICS-Ⅳ）を用いて治療者が評価し，子どもに向けられる親の言葉と，親の指示に対する子どもの反応を分類化し，各治療段階の基準を満たしているかどうかを判断していく．

　PCITには2段階の治療フェーズがある．それぞれの段階で用いられるスキルは以下のとおりである．

　前半の子ども指向相互交流（child-directed interaction；CDI）は愛着理論に基づいており，子どものリードに従い，親子関係の強化を図ることを目的とする．親子の関係性を促進する働きかけ―ほめる，言葉を繰り返す，遊びをまねる，行動を言葉で説明する，楽しい雰囲気で遊ぶ―を具体的に教育する．一方，子どもに対する批判，命令，質問を避け，CDIの交流の間は限りなくゼロに近づける．CDIの間に子どもが不適切行動を起こすようであれば，一貫して注目を与えないようにし，無視しきれない破壊的な行動―親をたたく，おもちゃを故意に壊すなど―があった場合はその日の遊びをその場で終了してもらう．

　このようにして，子どもの適切な行動に着目して正の強化を図っていくことが狙いである．CDIの到達基準に達してから後半部分に移るが，この時点で親子の相互交流は改善されているため既に多くの問題行動が軽減されていることが多い．

　後半の親指向相互交流（parent-directed interaction；PDI）は社会的学習理論に基づき，有効なしつけを行うことが目的である．まず親によい指示の出し方を説明し，遊びのなかで親が指示を出す．子どもが従ったかに応じて明確な賞罰を与え，一貫して同じ手順で行うことを親が覚えれば，子どもは親の指示に従う割合が増えていく．

　PDIの終了基準は，親が的確な指示を出せるようになることと，子どもの反応に応じて正しく手順を踏めるかどうかにある．加えて，子どもの問題行動の得点が正常化することがPCITの終了基準となる．愛着形成に焦点を当てた前半部分CDIと，行動療法的で現実的なしつけに焦点を当てた後半部分PDIは，子どもの意思を尊重し温かく

接すると同時に現実的な制限を可能とし，Baumrindの研究における「権威的な養育態度」を目指したものとなっている．

PCITではこのように親を指導しながら行動療法的に子どもの行動を修正していくが，一方で治療者は親のこうした努力を常に賞賛し続け，親自身を強力にサポートしていく．親は子どもの行動が改善していくのを目の当たりにする達成感を覚えるだけでなく，育児に対する自信をもてるようになる．PCITにより親のストレスや子どもに対する暴力が軽減することが示されている理由の1つであると考えられる．

PCITの治療資格を取得するには，PCITインターナショナルの規定に基づき，ワークショップを受講し，セラピストとしての認定が必要となる[11]．

3. 事例—Aくん，5歳男児

当科で「PCITを受けたい」と希望して来院した自閉症スペクトラム障害の5歳男児と母親に対して筆者が治療者となりPCITを実施した．児は新版K式発達検査による発達指数が50台と全般的な遅れを認め，言語表出や他者との交流が乏しかった．こだわりは強いものの，暴力やかんしゃくを起こすことが少なく受動的な児であった．治療開始前の母子交流において，児は電車や治療で用いるトランシーバーに興味を示し，母との交流は乏しかった．母は児とかかわりをもとうと力づくで抱き寄せてブロックに誘導していたが，児は寝転んで交流をもとうとしなかった．片付けの場面では，母は指示や批判が多く，児が母の指示に従う割合は0%（0/14）であった．

本症例の母子にPCITを毎週実施し，合計17回で終了した（CDI 5回，PDI 12回）．前半の子どもに合わせて遊ぶ治療のなかでは，児が自分の好きな車に没頭しているときにはあまり注意を向けず，母と交流をもてたときに特に具体的にほめるように工夫した．児は次第に母の顔を覗き込んで微笑み合ったり，母の手元をまねてままごとで遊ぶ様子がみられた．後半の母の指示に従う場面では，ルールがなかなか理解できない様子であったが，指示を出す前に名前を呼んで母の顔をみるように促し，一貫性を保って実践していくうちに，次第に母の指示を理解して従えるようになった．指示は，遊びのなかのものから行っていき，靴下や着替えを持参してもらい家で困難な着替えの練習も行った．終了時には母の指示に従う割合は94%（33/35）に改善した．日常生活においては言葉で自分の意思を主張することが増え（「公園に行きたい」や，指さして「ケーキ食べたい」など），問題行動は減少した（ECBI得点152点→111点）．

本症例では，PCITが母子の相互的交流を改善し，また一貫した指示を行うことによって，児の言語機能や自律的な行動に促進的な影響を及ぼしたと同時に，必要な指示に従うなどの社会性の向上に貢献したことが示唆された．

4. PCITの効果と限界

PCITは親にスキルの指導をリアルタイムに行い，親子のコミュニケーションの改善を図りながら子どもの行動を修正していく．マジックミラーから観察する親子の実際の

やり取りは，普段家庭でしかみられない問題行動など，診察では観察しきれない交流を明らかにしてくれる利点がある．また，提示した症例のように，特に発達の問題をもつ子どもに対しては，言語交流や相互交流に焦点を置くことで，言語機能や母子交流の改善をもたらす効果がみられる．こうした改善は親に達成感や安心感を与えることができる．発達障害をもつ子どもの親は孤立しやすくストレスは高い傾向にあるため，治療関係を通して治療者が母親をエンパワーすることができる面は重要と考えられる．

欠点としては，治療者，患者双方の時間的・経済的負担が大きく，全適応例に治療を導入できない点である．われわれは治療室や機材などの準備が可能であったが，施設内で新規に行っていくとすると，部屋の設定，機材，初期研修などの初期費用もかかる．

PCITはすでに数多くのエビデンスが示されている治療介入法であり，今後提供できる施設が広がっていくことが望まれる．

III 子どもと親のきずなを深めるプログラム(CARE)

1. CAREの理論および背景

CAREプログラムは，PCITの理論的枠組みや概念を用いて，より少ない回数で実践することを目的とした心理教育的なペアレントトレーニングである．2005年に米国シンシナティ子ども病院で開発され，福丸[12]によって日本語に翻訳され導入されている．CAREもPCIT同様に治療資格を得る必要がある[13]．CAREとPCITの違いは，対象が親子ではなく多人数の大人に実施できること，そして養育者だけではなく，教育，保育や医療現場において子どもと接するすべての大人を対象としている点である．また，PCITよりも対象年齢の幅が大きく，思春期の子どもにも適応可能としている．プログラムはPCITと同様に前半と後半の2部に構成されており，子どものリードに合わせる遊戯療法的部分と，しつけをメインとした行動療法的部分とがある．

2. 当院におけるCAREの実施方法

当院では，CAREプログラムを少人数の保護者のグループを対象に行っている．対象となる子どもの年齢をおおむね10歳までとし，2人の治療者に対して，保護者は最大6〜8名までとしている．プログラムの内容は最短で3.5時間で終了するが，保護者の習得度や子どもとの相互作用を確認しながら進めていくため，4回に分け1.5時間ずつ行うようにしている．CARE-Japan事務局の資料に加え，当院の補足資料をその都度配布し，各部分の説明の後に，保護者同士で親役と子役になり，ロールプレイを用いて理解を深めていく．習得したスキルは家に持ち帰って子どもと実践していただくことを宿題とし，次回に全員で振り返りを行い疑問点や問題点のディスカッションを行い，スキルを定着させる工夫をしている．

CAREのグループにおいて治療者は，参加している保護者のよい点を見つけ出し，なるべく具体的に褒めていく．保護者は参加しながら多くの賞賛の方法を取り入れていき，自身の子育てにおいても賞賛を増やして親子の絆を深めることが目的の1つだからである．対象の子どもの診断名は，発達障害だけでなく，不登校，不安障害，選択性緘黙などであったが，CAREのスキルは一般的子育てにおいても有効であるため，どの親子にも有益であると感じられた．プログラム参加前後の親子の交流の客観的評価は実施していないが，プログラムに参加した保護者の反応や主治医の感触はおおむねよい．以下は参加した保護者の感想の一部である．

- 「育児が煮詰まっていた感じでしたが，少しの心がけ，言葉かけで子どもとの接し方にストレスなくかかわっていけるようになりました」
- 「同じ悩みをもつ人と参加できて少し心の重しが取れた気がした」

3. CAREの効果

CAREは短期のグループ療法であるが，他施設での実施においても親のストレスの軽減や親子の交流の改善に貢献することが示唆されている[12]．PCITに比べて，保護者同士の交流の場にもなり，互いの経験や思いを共有できる場となることや，短期であるからこそ参加しやすいという点が強みである．

IV ADHDのペアレントトレーニング

1. ADHDのペアレントトレーニングの理論および背景

ADHDのペアレントトレーニングは，薬物療法や環境調整と並びADHDへの効果的な介入方法として効果が実証されており[2, 14, 15]，米国心理学会臨床心理学研究会でもエビデンスに基づく治療として紹介されている[16]．具体的な実施形態はいくつか系統があるが，当院では精研方式をベースにしている．精研方式とは，国立精神・神経医療研究センター精神保健研究所と奈良県心身障害者リハビリテーションセンターが作成した方法である．この方法は，カリフォルニア大学ロサンゼルス校の精神神経学研究所で開発されたプログラムを基礎に，マサチューセッツ医療センターのプログラム[17]を取り入れたもので，日本には1990年代に導入された．その特徴としては，親の誤った養育態度を修正することや，子どもの問題行動を減らすことを目的とし，セッション内でのロールプレイや，ホームワークを各家庭で実践することを通し，集団的にペアレンティングスキルの習得を目指すことなどが挙げられる[18]．さらに，当院ではより効果的なプログラムとするために，用語をより平易な日常語に変更したり，1か月後のフォローアップセッションを設けたりといった改変を加えている．

2. 当院におけるADHDのペアレントトレーニングの実施方法

　当院では，ADHDと診断された小学6年生までの子どもの保護者に対し，少人数制のクローズドグループでペアレントトレーニングを行っている．2人の治療者に対して保護者は最大6名としている．セッションは1回90分で，10回のトレーニングセッションと，1か月後に開催するアフターセッション1回の，全11回で1セットのプログラムである．長期休暇を除いて2週に1度のペースで行うため，約半年がかりのプログラムとなる．各回で決まったテーマについて学習し，話し合い，ロールプレイを使った練習を行い，ホームワークとして家庭でも取り組んでもらうことで，スキルの定着を目指している．また，毎回のセッションの冒頭で前回の内容とホームワークの振り返りを行うことで，理解度や達成度を確認してから次のテーマに進むことが可能である．

3. 事例

　※「　」は母親の実際の発言．

1）Bさん（6歳男児の母親）

　Bさんは，漠然と子どもを「困った子」と認識していたが，行動を3つのタイプに分けることを学ぶと，「本当に許しがたい行動は1つしかなかった」と，驚いた．そして，それまで「つけあがるのではないか」と褒めることができずにいたが，子どもが好ましい行動をとっているときには積極的にほめることができるようになった．Bさんの変化に伴い，子どもが自発的にお手伝いをしたり，新しいことにチャレンジしたりといった報告が増えていった．

　また，もともと子どもの行動をコントロールするためにおもちゃを買い与えることが多かったが，セッションのなかで改めて構造化された"ごほうびシステム"を学ぶと，「今までは，私の気分次第でごほうびがあったりなかったりしていた」と，自身の子どもへの対応に一貫性がなかったことが自覚された．また，ほかの参加者の話を聞き，自身が子どもに期待していることが「ハードルが高かったのかもしれない」と考えるようになり，子どもの年齢や能力に見合った目標設定を検討することができた．

2）Cさん（9歳男児の母親）

　Cさんは，子どもが指示に従わず手に負えないと悩んでおり，言うことを聞かせるために厳しく接することが多かった．しかし，ロールプレイの子ども役を通して「こんな風に言われても，やりたいはずないですよね」と，自身の対応により子どもとの関係性が悪循環に陥っていることに気づき，徐々に褒めることと無視することの使い分けができるようになっていった．

　また，ほかの参加者の価値観に触れたことで，以前は勉強面の問題にばかり目を向けていたが，「勉強ができなくたっていい，子どもが幸せだと思うことをサポートできればいいんだ」と，得意・不得意に差のある子どもをありのまま受け入れられるようになっていった．また，当初はADHDという診断に懐疑的で，あまりプログラムにも乗り気

ではなかったCさんだが，プログラム終盤にはホームワークに熱心に取り組み，ほかの参加者に自身の工夫を伝え，感謝されることに喜びを感じているようだった．

プログラムの最終回では，「本を読むだけではわからなかったけど，10回かけて実際にやってみたり，ほかの人の話を聞いたりしたから浸透した」との感想を述べてくれた．

4. 効果と限界

ペアレントトレーニングは，ADHDの子どもの特性について理解を深め，その特性に応じた保護者の対応を実践的に学ぶことのできるプログラムである．ADHDの子どもの特性として，衝動性のコントロールの悪さや注意・集中の持続の困難などがあるが，それらは子ども自身の性格による問題と受けとられやすい．しかし，ペアレントトレーニングを通して，それらの特性が生物学的な問題に起因していることがわかり，適切な対処を学ぶことで，より効果的な方法で子どもにかかわることができるようになる．

また，学校や地域では孤立してしまいがちなADHDの子どもをもつ親同士が出会うことで，同じ悩みをもつ者が情緒的に支え合う，ピアサポートとしての場を提供することもできる．「苦しんでいたのは自分だけではなかった」と感じられたり，当事者だからこその経験談やアドバイスを聞けたりすることは，親自身の安心感につながり，社会的な孤立感から脱却することが可能になる．さらに，自身の経験が相手の役に立つという経験も，親自身の傷ついた自尊心を癒し，自信を育むことにつながると考えられる．

ペアレントトレーニングの限界としては，子どもがほかの発達障害を併発している場合や，親自身が精神病理を抱えている場合の個別対応が十分にはできないことが挙げられる．特に子どもが自閉スペクトラム症/自閉症スペクトラム障害（autistic spectrum disorder；ASD）の場合，親が賞賛することが子どもにとって行動の強化子にならないことが多く，親は自身の工夫が子どもの行動変容につながるとの実感がもちにくい．このような理由からプログラムをドロップアウトするケースもあり，グループの構成メンバーを工夫したり，場合によっては個別にフォローアップセッションを行ったりすることも有用であろう．

V ペアレントトレーニングと保護者支援

発達障害のほとんどは，慢性的経過をたどり，長期にわたる支援を必要とする．ペアレントトレーニングによって養育者自身が子どもの障害の正しい認識や対応法を学ぶことは，専門家とともに児を支える治療チームの一員になっていくことを意味し，子どもの発達を促進させることが期待される．また，発達障害の診断を受けた親は，思い描いていたのとは異なる子どもの将来について喪失感を覚え，悲しみ，絶望感，混乱を経験することが多い．専門家はこうした養育者の思いに寄り添いながら支援を続けることで，親自身の障害受容を促進させることができる．こうした取り組みは結果的に子ども

自身が親に理解され，受容され，安心できる体験につながり，親にも子どもにも肯定的な影響を与えるだろう．

※本稿で紹介した事例について，保護者に文書による同意を得，個人情報の匿名化に最大限の配慮を行っている．

● 文献

1) 岩坂英巳，他：注意欠陥/多動性障害（AD/HD）児の親訓練プログラムとその効果について．児童青年精神医学とその近接領域 43：483-497，2002
2) Anastopoulos AD, et al：Parent training for attention-deficit hyperactivity disorder：Its impact on parent functioning. *J Abnorm Child Psychol* 21：581-596, 1993
3) Cummings, et al："Parenting and Attachment" In：MH Bornstein(ed)：Handbook of Parenting：Practical Issues in Parenting, Vol 5. pp35-58, 2002
4) Baumrind D：Effects of authoritative parental control on child behavior. *Child Dev* 37：887-907, 1966
5) Cavallina C, et al：Attachment and parental reflective functioning features in ADHD：enhancing the knowledge on parenting characteristics. *Front Psychol* 6：1-6, 2015
6) Bowlby J：Attachment and loss; Vol 1. Attachment. Basic Books, New York, 1969
7) Kissgen R, et al：Attachment representation in mothers of childrenwith attention deficit hyperactivity disorder. *Psychopathology* 42：201-220, 2009
8) Beaudoin AJ, et al：Parent training interventions for toddlers with autism spectrum disorder. *Autism Res Treat*：839980, 2014
9) Eyberg S：Parent-Child Interaction Therapy：integration of traditional and behavioral concerns. *Child Fam Behav Ther* 10：33-46, 1988
10) 加茂登志子：ドメスティック・バイオレンス被害母子の養育再建と親子相互交流療法（Parent-Child Interaction Therapy：PCIT）．精神経誌 112：885-889，2010
11) http://www.pcit.org
12) 福丸由佳：心理教育的介入プログラム CARE の導入と実践：これまでの取り組みと今後の課題．トラウマティック・ストレス 9：96-98，2011
13) http://www.care-japan.org
14) Goldstein, et al：Why won't my child pay attention?/篠田晴男，他（監訳）：読んで学べる ADHD の理解と対応　どうしてうちの子は落ち着きがないの？　明石書店，2005
15) 齊藤万比古，他（編）：注意欠如・多動性障害—ADHD—の診断・治療ガイドライン，第 3 版．じほう，2008
16) Rickel UA, et al：Advances in Psychotherapy. Evidence-Based Practice. Attention-Deficit/Hyperactivity Disorder in Children and Adults. Hogrefe & Huber Publishers, 2006〔貝谷久宣，他（監修），松見淳子（監訳）：エビデンス・ベイスト心理療法シリーズ ADHD．金剛出版，2014〕
17) Barkley RA：Defiant children; A clinician's manual for parent training. The Guilford Press, New York, 1987
18) 上林靖子（監修），北　道子，他（編）：こうすればうまくいく発達障害のペアレントトレーニング実践マニュアル．中央法規，2009

（齋藤真樹子・細金奈奈）

◆ おわりに

　2000年以降，発達障害に対する認識は高まり，2005年に発達障害者支援法が施行され，療育センター，障害児教育，小児神経科，児童精神科などによる支援体制が構築されていきました．ハード面はこうして充実していきましたが，年代や状態により，どのように治療を構築していくのかというソフト面は充実しているとはいいがたいのが現状です．2016年に発達障害者支援法が改正され，発達障害者の支援は医療・保健・福祉・教育・労働などが緊密に連携して乳幼児期から高齢期まで切れ目のない支援を行うことが定められました．こうして発達障害に継続的，多面的で緊密な連携が必要である時代になってきています．本書はこのような背景から企画され，わが国の第一線の専門家に執筆をお願いすることになりました．

　まず第1章では，発達障害の現在とこれからの観点から，国内外，早期，NICUなど特に専門的に詳しく説明していただき，現場からの息吹が感じられる内容になっています．次に，診断と治療の観点からはどのような考えで診断から治療に至るのかが，実際にその場にいるかのごとく書かれています．加えて，発達障害のリハビリテーションがどのように計画され実行されていくのかが説明されており，計画を立てる立場にも実行する立場にも役立つ内容だと思います．最近話題の成人期の発達障害については，理想とされている小児期の発達障害を熟知したうえでの成人期の診療について書かれており，この分野のテキストにもなり得る内容だと思います．第2章の各障害へのアプローチでは，子どもの心の発達と発達障害との関係に触れたうえで，ASD，ADHD，LD，DCD，高次脳機能障害の障害ごとに理論的背景からのアプローチが書かれており，なぜそうしなければならないのかが説明されています．

　最後に第3章の職種ごとのアプローチでは，リハビリテーションスタッフ（作業療法士，言語聴覚士，理学療法士，臨床心理士）のアプローチの実際から，職種ごとの違いと共通性がみえてきます．また，社会との観点からは，ペアレントトレーニング，ソーシャルワーク，就労支援がどのように行われるのかが書かれています．そして，必要でありながら発達障害についての成書ではあまり触れられることのない歯科，教育も加えてあります．

　このように，本書は発達障害について，総合的に医療の立場から，障害ごとに，職種ごとに，多面的に書かれており，高いレベルの内容となっています．発達障害の治療は継時的，多面的治療が理想となります．本書から得られた知識を自身のものとして，すべての分野の人の目と考えをもつ治療者になっていただきたいと思います．

2017年3月

宮尾益知

索引

数字・欧文索引

数字
1歳6か月健診　16, 19
3歳児健診　16, 20
5歳児健診　16, 20

A
AAC　61
ABA　61
ADC　134
ADHD　3, 10, 28, 32, 49, 85, 104
ADHD，成人期の　69
ADHD Rating Scale　32
ADHD Rating Scale-Ⅳ　105
ADHD-RS　32, 38, 110, 199
ADL訓練　56
AMSD　181
ASD　6, 10, 31, 50, 56, 58, 90
ASD，成人期の　72
AVM　148

B
BDR指標　212
Bender Geshtalt Test　182
Benton視覚記銘検査　182
Brazeltonの行動覚醒状態の分類　189

C
CAARS　106
CARE　257, 261
CAT　182
CBCL　38, 165
CDC　91
CDI　259
Child Behavior Checklist (CBCL)　38, 165
class wide peer tutoring　111
CO　165
CO-OP　137
Conners 3　105

D
DAI　147

DAM　165, 182
DAMP症候群　135
DC　187
DCD　4, 11, 29, 133
DCDQ　134
DENVERⅡ　165
DISCO　101
DMN　89
DN-CAS　150, 180, 198
DN-CAS認知評価システム　165, 198
DPICS-Ⅳ　259
DSM　8
DSM-Ⅳ-TR　105
DSM-5　8, 58, 82, 105
DTVP　165
Dubowitz評価　188
dyslexia　119

E
ECBI　259

F
FAM　159
FIM　159

G
GAF　39
General Movements　187
Glasgow Coma Scale (GCS)　147
GMs　187
GMs評価　188

H
HIE　147

I
ICD　8
ICD-10　7, 37
ICF　58
ICIDH　58
IFSW　231

J
J-COSS日本語理解テスト　181
JMAP　134, 165, 166

JPAN感覚処理・行為機能検査　134, 165, 166
JSI-R　165, 166

K
K-ABCⅡ　180
K-ABC心理・教育アセスメントバッテリー　165
KIDS乳幼児発達スケール　165, 180
Knotworking　115

L
LCスケール　180
LCSA　180
LCSA学齢版言語・コミュニケーション発達スケール　150
LD　33, 51, 118
LD，成人期の　75

M
M-ABC　30
M-ABC2　134
M-CHAT　18, 32
MMT　181
MOQ-T　134
MSW　231

N
NAS　95
NBAS　187, 189
NDT　137
NICU　28
NIDCAP　187
NTT　137

P
P-F study　182
PARS　32, 199
PARS/PARS-TR　38
PCIT　34, 257, 258
PCITインターナショナル　260
PDD　2, 28, 50, 86
PDD-NOS　50
PDI　34, 259
PECS　61

PEDI　165
peer tutoring　111
PIQ　28
PSW　231
PTSD　102
PVT-R　165, 181

R

RAN 課題　182
RTI　121
RTI モデル　121, 122

S

SC　41
SCD　72
School OT　144
SCPNT　166
SCSIT　165, 166
SCTAW　181
SDD　7
SDDMF　135
SDQ　38, 187
Sensory Integration and Praxis Tests　166
SIPT　166
SIT　136
SLD　7, 10, 28, 33, 51, 111, 119
S-M 社会生活能力検査　165, 180
SNSs　134
SPELL　95
SPELL アプローチ　95
SST　48, 60, 86
STRAW　165, 182
Strengths and Difficulties Questionnaire (SDQ)　38, 187

T

TEACCH　48, 61
TEACCH 療法　50
Tell-Show-Do　208
TF-CBT　51
TFT　51
TOSS　216
Trail Making Test (TMT)　182
TRF　165

V

VIQ　28

W

WeeFIM　165

Willis 動脈輪閉塞症　148
WISC　223
WISC-Ⅲ　28
WISC-Ⅳ　42, 150, 165, 180, 197, 198, 201
WPPSI 知能診断検査　165, 179

和文索引

あ

アイバーグ子どもの問題行動評価尺度　259
アクティブレスト　153
アスペルガー障害　3, 50, 93
アトモキセチン　50, 113, 143
アリピプラゾール　98
愛着行動　84
愛着理論　256

い

イギリス自閉症協会　95
インターンシップ　131
医療ソーシャルワーカー　231
医療費負担適正化法　8
依存　3
易疲労性　149
遺伝的背景　5

う

ウェクスラー児童用知能検査　28, 223
ウェクスラー児童用知能検査第4版　179, 197, 198

え

エリクソンの心理社会的発達段階　83
遠城寺式乳幼児分析的発達検査法　191

お

応答性　255
応用行動分析　61
親子相互交流療法　257, 258
親指向相互交流　259
親面接式自閉スペクトラム症評定尺度/改訂版　38
音韻意識　123
音韻意識トレーニング　124
音韻性ディスレクシア　119

音楽療法　51

か

カタトニア　102
カナータイプ自閉症　50
かかりつけ歯科医　208
家族支援　233
過程指向型アプローチ　136
課題指向型アプローチ　136
介護支援専門員　231
改正児童福祉法　19, 46
改正発達障害者支援法　14
改訂版随意運動発達検査　181
絵画語い発達検査　165, 181
絵画欲求不満テスト　182
概日リズム睡眠-覚醒障害　107
獲得性ディスレクシア　119
学業成績の不振　27
学習障害　33, 51, 118
学習と行動のチェックリスト　41
学齢版言語・コミュニケーション発達スケール　180
学級崩壊　82, 225
学校教育法　5
学校作業療法士　144
感覚過敏　56
感覚統合訓練　48
感覚統合療法　34, 136
環境調整　78

き

ギャンブル依存　102
切れ目のない支援　44
記憶障害　150
器質性精神障害　146, 158
機能訓練　56
虐待　18, 38
共感　216
協調性　83
教育技術法則化運動　216
教育支援　8
教育法　8
強迫症　107

く

グッドイナフ人物画知能検査　165, 182
国リハ式〈S-S 法〉言語発達遅滞検査　181

け

ケアシステム　61
軽度発達障害　29
言語訓練　48
言語性知能指数　28
言語性ワーキングメモリ
　　　121, 124, 125, 126
言語聴覚士　51, 55, 60, 174
言語聴覚療法　174
言語療法　51, 56
限局性学習症/限局性学習障害
　　　7, 10, 28, 33, 51, 111, 119
現実感の欠如　151

こ

コーチング　113
コミック会話　60
コミュニティケア・システム　55
こころの発達　82
こども法　8
ごっこ遊び　84
子育て支援型支援　17
子ども家族法　8
子ども・子育て支援法　23
子ども指向相互交流　259
子どもと大人のきずなを深めるプログラム　257
子どもの行動チェックリスト（親用/教師用）　165
古典的カナー型　50
雇用就労　238
口蓋裂言語検査　181
口腔ケア　212
公共職業安定所　131
広汎性発達障害　2, 28, 50, 86
広汎性発達障害日本自閉症協会評定尺度　32
交互性　83
行動療法　51
後天性（獲得性）ディスレクシア
　　　119
高機能自閉症　50
高次脳機能障害　55, 146
高次脳機能障害支援モデル事業
　　　146
高等養護学校　245
告知　38, 42, 43
国際障害分類　58
国際生活機能分類　58
国際ソーシャルワーカー連盟
　　　231

国際ディスレクシア協会　119
極低出生体重児　27, 28
心の理論　83, 86
心の理論課題検査　165
混合性障害　119

さ

サリーとアンの課題　86
作業記憶　88
作業療法　56, 162
作業療法士　50, 55, 60, 162
作動記憶　88
算数障害　33, 52, 119

し

士
　――，言語聴覚　55, 60
　――，作業療法　55, 60
　――，理学療法　55, 186
支援学級　173
思考場療法　51
思春期　100
視覚的支援技法　209
視空間認知障害　151
歯科診療非協力児　208
自我同一性　87
自己鎮静能力　189
自己同一性　87
自己評価の低さ　51
自閉症スクリーニング質問紙
　　　165
自閉症スペクトラム症/自閉症スペクトラム障害
　　　6, 10, 31, 50, 56, 58, 90
自閉症・発達障害児教育診断検査
　　　165
自閉症法　8
自閉性障害　2, 50
自立訓練　239
児童デイサービス事業　22
児童発達支援事業　22
児童発達支援センター　16, 22
時間処理機能　106
失見当識　151
実行機能　106
実行機能障害　94
社会生活技能　83, 86
社会生活技能訓練　48, 60, 86
社会性の獲得　86
社会的コミュニケーション障害
　　　72

社会的（語用論的）コミュニケーション障害　75
社会的引きこもり　44
就学時健診　221
就活支援　248
就労移行支援事業　239, 243
就労移行支援施設　243
就労継続支援事業A型　239
就労継続支援事業B型　239
就労支援　8
集団生活技能　83
書字障害　33
書字表出障害　119
小学生の読み書きスクリーニング検査　165, 182
障害基礎年金　24, 237
障害厚生年金　237
障害指向型アプローチ　136
障害者雇用　238
障害者差別解消法
　　　22, 40, 46, 48, 99
障害者差別禁止法　8
障害者職業能力開発校　131
障害者総合支援法　239, 243
障害者手帳　23, 79
障害福祉サービス　239
衝動性　105
常同運動症　11
職業訓練　248
職業リハビリテーション　130
心的外傷後ストレス障害　102
神経心理学的の障害　146
神経認知障害　146
深層性ディスレクシア　119
新生児行動評価スケール　187
新生児個別発達ケア評価プログラム　187
新版K式発達検査
　　　150, 179, 191, 197, 199
新版K式発達検査2001　197
新版構音検査　181

す

スクールカウンセラー　41
スクールソーシャルワーカー
　　　231
スマーティーの課題　86, 87
頭蓋咽頭腫　148
遂行（実行）機能障害　151
遂行機能不全　50
睡眠覚醒リズム障害　102

髄芽腫　148

【せ】
生活療法　48
成人期　44
成人期の ADHD　69
成人期の ASD　72
成人期の LD　75
成人期の病像　68
性的同一性　87
星細胞腫　148
精神科ソーシャルワーカー　231
精神疾患の診断・統計マニュアル　8
精神障害者保健福祉手帳　24, 115, 158, 236
精神保健指定医　236
精神療法　48
全障害者教育法　8

【そ】
ソーシャルスキル　86
ソーシャルストーリー　60
ソーシャルワーク　231
素行症　107
粗大運動の遅れ　56
相談支援専門員　231
育てにくさ　108

【た】
田中ビネー知能検査　150
田中ビネー知能検査 V　180
多職種協働型モデル　55
多職種超越型モデル　55
多職種並立型モデル　55
多職種連携　47, 163
多動性　105
第二次性徴　87
脱抑制　149

【ち】
チーム・アプローチ　55, 62
チック症　11
チック症群　107
地域療育センター　63
知的障害者福祉法　2, 7
知的障害者療育手帳　2
中枢神経刺激薬　113
中枢性統合能力　93
注意移行　93
注意欠如・多動症/注意欠如・多動

性障害
　　3, 10, 28, 32, 49, 85, 104
超低出生体重児　27

【つ】
通級制度　173
通常学級　173
通常雇用　238

【て】
ディスクレパンシーモデル　121
ディスレクシア　119, 176
ディベロップメンタルケア　187
デイケア　115
デコーディング　176
デフォルト・モード・ネットワーク　89
低酸素虚血性脳症　147
低出生体重児, 極　28, 29
低出生体重児, 超　27
定着支援　248

【と】
トゥレット障害　11, 102
トラウマ・フォーカスド認知行動療法　51
徒手筋力テスト　181
同一性拡散　87
同時処理　94
同調行動　84
動作性知能指数　28
特異的算数能力障害　119
特異的書字障害　119
特異的読字障害　119
特異的発達障害　7
特別支援学級　16
特別支援学校　16, 55
特別支援教育　4, 22, 99
特例子会社　238
読字障害　33, 51, 118, 119
友達関係の確立　87

【に】
日本感覚インベントリー　165, 166
日本語マッカーサー乳幼児言語発達質問紙　181
日本ソーシャルワーカー協会　231
日本デンバー式発達スクリーニング検査　191

日本版 PEP3　165
日本版ミラー幼児発達スクリーニング検査　134, 165, 166
乳幼児健診　16, 19
乳幼児精神発達質問紙　180
認知行動療法　51
認知障害　93, 146
認知評価システム　180

【ね・の】
ネグレクト　34
ノットワーキング　115
能力低下評価尺度（WHODAS）　39
脳性麻痺　30, 56
脳動静脈奇形　148

【は】
胚細胞腫瘍　148
発達支援チーム　64
発達障害者支援センター　16, 44
発達障害者支援法　2, 7, 14, 19, 37, 46, 48, 124, 146
発達障害者への支援および基本的人権に関する法律　7
発達性協調運動症/発達性協調運動障害　4, 11, 29, 133
発達性ディスレクシア　118, 119
発達性読み書き障害　176
発動性の低下　149
反抗挑発症　107
反社会障害　107
犯罪　3

【ひ】
びまん性軸索損傷　147
引きこもり　3, 82
非中枢神経刺激薬　113
微細神経学的徴候　133
表層性ディスレクシア　119
標準抽象語理解力検査　181
標準ディサースリア検査　181
平等法　8
病像, 成人期の　68

【ふ】
フロスティッグ視知覚発達検査　150, 165
不安障害　44
不注意　105

不登校　3, 82
不器用さ　27
福祉的就労　238

へ

ペアレントトレーニング
　　　50, 107, 112, 255, 262, 263
ペアレントメンター　233

ほ

保育士　109
保健所　16
母子健康手帳　19
母子保健法　19, 208
包括的発達支援チーム　63
放課後等デイサービス
　　　　　　　　　41, 46, 99
放課後等デイサービス事業　23

ま・み

マネジメント　54, 61

南カリフォルニア回転後眼振検査
　　　　　　　　　　　　166

南カリフォルニア感覚統合検査
　　　　　　　　　　165, 166

む・め・も

むずむず脚症候群　107

メチルフェニデート
　　　　　　　50, 113, 143

もやもや病　148

や

夜尿症　107
役割同一性　87
薬物依存症　102
薬物療法　48, 51, 113

よ

幼児教育者　164
養育　255
養育者　164
養育者支援　109
抑制的治療　208

ら

ライフステージ　37
濫用　3

り・れ

リスペリドン　98
リハビリテーション専門職
　　　　　　　　　55, 57, 61
リハビリテーション法　8
理学療法　56, 186
理学療法士　55, 186
療育型支援　17
療育手帳　24, 236

レストレスレッグス症候群　107

わ

ワーキングメモリー
　　　　　　62, 88, 198, 202
ワークシステム　62